T0212568

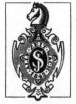

Thomas Stuhler (Hrsg.)

Fixateur externe –
Fixateur interne

Unter Mitarbeit von Heinz Brebeck

Symposium, Nürnberg, 23./24. Oktober 1987

Mit 162 Abbildungen

Springer-Verlag Berlin Heidelberg GmbH

Priv.-Doz. Dr. Th. Stuhler
Orthopädische Abteilung
der Kliniken
Dr. Erler GmbH
Kontumazgarten 4–18
8500 Nürnberg 80

CIP-Kurztitelaufnahme der Deutschen Bibliothek
Fixateur externe – Fixateur interne/hrsg von Th Stuhler – Berlin, Heidelberg, New York, London, Paris,
Tokyo Springer, 1989
    ISBN 978-3-642-74517-1   ISBN 978-3-642-74516-4 (eBook)
    DOI 10.1007/978-3-642-74516-4
NE: Stuhler, Thomas [Hrsg]

Satz Brühlsche Universitätsdruckerei, Gießen

2124/3020-543210 – Gedruckt auf säurefreiem Papier

Vorwort

Der Einsatz des Fixateur externe und nun auch des Fixateur interne hat eine immer größere Ausweitung erfahren.

Es war die Absicht, die inzwischen zunehmend divergierenden Teilthemen unter einem Dach zu sammeln und eine aktuelle Standortbestimmung vorzunehmen.

Seit Lambotte erlebte der Fixateur externe eine unterschiedliche Verbreitung. Es gab Befürworter und Gegner der externen Fixation. Erst seit 15–20 Jahren hat sie sich erneut zu einem intensiven Diskussions- und Forschungsthema entwickelt. Positive, aber auch negative Erfahrungen wurden gesammelt. Die eklatante Zunahme schwerer Verkehrsunfälle sowie Fehlschläge der Plattenosteosynthesen, gerade am Unterschenkel, mögen ein Mitstimulator gewesen sein.

Die wesentlichen Primärindikationen wurden ausgeweitet. Über den Ober- und Unterschenkel hinaus werden der Ober- und Unterarm sowie das Becken stabilisiert. Der Minifixateur für die Handregion, selten den Fuß, findet eng gestellte Indikationen.

Eine Vielzahl von Fixateursystemen mit unterschiedlichen Zielsetzungen wurde seither kreiert. Biomechanische Messungen haben die Typisierung der Stabilisation vorangetrieben. Aus den Berechnungen sowie den Forderungen der Praxis haben sich kontinuierliche Änderungen der Einzelelemente ergeben. Der Gedanke der Dynamisierung hat die alleinige starre Fixation ergänzt. Neu hinzu getreten ist vor allem der Fixateur externe und interne für die Wirbelsäule.

Für das Wirbelsäulen-Fixateur-externe-System gebührt Magerl als Initiator die herausragende Anerkennung. Die Fixateur-interne-Systeme von Dick und Kluger sind Weiterentwicklungen dieser ursprünglichen Idee. Das vielseitige System von Zielke wiederum schlägt Brücken zwischen der externen und internen Fixation im engeren Sinne.

Das vorliegende Buch enthält die Beiträge eines Symposiums zur Thematik des Fixateur externe und interne im Oktober 1987 in Nürnberg. Es gibt Stimmen, die derartige Tagungen für überflüssig halten. Die zunehmende Spezialisierung und fachübergreifende Fragestellungen lassen aber erkennen, daß ein komplexes Thema dieser Art im Rahmen eines regulären Kongresses nicht ausreichend erfaßt werden kann.

Allen Referenten ist für ihre wertvollen und engagierten Vorträge sowie die Erstellung der Manuskripte ganz besonderer Dank auszusprechen.

Besonders danken möchte ich den beteiligten Moderatoren Herrn Prof. Dr. H. Beck, Herrn Dr. H. Brebeck, Herrn Prof. Dr. B. Gay, Herrn Priv.-Doz. Dr. H. Gerngross, Herrn Prof. Dr. N. Haas, Herrn Dr. G. Hofmann, Herrn Prof. Dr. D. Hohmann, Herrn Prof. Dr. U. Lanz, Herrn Prof. Dr. G. Monticelli, Herrn Prof. Dr. St. Perren, Herrn Prof. Dr. P. Stanković, Herrn Priv.-Doz. Dr. H.W. Stedtfeld, Herrn Dr. R. Steinmann, Herrn Prof. Dr. H. Ungethüm, Herrn Prof. Dr. H. Wagner und Herrn Dr. K. Zielke.

Meinen Dank möchte ich allen Beteiligten der Klinik sagen.

Danken möchte ich gleichfalls allen Mitarbeitern des Springer-Verlags, die in hervorragender Weise die Bearbeitung und Drucklegung ausgeführt haben.

Nürnberg, Juni 1989   Thomas Stuhler

Inhaltsverzeichnis

Teil III   Fixateur externe: Extremitäten – Verlängerungen – Korrekturen

Teil I

**Fixateur externe – Fixateur interne:
Wirbelsäule**

Beitragsautoren

USI-System: Derzeitiger Entwicklungsstand und Anwendungsmöglichkeiten

K. Zielke

Abt. II, Werner-Wicker-Klinik, D-3590 Bad Wildungen-Reinhardshausen

Wenn ich zu Beginn dieser Fixateur-interne-externe-Tagung nicht über ein solches Instrumentarium berichte, so entnehmen Sie die Legitimation hierzu vielleicht daraus, daß ich ein Instrumentarium in seiner Vervollkommung darstelle, welches die Basis der von Herrn Harms entwickelten und nachher dargestellten Frakturbehandlung ist.

Das von uns heute als USIS bezeichnete System hat sich aus der VENTRALEN DEROTATIONSSPONDYLODESE, dem VDS-System, entwickelt. Es ist ein System zur Korrektur und Stabilisation der verschiedenen Wirbelsäulendeformitäten und -instabilitäten.

Grundsätzlich können Abweichungen des Achsenorgans, seien sie nach vorn, seitlich oder nach hinten, durch Anwendung verschiedener Prinzipien korrigiert werden. Das erste dieser Prinzipien ist die Möglichkeit der Distraktion der Konkavseite (Abb. 1 a). Es wird z. B. vorwiegend in der Harrington-Instrumentation angewandt, demzufolge also zumeist dorsal und verlängernd wirkend.

Das zweite Prinzip ist dem diametral entgegengesetzt. Die Anwendung der korrigierenden Kräfte geschieht auf der Konvexseite (Abb. 1 b). Es wirkt in der Regel verkürzend und wird gewöhnlich ventral angewandt. Dieses Prinzip ist bekannt von der Dwyer-Operation. Dwyer war der erste, der es an größeren Wirbelsäulenabschnitten demonstrierte und erfolgreich zur Anwendung brachte. Die VENTRALE DEROTATIONSSPONDYLODESE ist eine logische und notwendige Weiterentwicklung des Dwyer-Prinzips.

Ein drittes Korrekturprinzip ist das der direkten Krafteinwirkung auf den Scheitelpunkt einer Verkrümmung durch Druck auf die Konvexität oder Zug in der Konkavität (Abb. 1 c). Dieses Prinzip findet Anwendung z. B. durch das sog. DDT-System von Cotrel bei Skoliosen, welches, wie wir wissen, Kompressions- und Distraktionssystem bei der Harrington-Operation einander nähert.

Ein System, das den Anspruch für sich erhebt, universell zu sein, sollte alle diese Korrekturprinzipien beinhalten, d. h. sowohl dorsal wie ventral distrahierend oder komprimierend, verlängernd oder verkürzend auf die Deformitäten der Wirbelsäule einwirken können und die Möglichkeit des Zugs oder Drucks auf den Scheitelpunkt beinhalten. Darüber hinaus sollte, wenn möglich, eine steuerbare Derotation, Kyphosierung oder Lordosierung ausgeführt werden können.

Beginnen wir mit den *vorderen Möglichkeiten* der Instrumentation. Der vordere klassische Zugang zur Wirbelsäule geschieht über die Thorakophrenolumbotomie. Reseziert werden in der Regel die 6.–10. Rippe. Die einzelnen Stadien dieses

Th Stuhler (Ed)
Fixateur externe – Fixateur interne
© Springer-Verlag Berlin Heidelberg 1989

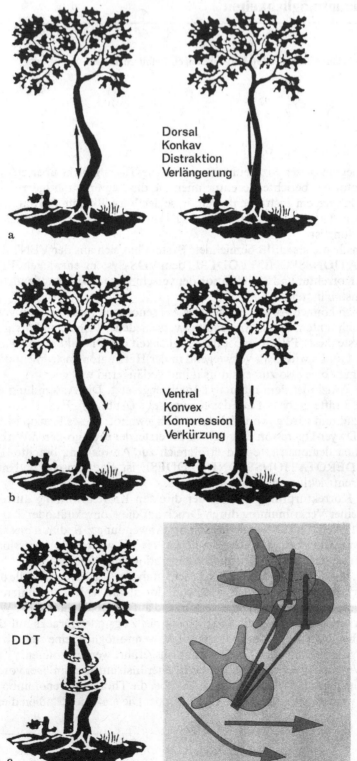

Dorsal
Konkav
Distraktion
Verlängerung

Ventral
Konvex
Kompression
Verkürzung

DDT

Zugangs: Rippenresektion ventral am Übergang zum knorpligen Anteil, Spaltung des Knorpels, stumpfes Präparieren des Knorpels, Abschieben der Bauchblase retroperitoneal vom Zwerchfell bis hin zur Wirbelsäule, Durchtrennung des Zwerchfells 1 cm von seinem Ansatz an der Thoraxwandung unter Setzung von Haltefäden, Spaltung der parietalen Pleura, doppeltes Ligieren und Durchtrennen der Segmentargefäße im Lumbalbereich, zusätzlich scharfes Abpräparieren des M. psoas, danach Resektion der Bandscheiben mit verschiedenen Instrumenten.

Anwendungsmöglichkeiten für ventrale komprimierende Instrumentation sind langbogige Deformitäten wie Skoliosen, Instabilitäten wie Collapsing Spines. Distrahierende Instrumentation kommt vorwiegend bei kurzbogigen Instabilitäten und Deformitäten zur Anwendung wie knickartige Kyphosen bei Tuberkolose oder veralteten Frakturen. Eine Kombination beider Kraftanwendungsprinzipien – distrahierend und komprimierend – findet sich in der Tumor- und Frakturenchirurgie: Zunächst Distraktion zur Resektion des Tumors oder des zerstörten Wirbelkörpers, ggf. mit Rückenmarksdekompression. Dann Implantation des Interponats (Knochen, alloplastisches Material oder Zement oder Kombinationen dieser Materialien), anschließend Umkehr der Kraftwirkung zum Zwecke der intersomatischen Kompression und Fixation.

Das klassische Anwendungsprinzip ist jedoch die Skoliose, bekannt von der Dwyer-Operation. Die Diapositivserie zeigt weiter nach der vollständigen Resektion der Bandscheiben, die bis auf das hintere Längsband durchgeführt werden muß, die Einbringung der kraftübertragenden Schrauben in die Wirbelkörper unter Beachtung des torquierten Verlaufs des hinteren Längsbandes infolge der Rotation, Verbindung der Schraubenköpfe mit dem kraftausübenden Kompressionsstab, das Einrasten der Muttern, das Anbringen des spezifischen Derotationsinstruments (Derotator) zur Erzwingung einer Derotation der durch Bandscheibenresektion mobilisierten Wirbelsäule (Abb. 1 d), die Fixation des an der mobilisierten Wirbelsäule erzwungenen Korrekturzustandes von Derotation und Lordosation durch ventrale Interposition von Knochenstückchen und anschließend intersomatische Kompression in der gesamten Länge des Instrumentationsbezirks. Nach Ausübung der verkürzenden Kompression ist das Korrekturergebnis stabil. Der Derotator wird entfernt. Dieses Instrumentarium vermeidet die kyphosierenden Nachteile des Dwyer-Verfahrens. Auch wenn seine Hauptdomäne die thorakolumbale und lumbale Skoliose darstellt, so ist dieses Instrumentar

Abb. 1. a Das bekannteste Prinzip zur Korrektur einer Verkrümmung ist die Aufspreizung ihrer Konkavseite. Es ist vornehmlich im Harrington-Distraktionsprinzip verwirklicht. Eine volle (100%) Korrektur ist nicht möglich. **b** Das diametral entgegengesetzte Prinzip der Krümmungskorrektur ist das der Verkürzung der Konvexseite. An der Wirbelsäule wird es vornehmlich von ventral (früher Dwyer- heute im VDS-Zielke-Verfahren) angewandt. Volle (100%) Korrekturen sind möglich. Die Gefahr der Überkorrektur besteht. **c** Das dritte Korrekturprinzip ist das der Einwirkung von Druck oder Zug auf die Konvexität des Scheitelpunkts. Auch tangential können solche Kräfte angewandt werden, die dadurch derotierend wirken. **d** Die Skizze zeigt tangentiale Anwendung der Kräfte am Scheitelwirbel einer Verkrümmung. Es entsteht eine lordosierende und derotierende Wirkung. Anwendung vornehmlich beim VDS-Zielke-Verfahren über den Derotator

doch mit Vorteil auch bei tiefthorakalen Skoliosen anzuwenden. Durch Korrektur nicht nur der Seitverbiegung, sondern v. a. auch durch die Derotationskorrektur des Rippenbuckels und durch die Ermöglichung der physiologischen Einstellung des Profils im Sinne von Kyphose oder Lordose ergeben sich Resultate, die derzeit mit keinem anderen Instrumentarium erzielbar sind. Die Derotation beträgt, gemessen an Computertomographien im Thorakalbereich 46%, im thorakolumbalen Bereich über 50%, wie übereinstimmende Untersuchungen verschiedener Autoren ergeben haben. Die Derotation bei vergleichsweiser Anwendung des Cotrel-Dubousset-Instrumentariums beträgt 7–8% – analog zu dem, was mit dem Harrington-Instrumentarium bisher erzielt wurde.

Die Schrauben können in erfahrenen Händen bis zu Th 5 relativ mühelos, in Ausnahmefällen auch bis zu Th 4 angewandt werden. Nach kaudal ist eine Anwendung bis L 4 in der Regel mühelos, bis L 5 mit Schwierigkeiten möglich. Eine Anwendung bis zu S 1 empfiehlt sich wegen der großen lumbalen Gefäße nicht.

Hinsichtlich der Ätiologie sind im Prinzip alle Skoliosen mit diesem Instrumentarium zu korrigieren. Bei kongenitalen Skoliosen ist ggf. die Resektion von Keilwirbeln zusätzlich notwendig, ebenso in Einzelfällen bei exzessiven myelodysplastischen Wirbelsäulendeformitäten. Bei neuromuskulären Skoliosen empfiehlt sich in der Regel die zusätzliche dorsale Stabilisierung, wozu dieses Instrumentarium durch transpedikuläre Fixation Verwendung findet.

Die nachfolgenden Abbildungen zeigen Ihnen die verschiedenen Lokalisationen solcherart korrigierter Skoliosen und die verschiedenen Möglichkeiten bei Seitverbiegungen der Wirbelsäule (Abb. 2 a–d) (Demonstration von Korrekturergebnissen bei thorakalen, thorakolumbalen und lumbalen Skoliosen verschiedener Ätiologien). Kyphoskoliosen im Thorakolumbalabschnitt lassen sich ebenfalls mit diesem Instrumentarium und zwar nur vom ventralen Zugang in allen ihren Komponenten korrigieren. Allerdings sind diese Korrekturen sehr viel schwieriger zu erreichen und bedürfen einer erheblichen Erfahrung des operierenden Chirurgen. Bei nicht vollständiger Korrektur der kyphotischen Komponente ist es sinnvoll, eine dorsale Zuggurtung zur zusätzlichen Korrektur der Wirbelsäulenausbiegung nach hinten zu erzielen. Es muß in diesen Fällen unter Umständen ventral mehr Knochen im intersomatischen Spalt interponiert werden.

Durch die Korrektur der Rotation werden die nach seitwärts gedrehten Wirbelkörper wieder nach vorn gebracht (Abb. 1 d). Die Wirbelsäule erhält also ihre physiologische tragfähige Säule zurück, wodurch sich allein ein lordosierender und ein für die Zukunft Kyphose vermeidender Effekt ergibt. Die absolute Verkürzung der ventralen tragenden Säule, die sich aus der Resektion der Bandscheiben ergibt, wird durch die schon erwähnten Knocheninterponate ausgeglichen.

Die Vorteile einer solchen Skoliosekorrektur gegenüber den dorsalen Verfahren sind in der geringeren Komplikationshäufigkeit zu sehen, die trotz der Größe des Eingriffs und trotz der erheblich vermehrten Komplikations*möglichkeiten* bekannt sind. Ganz im Gegensatz zur Größe des Eingriffs steht die Erholung der Patienten. Sie erholen sich überraschend schnell, im Durchschnitt wesentlich rascher als nach einer dorsalen Korrektur und Fixation. Bei einem großen Zentrum, wie dem unseren, haben die Patienten beste Vergleichsmöglichkeiten über die postoperativen Verläufe nach beiden Operationen. Sie bitten nicht selten spontan darum, wenn sich die Möglichkeit ergibt, eine VENTRALE DEROTATIONS-

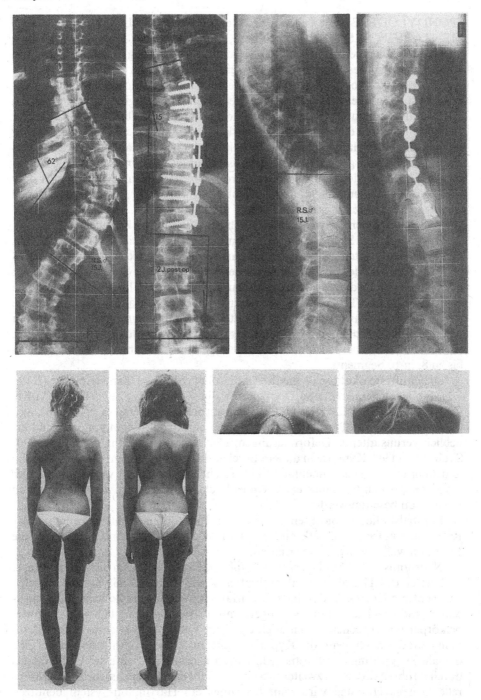

Abb. 2 a–h. Ausgezeichnete Korrektur einer Thorakalskoliose hinsichtlich Seitverkrümmung und Profil nach VDS-Operation. Wiederherstellung des physiologischen Profils und am Rippenbuk-kel erkennbare deutliche Derotation!

SPONDYLODESE unter Verwendung dieses UNIVERSAL SPINAL INSTRU-
MENTATION SYSTEM[1] auszuführen, zumal auch die Korrekturergebnisse
hinsichtlich Seitenverbiegung, Kyphosierung, Lordosierung und Derotation und
damit Korrektur des Rippenbuckels wesentlich besser sind.

Bei den sog. Double-Major-Curves, einer Doppelskoliose mit gleich ausge-
prägten strukturellen Verkrümmungen, empfiehlt es sich gelegentlich, zunächst
die kaudale Krümmung einer ventralen komprimierend verkürzenden Korrektur
zu unterziehen und dann die dorsalen Verkrümmungsanteile zusätzlich in zweiter
Sitzung mit einer Harrington-Operation korrigierend zu stabilisieren. Die so er-
zielten Korrekturergebnisse sind ebenfalls besser als die reinen Harrington-Ope-
rationen. Das physiologische, sagittale Profil der Wirbelsäule wird bewahrt oder
wiederhergestellt, und nach kaudal ergibt sich die Einsparung eines funktionell
wichtigen Segmentes.

Beispiele aus dem Anwendungsbereich der Skolioseindikationen:

Bei thorakalen Skoliosen besteht dann die Möglichkeit, sie erfolgreich mit
dem Universal-System zu behandeln, wenn ihr Scheitelpunkt nicht höher als Th 8
bis Th 9 liegt und der obere Endwirbel der Verkrümmung (Neutralwirbel) nicht
höher als Th 5. In diesen Fällen ist es ganz besonders wichtig, die Bandscheibe
zwischen Th 5 und Th 6 nicht zu resezieren, da dann 2 Schrauben das obere Ende
des korrekturkraftausübenden Stabes halten. Der Schweregrad der Skoliose kann
bis zu 120° betragen. Wird der Operationstisch im Scheitelpunktbereich geknickt,
wird nicht die Skoliose akzentuiert sondern gestreckt und man erreicht mühelos
bis zu 8, ja 10 Segmente.

Die häufigste Skoliose ist die thorakolumbale Skoliose (Scheitelpunkt Th 12–
L 1). Sie stellt geradezu eine Domäne für die Anwendung der VENTRALEN
DEROTATIONSSPONDYLODESE dar, insbesondere wenn es sich um Skoliokyphosen in diesem Bereich handelt. Thorakolumbale Skoliokyphosen sind erheblich verunstaltende Deformierungen. Das Beispiel zeigt Ihnen, daß eine 90°
Skoliose und 90° Kyphose in diesem Bereich mühelos mit einem einzigen Zugang
und einer einzigen Instrumentation beherrscht und korrigiert werden kann. Der
erhebliche, bis zu 6 cm messende Rippenbuckel kann nahezu vollständig durch
Derotation beseitigt werden.

Lumbalskoliosen sind ebenfalls ein gutes Indikationsgebiet. Es gelingt in der
Regel, sich auf einen Bezirk bis zu L 4 zu beschränken. Damit werden für die
Funktion wichtige Segmente erhalten.

Neuromuskuläre Skoliosen und Kyphoskoliosen befinden sich in der Regel
im Bereich des Thorakolumbalabschnittes. Auch hier wird mit Vorteil zunächst
eine ventrale Korrektur durchgeführt. Man kann dabei den kontrakten Becken-
schiefstand gleichzeitig mit begradigen – muß allerdings dann den 5. Lendenwir-
belkörper mit erreichen. Es empfiehlt sich im Falle von neuromuskulären Lähmungen oder auch wenn die Kyphose nicht ausreichend korrigiert wurde, eine
dorsale Zuggurtung durch transpedikuläre Fixierung mit Hilfe des USI-Systems
durchzuführen, i. d. R. in zweiter Sitzung. Besteht eine kompensatorische struktu-
relle Gegenkrümmung wird man allerdings ein Harrington-System benutzen
müssen.

---

[1] Hersteller: Ulrich Ulm

Die hier dargestellte 115° messende myelodysplastische Skoliose stellt gewissermaßen die ideale Indikation für die Anwendung ventraler Implantate dar, da die dorsalen Bogenanteile, an denen ein dorsales Instrumentarium befestigt werden könnte, weitgehend fehlen.

Ähnliches gilt für diese Collapsing Spine aufgrund der Entfernung eines intrakanalikulären Ependymoms. Die große Laminektomie vom mittleren thorakalen bis unteren Lumbalbereich hat zur Instabilität bei dieser Erwachsenenwirbelsäule geführt. Die Double-major-Krümmung wurde durch 2 Eingriffe, jeweils von der Konvexseite der Krümmungen, mit Hilfe der VDS-Operation korrigiert und stabilisiert. Nicht nur die Skoliose, sondern auch das Profil konnte gut eingestellt werden. Die Patientin konnte nach der Operation aufgrund der Stabilität und Schmerzfreiheit wieder laufen.

Ein Wort zur Derotation. Die Rotation wird in der Regel nach NASH und MOE gemessen anhand der Projektion der Bogenwurzelabgänge. Dieses Verfahren ist naturgemäß aufgrund der verschiedenen Projektionseinstellungen auf die Röntgenplatte ungenau. Genauere Winkel hat angegeben der Schwede Aaro. Es gibt 2 Winkel, die auf den CT des Scheitelwinkels ausgemessen werden können: Den sich auf die Mittellinie des Thorax beziehenden Rotationswinkel und den sich auf die Sagittalebene beziehenden Rotationswinkel. Im ersten Falle wird die Rotationsstellung des Scheitelwirbels zur physiologischen Mittellinie, die von der Mitte des Sternums zur Mitte des Wirbelkanals gedacht wird, gemessen. Dieser Wirbel ändert sich naturgemäß vor allem dann, wenn die Skoliose korrigiert wird. Der Scheitelwirbel wandert ja dann durch die Korrektur der Seitverbiegung relativ nach medial, wodurch dieser Winkel kleiner wird. Er ist also ein schlechter Parameter für die Darstellung einer Rotationskorrektur. Der auf der Sagittalebene bezogene Winkel dahingegen korrespondiert exakt und ausschließlich mit der durch die Derotation verursachten Stellungskorrektur des Scheitelwirbels. Es ist ein sehr guter Parameter. Wie bereits ausgedrückt, haben wir hier für die thorakalen Skoliosen 46° und für die thorakolumbalen 58° Korrektur bei der Anwendung des VDS-Verfahrens zu erwarten, im Vergleich hierzu bietet das CD-Verfahren lediglich 7–10° Korrektur. Das entspricht auch den neuen Nachuntersuchungen von GUILLAUMAT u. a.

Ein weiterer Parameter kann aus dem Verhältnis zwischen linker und rechter Thoraxhälfte gewonnen werden. Die konvexseitige, meist rechte Thoraxhälfte zeigt sich in der a. p.-Projektion schmäler als die konkavseitige. Bei Korrekturen der Skoliose nach Harrington ändert sich dieses Verhältnis wenig. Es würde sich nur dann ändern, wenn durch echte Derotation eine wesentliche Änderung im Thoraxquerschnitt erzielt wird. Bei der Anwendung der VENTRALEN DEROTATIONSSPONDYLODESE können ebenfalls 35–60° Korrekturen errechnet werden, während sie für das CD-Verfahren nur 10% ergeben. Das korrespondiert sehr gut mit den Messungen auf den Computertomographien.

Soweit zu den Anwendungsmöglichkeiten des Instrumentariums von vorn unter Benutzung des verkürzend komprimierenden Prinzips an der Konvexseite. Vom gleichen Zugang kann das distrahierend verlängernde Prinzip an der Konkavseite Anwendung finden.

Hierzu kann der normale oder der verstärkte Gewindestab des Instrumentariums benutzt werden. Mit Vorteil bedient man sich aber des sog. Distraktors, der

das Prinzip des Wantenspanners beinhaltet. Dieser Distraktor dient zur Aufspreizung meist kurzbogiger oder winkelförmiger Kyphosen z. B. kongenitaler Ätiologie. Er kann als stabilisierendes Implantat benutzt werden oder aber nur als Instrument, das wieder entfernt wird. Die Beispiele zeigen Ihnen eine kongenitale
Kyphose bei der die Aufspreizung der Kyphose mit Stabilisierung durch dieses
Instrument erfolgte. Unter der Aufspreizung war eine gute Rückenmarkdekom-
pression und anschließende Stabilisierung durch Beckenkammspäne möglich.
Das andere Beispiel zeigt Ihnen die Benutzung als Instrument. Es handelt sich um
eine Pottsche Kyphose, die nach vorübergehender Aufspreizung durch Rippen-
späne, sog. Strut Grafts ausreichend stabilisiert werden konnte, so daß der Distraktor ohne Gefahr für die Korrektur entfernt werden konnte.

Die Kombination des distrahierend verlängernden Prinzips an der Konkavseite und komprimierend verkürzenden Prinzips an der Konvexseite ergibt die
Möglichkeit, das dritte Korrekturprinzip mit einzubringen. Hier sehen Sie eine
sog. Collapsing Spine. Es handelt sich ebenfalls um die großzügige Entfernung eines Ependymoms durch eine über 10 Segmente gehende Laminektomie. Wir haben zunächst die weit über 100° messende kyphotische Komponente mit einem
langen Distraktor von vorn über 11 Segmente distrahiert. Die skoliotische Komponente wurde durch segmentäre Fixation des Kompressionssystems stabilisiert.
Anschließend wurden beide Systeme durch Drahtschlingen miteinander verbunden. Dieses entspricht gewissermaßen dem dritten Korrekturprinzip, dem Druck
oder Zug auf den Scheitelpunkt einer Verkrümmung. Daraus ergibt sich eine außerordentlich stabile Situation, deren Vorteil zusätzlich darin besteht, daß eine
gute intersomatische Fusion nach Resektion der Bandscheiben möglich ist und
somit eine ventrale tragfähige Säule bei dieser sonst kollabierenden Wirbelsäule
geschaffen werden konnte. Auch dieser Patient ist nach der Operation wieder gehfähig geworden.

Wir kommen nun zu den *dorsalen Applikationsmöglichkeiten*. Das *distrahierende Prinzip* findet Anwendung bei frühkindlichen Skoliosen, die man noch
nicht einer definitiven Korrektur und Versteifung unterziehen will. Hier gilt es,
den endgültigen Operationszeitpunkt so weit wie möglich hinauszuschieben. Wir
haben deshalb den Distraktor als Subkutanstab, dem Prinzip Marchettis und As-
canis entsprechend angewandt. Der obere und untere Endwirbel der Verkrümmung werden mit Doppelhaken an beiden Laminae gefaßt. Diese Doppelhaken
werden über einen Verbindungsmechanismus mit dem Distraktionsstab verbunden. So kann man hervorragende provisorische Korrekturen erzielen und im Gips
oder Korsett aufrecht erhalten, ohne daß eine endgültige Fusion bereits notwendig ist. Das System muß in 6- bis 12monatigen Abständen nachgespannt werden.
Allerdings ist es biomechanisch nicht ausreichend stabil und neigt zu Frakturen.
Anhand solcher Komplikationen muß es dann im Rahmen der ohnedies fälligen
Nachspannungen ersetzt werden. Der längste Zeitraum, über den wir einen Patienten so vor der vorzeitigen Spondylodese bewahren konnten, betrug 6 Jahre.

Eine andere Möglichkeit, das System im Rahmen einer dorsalen Distraktion
anzuwenden ist die, einen *modifizierten Harrington-Stab* zu benutzen (Abb. 3).
Wir erkennen einen Harrington-Stab mit den üblichen Zacken am kranialen Ende. Das kaudale Ende wurde in einen Gewindestab umfunktioniert. Dieses Gewinde entspricht einem 4-mm-Gewindestab aus dem *Universal Spinal Instrumen-*

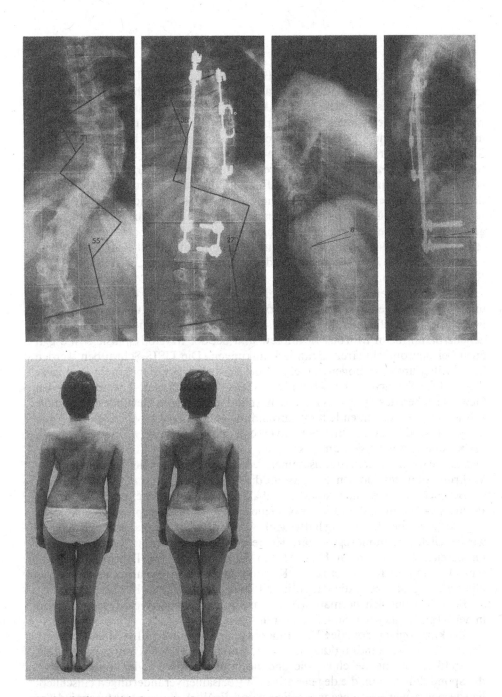

Abb. 3 a–f. Thorakalskoliose mit sekundär strukturell veränderter Gegenkrümmung – sog. False-double-major-curve. Korrektur mit dem Harrington-„royal"-Stab. Am unteren Ende befindet sich ein abgedrehtes Gewinde, welches sich in die transpedikulär eingedrehten USIS-Schrauben zur kaudalen Fixierung einlegen läßt. So läßt sich die Hauptkrümmung durch Distraktion auf der Konkavseite, die kompensatorische Gegenkrümmung in ihren oberen Anteilen auf der Konvexseite durch Kompression beeinflussen. Entscheidend ist die Kontrolle des Profils. Die bekannten postoperativen Distraktionskyphosen im unteren Bereich des Harrington-Stabes wird vermieden

tation System. Über dieses Gewinde läßt sich der Harrington-Distraktionsstab in seinem kaudalen Ende an mehreren transpedikulär eingebrachten USIS-Schrauben fixieren. Dieses ergibt die Möglichkeit, die Hauptkrümmung zu distrahieren während die unteren Anteile der kompensatorischen Gegenkrümmung komprimiert werden können. Es hat den Anschein, als ob hierdurch bei Double-major-Krümmungen oder besonders bei False-double-major-Krümmungen der Korrekturbezirk unter Erzielung einer besseren Begradigung der Krümmung verkürzt werden kann. Ganz sicher kann der Effekt der unerwünschten Kyphosierung in den unteren mobilen Lumbalsegmenten, wie er bei der Anwendung des distrahierenden Harrington-Prinzips nicht selten ist, vermieden werden. Wir sehen hierin ganz entscheidende Vorteile und glauben, daß dieser Stab eine wesentliche Weiterentwicklung des Harrington-Systems in Kombination mit dem USI-System darstellt[2]. (Meine Assistenten haben dem Stab den Namen „HARRINGTON-ROYAL" gegeben.)

Das komprimierende Prinzip bei der dorsalen Anwendung des Instrumentariums dient vorwiegend zur Korrektur kyphotischer Deformierungen und Instabilitäten. Bei den Deformierungen sind es die großbogigen Kyphosen beim Morbus Scheuermann, beim Morbus Bechterew und bei der Myelodysplasie sowie ggf. auch bei neuromuskulären Grunderkrankungen. Die USIS-Schrauben werden beiderseits durch die Bogenwurzeln in die Wirbelkörper eingebracht und zwar Segment für Segment (Abb. 4b und 5b). Diese Schraubenköpfe werden mit den Gewindestäben des Systems verbunden, so daß über diesen Gewindestab und die Schrauben eine verkürzende Kraftanwendung auf die kyphotische Deformierung ausgeübt werden kann. Um die Konvexseite der Kyphose zu verkürzen, müssen vorher quere, v-förmige Laminektomien von etwa 5–8 mm Breite angelegt werden. Diese werden durch die zusammenziehende Verkürzung der Konvexseite der Verkrümmung geschlossen. So entsteht die Korrektur.

Beispiel: 90° messende thorakolumbale Kyphoskoliose bei einer 60jährigen Bechterew-Patientin, die zudem noch eine ebenso stark ausgeprägte Kyphose im zervikothorakalen Übergang hatte (Abb. 4). Im zervikothorakalen Bereich haben wir lediglich eine monosegmentäre Korrektur durch V-förmige Laminektomien im Bereich C7/Th1 nach Urist-Mason durchgeführt. Im Thorakolumbalabschnitt gelang es, die 90° messende Kyphose in eine Lordose umzuwandeln. Das klinische Ergebnis zeigt die Patientin mit ihrer spektakulären Korrektur.

Beim Morbus Scheuermann (Abb. 5a–d) und bei den Myelodysplasien wird in der Regel im gleichen Sinne verfahren.

Bei kurzbogigen dorsalen Deformierungen und vor allem Instabilitäten empfiehlt sich die Verwendung des stärkeren, 4 mm messenden Kompressionsstabs. Als Indikationen nenne ich vorwiegend die "multioperated" oder "failed-backs", die Spondylolisthesen, die degenerativen Wirbelsäulenveränderungen einschließlich degenerativer Erwachsenenskoliosen und die Wirbelkörperfrakturen und Tumoren.

Bei Failed-backs entsteht durch die Laminektomie und die Entfernung des gelben Bandes eine Instabilität. Durch die Bandscheibenoperation mit Entfernung des Nucleus pulposus wird der schmerzhafte Verschleiß der Bandscheibe

---

[2] Hersteller HARRINGTON ROYALSTAB: Osteo Deutschland, Freiburg

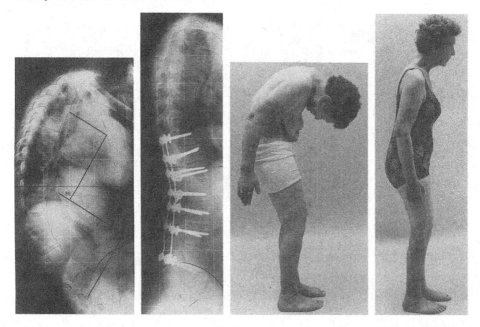

Abb. 4 a–d. Umwandlung einer nahezu 90° messenden thorakolumbalen Kyphose in physiologischer Lordose beim Morbus Bechterew. Die Patientin hatte zusätzlich eine Aufrichtung der zervikodorsalen Kyphose in Lokalanästhesie nach Mason-Urist

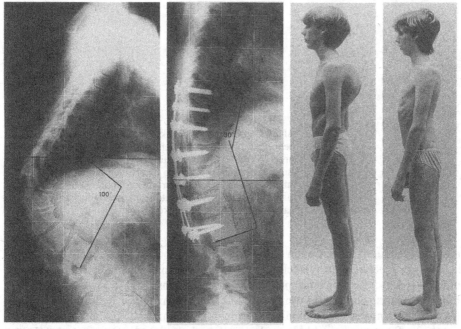

Abb. 5 a–d. Korrektur einer thorakolumbalen Scheuermann-Kyphose von 100° auf 30°. Man erkennt die durch die Bogenwurzeln eingebrachten Schrauben und das Prinzip der dorsalen, verkurzenden Zuggurtung

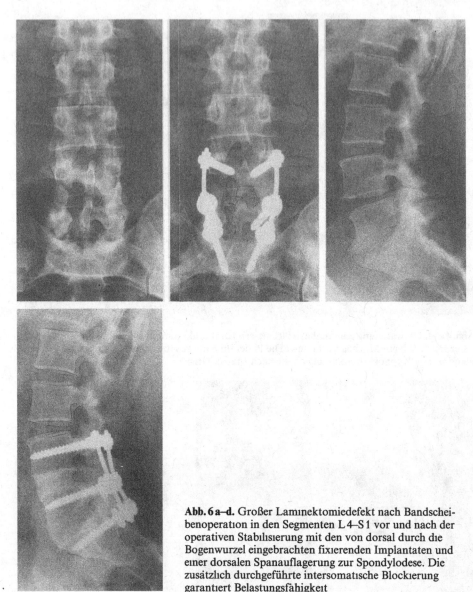

Abb. 6 a–d. Großer Laminektomiedefekt nach Bandscheibenoperation in den Segmenten L 4–S 1 vor und nach der operativen Stabilisierung mit den von dorsal durch die Bogenwurzel eingebrachten fixierenden Implantaten und einer dorsalen Spanauflagerung zur Spondylodese. Die zusätzlich durchgeführte intersomatische Blockierung garantiert Belastungsfähigkeit

nicht aufgehalten. Adhäsionen werden durch die noch vorhandene Restbeweglichkeit der geschädigten Wirbelsäulenabschnitte schmerzhaft. Die Ruhigstellung unter Wiederherstellung einer physiologischen Lordose hilft in etwa 60–70% der Fälle, die dann schmerzfrei werden. Auch hier geschieht die Fixierung Segment für Segment an beiden Seiten mit Einbringen von Schrauben in die Wirbelkörper durch die Bogenwurzeln (Abb. 6). In der Regel werden die Segmente L 4/5/S 1, manchmal auch L 3/4/5/S 1 so stabilisiert. Eine sorgfältige Facettenresektion mit Verblockung durch Eigenspongiosa ist notwendig. Die Implantate sorgen für Ru-

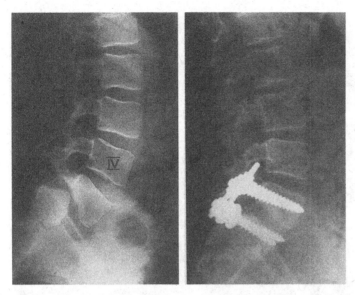

Abb. 7 a, b. Spondylolisthese vor und nach operatıver Korrektur und dorsoventraler Spondylodese

higstellung. In unserem überaus großen Patientengut hat es sich gezeigt, daß sich die Anzahl der guten Ergebnisse genau verdoppeln läßt, wenn man nicht nur eine dorsale Facettenfusion oder auch postolaterale Fusion durchführt, sondern zusätzlich eine ventrale intersomatische Spondylodese anlegt. Wir führen dieses im Segment L 5/S 1 transperitoneal, bei mehreren Segmenten L 2–S 1 retroperitoneal aus. Zur Fusion benutzen wir Späne, die von der Spina ilica posterior während des dorsalen Eingriffs entnommen werden. Beide Eingriffe werden bei uns in der Regel in einer Sitzung durchgeführt.

In gleicher Weise wird die Spondylolisthese behandelt (Abb. 7 a und b). Mit Hilfe des USI-Systems haben wir ein Instrumentarium in der Hand, welches bei einem Minimum an metallischen Fremdkörpern – 4 Schrauben und 2 relativ dünne Stäbe – monosegmentäre Korrekturen auch von Spondyloptosen Grad Meyerding IV–V ermöglicht. Auch hier ist die nachfolgende ventrale intersomatische Fusion unseres Erachtens unabdingbar für die bestmögliche Gewährleistung einer definitiven Stabilisierung.

Degenerative Wirbelsäulenveränderungen, auch mit Skoliose, wie sie Erwachsenen das Leben sehr oft nicht mehr lebenswert erscheinen lassen, werden ebenfalls durch diese segmentäre dorsale Fixation stabilisiert und, sofern notwendig, auch Segment für Segment einer selektiven Korrektur unterzogen. Dabei gibt uns dieses Instrumentarium als bisher einziges die Möglichkeit, jedes Segment für sich distrahierend oder komprimierend zu beeinflussen. Hieraus resultiert eine sehr schöne Korrekturmöglichkeit degenerativer Skoliosen, eine sehr schöne Dekompressionsmöglichkeit eingeengter Nervenwurzeln und eine deutliche Relordosierungskomponente. Das Beispiel stellt einen 70jährigen Offizier des letzten Weltkrieges dar, der ohne Schmerzen weder stehen, gehen noch liegen konnte und

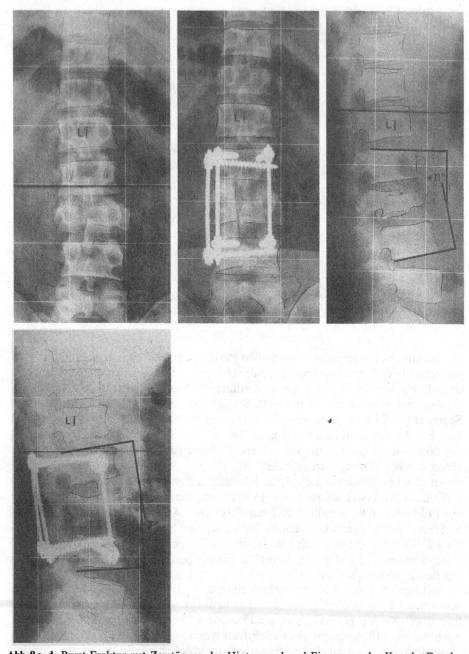

Abb. 8 a–d. Burst-Fraktur mit Zerstörung der Hinterwand und Einengung des Kanals. Durch ventrale Distraktion ergibt sich die Möglichkeit der Dekompression des Rückenmarks und nachfolgend Einbringung abstützender Knochentransplantate. Die nachfolgende dorsale transpedikuläre Zuggurtung garantiert die Wiederherstellung und Aufrechterhaltung der Lordose

nach Stabilisierung seiner Wirbelsäule nunmehr wieder mittelstarke Bergtouren unternimmt. Wir verfügen über ein Follow-up von 5 Jahren.

Als Letztes bleibt die Kombination von dorsalen und ventralen Instrumentierungen zu erwähnen. Hier sind es vorwiegend die Frakturen, die nach den von Harms erarbeiteten Methoden mit Hilfe des Instrumentariums aufgerichtet werden können (Abb. 8a–d). Es ist notwendig bei sog. Burst-fractures neben einer dorsalen Zuggurtungsstabilisierung zur Aufrechterhaltung der Lordose ventral die zerstörten Wirbelkörperanteile zu ersetzen und aufzufüttern. Nur durch die ventrale Stabilisierung ergibt sich eine belastungsfähige Instrumentation. In geeigneten Fällen kann man auch so verfahren, daß man zunächst ventral durch das Instrumentarium distrahiert, den zerstörten Wirbelkörper entfernt und das Rückenmark dekomprimiert, die Implantate einbringt und durch Kompression fixiert und anschließend durch transpedikuläre Instrumentierung in der nunmehr bekannten Weise die Relordosierung erzwingt. In jedem Falle ergibt sich durch die Kombination des dorsalen und ventralen Eingriffs eine Stabilität, die praktisch eine äußere Ruhigstellung nicht mehr erforderlich macht. Monosegmentäre Fusionen heilen in 6 Monaten, bisegmentäre Fusionen unter Einbringung von distrahierenden Fibulaspänen in 8–12 Monaten. Die biomechanischen Untersuchungen, die an der Universität Ulm von Wörsdörfer durchgeführt wurden, haben gezeigt, daß eine solche Instrumentierung hinsichtlich der auf sie zukommenden Belastungen nach der Operation alle Kräfte zu neutralisieren in der Lage ist. Damit ist es im Moment das stabilste Verfahren zur operativen Behandlung instabiler Wirbelsäulenfrakturen überhaupt– allerdings um den Preis eines dorsalen und ventralen Eingriffs. Er muß erfahrenen Händen vorbehalten bleiben.

Als weitere Kombination dorsaler und ventraler Instrumentierungen erwähne ich das Beispiel einer erheblichen Kyphose bei einer Myelodysplasie. Zunächst wurde von ventral eine Aufspreizung der kyphotischen Komponente unter gleichzeitiger Einbringung eines abstützenden Fibulaspans vorgenommen. Anschließend erfolgte von dorsal die partielle Resektion des spitzwinkligen, gibbusartigen Wirbelsäulenanteils. Die restlichen Wirbelsäulenanteile wurden durch dorsale Kompression im Sinne der Verkürzung einer Konvexseite aufeinander gepreßt und somit stabilisiert.

Die operative Behandlung der BWS- und LWS-Frakturen mit dem USI-System

J. Harms und D. Stoltze

Orthopädie-Traumatologie I, Rehabilitationskrankenhaus Karlsbad-Langensteinbach, D-7516 Karlsbad

In den letzten Jahren hat die operative Behandlung von BWS- und LWS-Frakturen zunehmend an Bedeutung gewonnen. Infolge unbefriedigender Ergebnisse bezüglich Stabilität und Ausdehnung der Versteifung durch die zur Verfügung stehenden Implantate (Harrington), ist zunehmend die Forderung nach einer kurzstreckigen mono- oder bisegmentalen Fusion bei LWS-Frakturen erhoben worden.

Das Ziel einer weitgehenden anatomiegerechten Reposition und einer kurzstreckigen stabilen Fusion kann nach unseren Erfahrungen entweder nur mit dem Fixateur externe oder interne (Magerl, Dick) oder mit dem USI-System erreicht werden.

USI-System

Das Prinzip des USI-Systems besteht darin, daß Schrauben, die in den Wirbelkörper eingebracht werden, sei es von ventral oder von dorsal, mit einem Gewindestab verbunden werden, der dann entweder distrahierend oder komprimierend belastet werden kann.

Ventral werden die Schrauben von der Seite in den Wirbelkörper eingebracht, entsprechend zu der Instrumentation bei der VDS. Von dorsal werden die Schrauben als transpedikuläre Schrauben durch den Pedikel in die Wirbelkörper eingedreht.

Die geschlitzten Schraubenköpfe können mit unterschiedlich dicken Gewindestäben (3,2, 4 und 5 mm Durchmesser) verbunden werden, wobei die Stärke der Stäbe sich nach den vorliegenden pathologischen Veränderungen und der gewünschten Korrekturkraft richtet.

Neben normalen Gewindestäben können die Schrauben auch mit dem sog. VDS-Distraktor und mit den aus der Kyphosechirurgie bekannten Slot-Stäben kombiniert werden. Die Schrauben können sowohl von ventral als auch von dorsal an den Wirbelkörper angebracht werden. Aufgrund der Dimensionierung ist es mühelos möglich, die Schrauben hoch thorakal und tief lumbal anzuwenden, ohne daß Weichteilprobleme zu erwarten sind.

Bei der Anwendung des USI-Systems im Rahmen der Frakturbehandlung wird das aus der VDS her bekannte Korrekturprinzip – „Korrektur durch Verkürzung (Kompression) der Konvexität" – übernommen: Dies bedeutet, daß bei

Th Stuhler (Ed)
Fixateur externe – Fixateur interne

den Frakturen im BWS- und LWS-Bereich, bei denen es sich in den meisten Fällen um kyphotische Fehlhaltungen handelt, versucht wird, über eine auf der Dorsalseite der Wirbelsäule angreifende, komprimierende Kraft eine Korrektur der Fehlhaltung zu erzielen.

Zielsetzung der Operation und generelle Überlegungen

Das Ziel einer operativen Behandlung von WS-Frakturen ist die anatomiegerechte Reposition und die kurzstreckige Versteifung des verletzten Wirbelsäulenbezirks, um wesentliche funktionelle Behinderungen zu vermeiden.

Beim Vorliegen neurologischer Schäden wird selbstverständlich versucht, durch geeignete Maßnahmen eine Verbesserung der neurologischen Situation zu erreichen.

Um zu dem vorgenannten Operationsziel zu kommen, sind mehrere operative Schritte notwendig: Dekompression, Reposition und Stabilisation.

Dekompression

Die Dekompression kann von ventral, dorsal oder auch von dorsolateral her durchgeführt werden, wobei wir in den meisten Fällen der ventralen Dekompression den Vorzug geben, da sie übersichtlich und damit sicher durchgeführt werden kann.

Dies erklärt sich daraus, daß die Kompression des Rückenmarks in der Regel von ventral her, d. h. von den Hinterwandelementen des Wirbelkörpers erfolgt. Es gibt jedoch auch Frakturfälle, insbesondere Rotationsverletzungen, bei denen die Fraktur überwiegend durch die dorsalen Wirbelkörperanteile bedingt ist: In diesen Fällen sollte selbstverständlich zunächst die dorsale Dekompression vorgenommen werden. Wir befürworten nicht die dorsolaterale Dekompression, da sie nach unserem Dafürhalten nicht die gleiche Sicherheit und Übersichtlichkeit wie die ventrale Dekompression bietet.

Reposition und Retention

Reposition und Retention erzielen wir mit dem Einsatz des USI-Systems, wobei in manchen Fällen zur Reposition *temporär* auch ein Harrington-Stab benutzt wird.

Stabilisation

Die Fusion selbst erfolgt immer mit autologen Knochenspänen, wobei sich bei der monosegmentalen Fusion, die wir anstreben, die Beckenkammspanimplantation als sehr geeignet erwiesen hat, um eine schnelle Fusion zu erreichen. Nur bei mehrsegmentalen Fusionen und bei zusätzlich notwendiger ventraler Abstützung wird ein Fibulaspan benutzt.

Die kombinierte Anwendung des USI-Systems, sowohl ventral als auch dorsal, führt zu einer sehr stabilen Instrumentation, die den anderen Instrumentationen biomechanisch überlegen ist. Dies gilt jedoch nur für die kombinierte dorso-ventrale Anwendung.

Wird das USI-System alleine von dorsal angewandt, ohne eine gleichzeitige ventrale Abstützung durchzuführen, handelt es sich hier um eine relativ instabile Instrumentation, die aufgrund der kleinen Dimensionierung der Implantate den anderen Instrumentationen (Fixateur externe und interne) unterlegen ist. Die Stabilität kann allerdings durch eine mehrsegmentale Instrumentation ausgeglichen werden, wie sie im mittleren und hohen Thorakalbereich ohne wesentlichen Funktionsverlust möglich ist.

Operation

Indikation

Die Operationsindikation wird immer von der Frakturform und den daraus resultierenden Verletzungsfolgen abhängen. Dabei muß aber auch die Fehlhaltung und die bei diskoligamentärer Verletzung sich entwickelnde dauernde Instabilität [2] in Betracht gezogen werden.

Um das Ausmaß der Verletzung und der zu erwartenden Instabilität genau abzuschätzen, hat sich in den letzten Jahren die von Magerl u. Harms [4] vorgetragene Einteilung sehr bewährt, damit neben dem Ausmaß der knöchernen Destruktion auch mit hoher Sicherheit das Ausmaß der diskoligamentären Schädigung erfaßt werden kann.

Technik

Flexions-Kompressions-Frakturen

Die Flexions-Kompressions-Frakturen sind dadurch gekennzeichnet, daß bei ihnen eine Verletzung des hinteren Ligamentkomplexes nicht vorliegt und, soweit bekannt, immer das Lig. longitudinale posterior erhalten ist. Dies ist für die Art der Reposition von sehr großer Wichtigkeit.

Es erfolgt zunächst die Reposition von dorsal; dies kann alleine durch das USI-System erfolgen. Bei stärkerer Deformierung (kompletter Berstungsbruch) empfehlen wir die temporäre Implantation des Harrington-Distraktionsstabes. Mit diesem kann in den meisten Fällen sehr rasch und schonend eine gute Aufrichtung des komprimierten Wirbelkörpers erzielt werden.

Nach der Aufrichtung erfolgt dann das Umsetzen auf das USI-System, das dann transpedikulär angewandt wird.

Man wird immer überlegen müssen, ob man eine mono- oder eine bisegmentale Instrumentation anstrebt. Nach unserer Erfahrung ist in 60% der betroffenen Fälle eine monosegmentale Instrumentation bei den Flexions-Kompressions-Frakturen möglich.

Nach der Implantation des USI-Systems von dorsal erfolgt jetzt die sofortige Entfernung des Harrington-Instrumentariums. Im Regelfall wird in gleicher Sitzung die ventrale intersomatische Fusion mit evtl. notwendiger Dekompression durchgeführt. Die stabile Einklemmung des Spans erfolgt durch die mono- oder

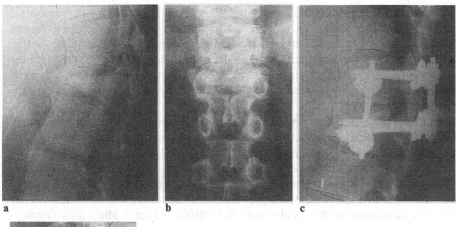

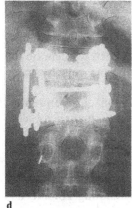

Abb. 1 a–d. Flexions-Kompressions-Verletzung L 1, Typ axial. Berstungsbruch (**a, b**). Monosegmentale dorsoventrale Distraktionsspondylodese Th 12–L 1 (**c, d**)

bisegmentale ventrale Anwendung des USI-Systems. Diese Instrumentation übernimmt auch temporär bis zur knöchernen Konsolidierung die Wirbelkörperhinterwandfunktion. Hierdurch entsteht eine sofortige hohe Belastungsstabilität, die in geeigneten Fällen eine zusätzliche äußere Abstützung (Gips oder Korsett) nicht mehr notwendig macht (Abb. 1 a–c).

Es muß jedoch in diesem Fall nochmals betont werden, daß das Harrington-Instrumentarium sich zur Reposition bewährt hat. Es wird sofort nach dem Umsetzen auf das USI-System entfernt, so daß keine langstreckige Versteifung entstehen kann.

Flexions-Distraktions-Frakturen

Die Flexions-Distraktions-Frakturen sind durch die immer vorhandene Zerreißung des dorsalen Ligamentkomplexes gekennzeichnet, so daß sie als potentiell instabile Frakturen anzusehen sind. Daneben ist bei den Flexions-Distraktions-Frakturen auch eine Zerreißung des Lig. longitudinale posterius anzunehmen; sie haben damit im Gegensatz zu den Flexions-Kompressions-Frakturen die Möglichkeit der Ligamentotaxis verloren.

Dies kann eine zweifache Bedeutung haben: Zum einen kann eine von dorsal durchgeführte Reposition zu einer Überdistraktion zwischen den betroffenen Segmenten mit einer daraus zu erwartenden neurologischen Schädigung führen, auf der anderen Seite wird damit ein Teil der nach dorsal ausgesprengten Hinterwandfragmente durch die einfache Distraktion nicht mehr reponiert. Diese nicht reponierbaren Fragmente erfordern dann entweder eine Entfernung oder eine andere Reposition.

In den Fällen der Flexions-Distraktions-Frakturen muß wieder individuell entschieden werden, ob zunächst von ventral oder von dorsal reponiert und welche Art der Fusion hier gewählt wird.

Bei zunächst von dorsal her durchgeführter Reposition sollte die Instrumentation zur Neutralisation und nicht zur Distraktion benutzt werden. Die intraoperativ durchgeführte Myelographie gibt Auskunft über eine noch von ventral her wirkende Kompression des Rückenmarks. In diesen Fällen schließt sich eine ventrale Dekompression mit Resektion der Knochenfragmente an, die mit einer Fusion und Instrumentation ergänzt wird.

Ist die ventrale Instrumentation sicher abgeschlossen, muß in Abhängigkeit vom Ausmaß der dorsalen ligamentären Verletzung entschieden werden, ob die dorsal liegende Instrumentation aus der Neutralisation in eine entsprechende Kompressionskraft umgewandelt wird.

Bei geeigneter Frakturform ist es ohne weiteres möglich, zunächst von ventral her die Reposition und Dekompression durchzuführen, wobei in manchen Fällen eine komplette Hinterwandresektion notwendig ist. Die dann erfolgte Spanüberbrückung und Instrumentation mit dem USI-System führt zur Ausbildung einer stabilen Hinterwand. Die Herstellung einer stabilen Hinterwand erlaubt dann, die dorsale Instrumentation als Kompressionsspondylodese durchzuführen, so daß auch an der Wirbelsäule das Zuggurtungsprinzip zur Anwendung kommt, das

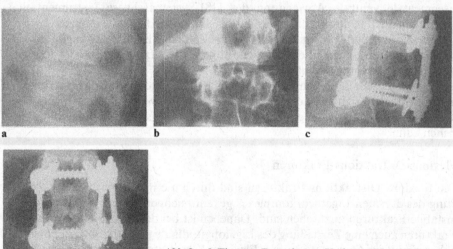

a b c

d

Abb. 2 a–d. Flexions-Distraktions-Verletzung L 1, seitlicher Typ (**a, b**). Monosegmentale Spondylodese (**c, d**)

mit keinem uns bekannten anderen System an der Wirbelsäule erreicht werden kann (Abb. 2 a–d).

Rotationsverletzungen

Bei den Rotationsverletzungen handelt es sich um hoch instabile Frakturen, was sich aus der weitgehenden Zerreißung des diskoligamentären Apparats her erklärt. Die relativ stabile, einseitig verhakte Rotationsluxation kann in hervorragender Weise monosegmental instrumentiert und fusioniert werden, so daß die daraus resultierende funktionelle Behinderung nicht von großer Bedeutung ist.

Relativ häufig begegnen wir den Rotationsverletzungen im oberen Thorakalbereich (Th 4–7), wobei diese Verletzungsform häufig falsch als relativ stabile Flexions-Kompressions-Fraktur interpretiert wird. Dabei ist zu beachten, daß eine auch nur geringfügige Versetzung der Spinalkanallinie, sei es im a. p.- oder im Seitenbild, zwingend an eine rotatorisch bedingte Translation denken lassen muß (Abb. 3 a–d).

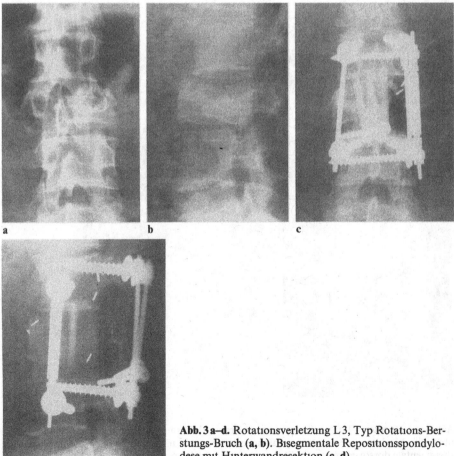

a   b   c

d

Abb. 3 a–d. Rotationsverletzung L 3, Typ Rotations-Berstungs-Bruch (**a, b**). Bisegmentale Repositionsspondylodese mit Hinterwandresektion (**c, d**)

Bei den Rotationsverletzungen führen wir in den meisten Fällen primär die dorsale Reposition und die dorsale Dekompression durch, die allerdings zu einer vermehrten Instabilität führt. Das Repositionsergebnis wird dann mit dem USI-System gehalten. Immer kombinieren wir diesen Eingriff mit einer ventralen Fusion und Abstützung. Liegt die Rotationsverletzung im hohen thorakalen Bereich, ist zu überlegen, ob durch eine mehrsegmentale, dorsale Instrumentation und Fusion eine sichere Stabilisierung erreicht werden kann. Der relativ geringe Funktionsverlust kann in Kauf genommen werden.

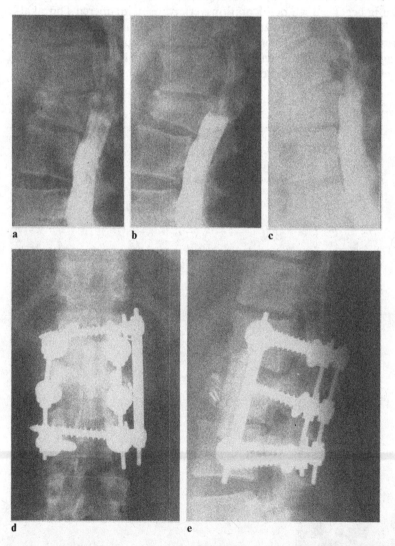

a   b   c

d   e

Abb. 4 a–e. Veraltete Flexions-Kompressions-Fraktur L 2 mit progredienter Konus-Kauda-Symptomatik, Markkompression und unzureichender Korrektur bei Funktionsmyelographie (a–e) Bisegmentale dorsoventrodorsale Dekompression und Aufrichtung (d, e)

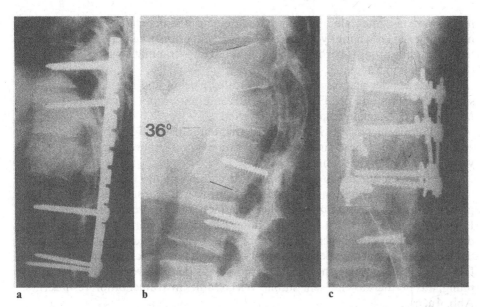

a   b   c

Abb. 5 a–c. Mit Plattenosteosynthese versorgte Flexions-Kompressions-Distraktions-Fraktur L1. Zunehmende Kyphosierung nach Materialentfernung (**a, b**) Ventrodorsale, bisegmentale Aufrichtung (**c**)

Veraltete Frakturen

Bei veralteten Frakturen ist nach unserem Dafürhalten immer ein kombiniertes dorsoventrales Vorgehen erforderlich, wobei in manchen Fällen auch ein kombiniertes dorsoventrodorsales Verfahren zwingend notwendig ist, um eine gute Korrektur der Fehlhaltung bei gleichzeitiger, kurzstreckiger Fusion zu erreichen.

Es ist nicht möglich, eine generelle Anleitung zu geben, in welchen Fällen von dorsal oder von ventral begonnen werden soll. Dies ist nach unserer Auffassung im wesentlichen von 2 Faktoren abhängig: vom Ausmaß der schon eingetretenen Versteifung und dem Grad der Fehlstellung im verletzten Wirbelsäulenbezirk sowie vom Ausmaß der bestehenden Rückenmarkkompression.

Bei noch vorhandener Beweglichkeit, die recht gut in einer Funktionsaufnahme beurteilt werden kann, und bei fehlender Rückenmarkkompression ist es möglich, primär von ventral her zu beginnen.

In der Regel wird man jedoch zunächst eine dorsale Release-Operation durchführen, um überhaupt eine Mobilisation der Wirbelsäule zu ermöglichen. Dabei wird auch die Implantation der Schrauben transpedikulär durchgeführt. Gelingt es nicht, die Kyphose durch Kompression zu korrigieren, ist es nicht ratsam, die Schrauben jetzt schon mit dem Gewindestab zu verbinden. Eine solche durchgehende Instrumentation verhindert bei der nachfolgenden Korrektur von ventral ein gutes Korrekturergebnis.

Nach der dorsalen Release-Operation wird dann die ventrale Release-Operation mit Aufrichtung der Wirbelsäule vorgenommen, wobei hier in der Regel immer eine zweisegmentale, manchmal auch eine dreisegmentale Instrumentation notwendig ist. Dies hängt vom Ausmaß der Fehlhaltung und der schon eingetretenen Kyphosierung oberhalb und unterhalb der traumatischen Kyphose ab (Abb. 4a–e und 5a–c).

Gerade bei der mehrsegmentalen ventralen Fusion und Instrumentation hat sich die Verwendung des Fibulaspans in Kombination mit einer ausreichenden Menge von Beckenkammspongiosa bewährt.

Bei komprimierenden Hinerwandfragmenten muß häufig die ventrale Release-Operation mit einer Hinterwandresektion kombiniert werden, was zu einer vermehrten Instabilität führt.

Wird jedoch der Fibulaspan durch eine stabilisierende Instrumentation fest zwischen den benachbarten Wirbelkörpern eingeklemmt, resultiert auch bei kompletter Hinterwandresektion oder bei kompletter Korporektomie eine stabile Hinterwandsituation. Diese stabile Hinterwandsituation ermöglicht uns dann, die dorsal schon eingebrachten Schrauben mit dem Gewindestab zu verbinden, der dann komprimierend belastet wird. Neben dem ausgezeichneten Korrektureffekt entsteht eine Zuggurtungsosteosynthese auf der Konvexität der Verkrümmung, aus der heraus eine sehr stabile Wirbelsäuleninstrumentation resultiert (s. Abb. 4a, b).

Zusammenfassung

Das aus der Skoliosechirurgie entwickelte USI-System hat den Vorteil einer generellen Anwendbarkeit an der gesamten Brust- und Lendenwirbelsäule. Dies bedeutet, daß es sowohl von ventral wie auch von dorsal her implantiert werden kann. Weiterhin kann es aufgrund der Dimensionierung sowohl hoch thorakal als auch tief lumbal angewandt werden. Durch die kombinierte Anwendung des USI-Systems ventral und dorsal resultiert eine sehr hohe biomechanische Stabilität, die allen anderen Wirbelsäuleninstrumentationen überlegen ist.

Der kombinierte ventrodorsale bzw. der dorsoventrale Zugang ermöglicht außerdem in allen Fällen eine sichere Dekompression des Rückenmarks, was gerade beim Vorliegen neurologischer Schäden von entscheidender Bedeutung sein kann. Liegt eine Fragmentverlagerung in den Spinalraum vor, ohne daß neurologische Schäden bestehen, wird von unserer Seite dennoch eine sichere Dekompression des Rückenmarks angestrebt, d. h. wir versuchen schon primär die Originalweite des Spinalkanals wiederherzustellen. Es sollen damit Spätfolgen im Sinne einer posttraumatischen Myelopathie vermieden werden.

Der von uns vorgeschlagene Weg zu Behandlung der Brust- und Lendenwirbelfrakturen bietet folgenden Vorteil: Sichere Dekompression, anatomiegerechte Reposition, solide und sichere Fusion sowie kurze Fusionsstrecke.

Das von uns angewandte USI-System hat gegenüber anderen Systemen den Vorteil, daß in ausgezeichneter Weise korrigierende Kräfte mono- oder bisegmental angebracht werden können. Außerdem handelt es sich um ein dynamisches System, was gerade unter dem Aspekt der Frakturheilung eine sehr entscheidende Bedeutung haben kann.

Um diese Vorteile zu erreichen, ist allerdings ein kombinierter vorderer-hinterer Zugang zur Wirbelsäule notwendig, der jedoch in der Hand des erfahrenen Wirbelsäulenchirurgen keine besondere Problematik beinhaltet.

Literatur

1. Harms J (1987) Klassifikation der BWS und LWS-Frakturen. Fortschr Med 28:545–548
2. Louis R (1983) Spinal stability. In: Louis R (ed) Surgery of the spine. Springer, Berlin Heidelberg New York, pp 56–61
3. Magerl F (1985) Der Wirbelfixateur externe. In: Weber BG, Magerl F (Hrsg) Fixateur externe. Springer, Berlin Heidelberg New York, S 290–298
4. Magerl F, Harms J (1987) Einteilung der Frakturen in BWS- und LWS-Bereich. Vortrag: Davos 1987

Der Wirbelfixateur externe

B. Jeanneret und F. Magerl

Klinik für Orthopäd. Chirurgie, Kantonsspital St. Gallen, CH-9007 St. Gallen

Um die Entwicklung des Wirbelfixateurs zu verstehen, muß man sich in die 70er Jahre zurückversetzen.

Damals standen zur operativen Behandlung von thorakolumbalen Wirbelfrakturen 2 Methoden zur Verfügung: einerseits die ventrale Spondylodese, mit den entsprechend mangelhaften Stabilisationsmöglichkeiten, sowie die dorsale Spondylodese (Platte oder Harrington-Instrumentarium), welche den Einbezug von mindestens 4 Bewegungssegmenten bedingten und in den meisten Fällen zusätzlich Bettruhe oder ein Gipskorsett notwendig machten.

In diesem Kontext hatte Magerl [2, 3] die Idee der dorsalen Aufrichtung und Stabilisation von Frakturen mit Schanz-Schrauben und einem äußeren Fixateur. Durch Kompression der Schanz-Schrauben dorsal einer fixen Stange konnte er eine Wirbelfraktur aufrichten und brauchte dabei nur 2 Bewegungssegmente anstatt 4–5 zu immobilisieren. Auch waren Maßnahmen wie Dekompression oder Duranaht von dorsal anläßlich desselben Eingriffs möglich.

Die ersten 12 Patienten wurden mit improvisierten Fixateuren behandelt. Später wurde der Fixateur dann mehrmals abgeändert. Das heutige Modell ist in Abb. 1 dargestellt.

Er ist nach wie vor das stabilste bekannte System zur Wirbelfrakturbehandlung und kann bei allen Wirbelverletzungstypen angewendet werden. Zudem hat er gegenüber dem Fixateur interne den Vorteil, daß er kein voluminöses Implantat ist und keine Zweitoperation zur Metallentfernung notwendig wird.

Bis 1986 verwendeten wir den Fixateur externe hauptsächlich zur Frakturbehandlung von Th 10–L 5. Neuerdings verwenden wir ihn hauptsächlich als diagnostisches Mittel, ferner zur Reposition von schweren Spondylolisthesen, zur Stabilisation von Malgaigne-Frakturen und zur vorübergehenden Behandlung von Spondylitiden. Bedingung für die Frakturbehandlung mit dem Wirbelfixateur externe ist, daß der Patient keine vollständige Paraplegie aufweist und damit gerechnet werden kann, daß er bald wieder gehfähig sein wird, und daß er kooperativ ist (dies wegen der notwendigen postoperativen Pflege der Schanz-Schrauben).

Von größter Bedeutung ist die korrekte Plazierung der Schanz-Schrauben in den Pedikeln und im Wirbelkörper.

Im BWS-Bereich liegt der Eintrittspunkt der Schanz-Schrauben knapp lateral der Mitte der Intervertebralgelenke und unmittelbar unter diesen. Die Schanz-Schrauben konvergieren dabei um 7–10° und sind um 10–20° nach kaudal gerich-

Th Stuhler (Ed)
Fixateur externe – Fixateur interne
© Springer-Verlag Berlin Heidelberg 1989

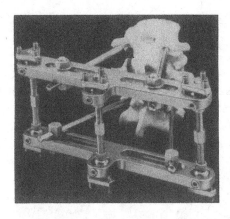

Abb. 1. Der Wirbelfixateur [3]

tet. Im LWS-Bereich liegt der Eintrittspunkt im Bereich des Processus mamillaris, d. h. auf Höhe der Mitte des Processus transversus und unmittelbar lateral der Intervertebralgelenke.

Im Sakrum gehen wir unmittelbar lateral und unterhalb des Gelenks L 5/S 1 ein und zielen 15–20° nach medial auf das Promontorium hin. Falls hier kein guter Halt gefunden wird, können die Schanz-Schrauben in den Beckenschaufeln verankert werden.

Sind die Schanz-Schrauben einmal plaziert, erfolgt die Frakturreposition. Diese erreicht man mit Hilfe von Lordosierung und Distraktion. Durch Lordosierung wird der Wirbelkörper aufgerichtet. Durch gleichzeitige gelenknahe Distraktion mit einer speziellen Zange wird zudem die ursprüngliche Höhe des Wirbels wiederhergestellt und ein dorsales Kantenfragment reponiert (Abb. 2a–c). Die Reposition von dorsalen Kantenfragmenten wird durch ein intraoperatives Myelogramm kontrolliert.

Bei veralteten Fällen legt sich ein Kantenfragment u. U. nicht mehr an. Wenn notwendig, wird eine Laminotomie unter Resektion eines Gelenks vorgenommen und das Fragment entweder reponiert oder entfernt.

Falls die Korrektur der Kyphosefehlstellung durch Lordosierung und Distraktion nicht möglich ist, wie etwa bei einer veralteten Fraktur, dann osteotomieren wir den Processus transversus und führen durch ein laterales Knochenfenster eine gebogene Spreizzange in den Wirbelkörper ein und richten ihn so auf. Der entstandene Defekt wird dann direkt von dorsolateral her mit Spongiosa aufgefüllt.

In allen anderen Fällen wird heute der Defekt im Wirbelkörper mit Spongiosa transpedikulär mit einem Trichter und einem Stößel aufgefüllt.

Schließlich führen wir eine translaminäre Verschraubung der verletzten Segmente durch. Dies ist besonders bei Distraktionsverletzungen aufgrund der sonst möglichen Überdistraktion sehr wichtig. Spongiosa wird dorsal und dorsolateral angelagert (Abb. 2a–c).

Postoperativ erhält der Patient einen komprimierenden Verband, um einem Fensterödem unter dem Fixateur zu entgegnen. Im Bett liegt er auf einer speziell für ihn zurechtgeschnittenen Schaumstoffmatratze.

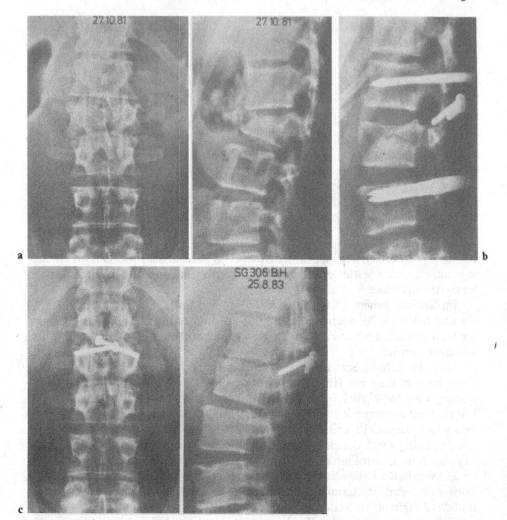

Abb. 2 a–c. Anwendung des Fixateur externe bei einem Berstungsspaltbruch des 2. Lendenwirbels mit starker Einengung des Spinalkanals – B. H., 1954, 27 J., ♂, 254279. **a** Sturz aus 10 m Höhe. Berstungsspaltbruch des 2. Lendenwirbels, Fraktur von Querfortsätzen im 1. und 2. Lendensegment, Abbruch des Dornfortsatzes L 2. Herabgesetzte Kraft und Sensibilitätsstörungen in beiden Beinen, rechts stärker als links. Commotio cerebri. Als Ausdruck der Laminaspaltung ist der Bogenwurzelabstand L 2 deutlich vergrößert. Starke Einengung des Spinalkanals durch ein oberes Hinterkantenfragment. Keilförmige Deformierung des Wirbelkörpers von 36°. **b** Operation 8 Tage nach Unfall. Nahezu ideale indirekte Reposition des Hinterkantenfragments durch Distraktion, Defekt im Wirbelkörper. Mobilisation 7 Tage postoperativ. Abnahme des Wirbelfixateur 21 Wochen postoperativ, 6 Wochen Gipskorsett. **c** Zustand 16 Monate nach Unfall. Residuelle Deformierung des Wirbelkörpers von 6°. Kollaps der oberen Bandscheibe. Geringe neurologische Restsymptome, von seiten der Wirbelsäule keine Beschwerden [3]

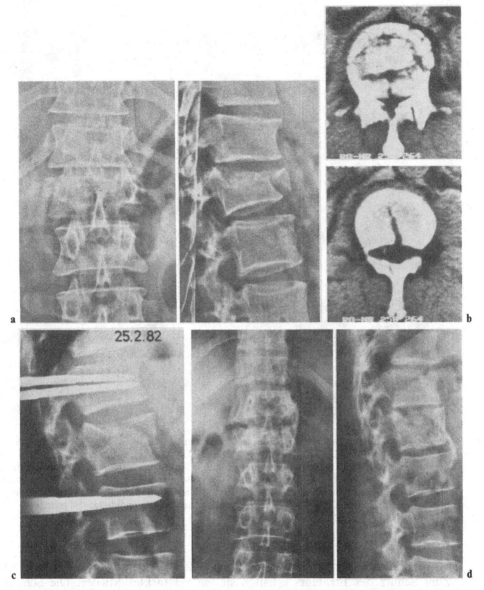

Abb. 3 a–e. Perkutane Applikation des Wirbelfixateurs im Falle eines Berstungsspaltbruchs des 1. Lendenwirbels – N. M., 1939, 43 J., ♂, 250264. **a** Sturz aus 6 m Höhe. Berstungsspaltbruch des 1. Lendenwirbels, starke Einengung des Spinalkanals durch Hinterkantenfragmente. Diastase der Bogenwurzeln. Partielles Cauda-equina-Syndrom. Psoriasis. **b** CT-Schnitt durch die obere Wirbelhälfte: starke Einengung des Spinalkanals durch 2 Hinterkantenfragmente. **c** CT-Schnitt durch die untere Wirbelhälfte: Spaltung des Wirbelkörpers und Dornfortsatzes. **d** Operation 2 Tage nach Unfall. Wegen der starken Hautveränderungen über dem Verletzungsbereich geschlossene Reposition und perkutane Applikation des Wirbelfixateurs in mäßiger Distraktion. Gute Aufrichtung des Wirbelkörpers und Reposition der Hinterkantenfragmente. Mobilisation 2 Tage postoperativ, Abnahme des Wirbelfixateurs 26 Wochen postoperativ, keine spezielle Nachbehandlung. **e** Situation 16 Monate nach Unfall. Geringe Restkyphose, Kollaps beider Bandscheiben, spontane Fusion im Segment Th 12–L 1 links und im Segment L 1–2 vorne. In der rechten Bogenwurzel Th 12 ist ein Schraubenkanal sichtbar. Mäßige Rückenschmerzen und Ischialgie, geringe Restlähmung. Das klinische Resultat wurde mit befriedigend bewertet [3]

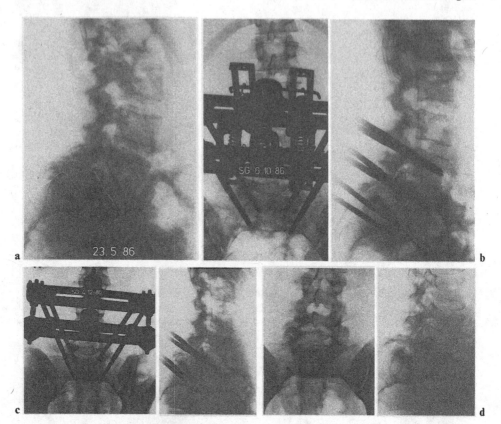

Abb. 4 a–d. 21jähriger Patient. **a** Therapieresistente Lumbalgien bei Spondylolyse/Spondylolisthesis L 5/S 1 Grad II–III nach Meyerding. **b** Durch Distraktion, Lordosierung und Zug nach dorsal zwischen L 4 und S 1 wird die Spondylolisthesis langsam innerhalb von Tagen reponiert. **c** Nach erfolgter Reposition wird eine ventrale Spondylodese L 5/S 1 vorgenommen. Die Schanz-Schrauben in L 4 werden entfernt, L 5/S 1 wird komprimiert (Bild kurz vor Entfernung sämtlicher Schrauben). **d** Kontrolle 11 Monate postoperativ. Die ventrale Spondylodese ist geheilt

Die Patienten werden in der Regel am 1.–2. postoperativen Tag mobilisiert. Zum Schutz des Fixateurs erhalten sie ein verstärktes Mieder. Die Schanz-Schrauben müssen täglich gepflegt werden. Nach 4 Monaten wird der Fixateur ohne Anästhesie entfernt.

Auch die geschlossene Anwendung des Fixateurs ist möglich. Bei einem Patienten war die Indikation dazu durch die ausgedehnten Psoriasiseffloreszenzen gegeben (Abb. 3 a–e).

Wir benutzen den Fixateur externe nicht nur zur Frakturbehandlung, sondern auch als diagnostisches Mittel, wie dies von Olerud et al. [4] vorgeschlagen wurde.

Beispiel. Eine 39jährige Frau litt unter therapieresistenten lumbalen Schmerzen. Radiologisch lag eine Osteochondrose L 5/S 1 und L 3/L 4 vor. Weder die Gelenkinfiltrationen noch die Diskographie ergaben ein aussagekräftiges Resultat. Da wir bei dieser jungen Patientin nicht ohne

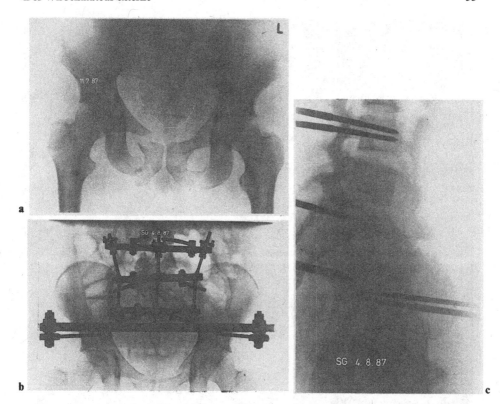

Abb. 5. a Nach kranial dislozierte Malgaigne-Fraktur. Reposition mit suprakondylär angelegter Extension. Die Operation erfolgte unter liegender Extension in Bauchlage. Es wurde zunächst ein dorsaler Fixateur perkutan implantiert. Die mittleren und kaudalen Schanz-Schrauben (**b, c**) sind in den Beckenschaufeln verankert und erlauben eine Kompression der Fraktur selbst. Die kranialen Schrauben sind in L4 verankert und sichern die instabile Beckenhälfte zusätzlich gegen eine erneute Kranialwanderung. Nach Anbringen des dorsalen Fixateurs wurde der Patient auf den Rücken gedreht und zusätzlich ein ventraler Fixateur externe angelegt. Dieser ist im Bereich der Spinae iliacae anteriores inferiores verankert und sichert die instabile Beckenhälfte gegen seitliche Kompression bzw. Distraktion [1]

weitere Abklärung eine Spondylodese L3–S1 durchführen wollten, legten wir den Fixateur externe probatorisch an. Dazu wurden unter Bildwandlerkontrolle die gewünschten Pedikel lokalisiert und nach Vorbohren die Schanz-Schrauben eingedreht. Es wurde nun zunächst das Segment L3/L4 stabilisiert, dann die Segmente L4–S1, beides ohne Schmerzlinderung. Erst als die gesamte Strecke von L3–S1 ruhiggestellt war, wurde die Patientin beschwerdefrei.

Daher wurde die entsprechende Spondylodese L3–S1 angeschlossen. Bei der letzten Kontrolle nach 8 Monaten war die Patientin von ihren Schmerzen befreit.

Ein anderes Anwendungsgebiet des Fixateurs ist die Spondylolisthesis. Die Schanz-Schrauben werden hier wiederum geschlossen eingesetzt. Durch Distraktion und gleichzeitigen Zug nach dorsal mit Hilfe von Federn kann die Spondylolisthesis langsam im Verlauf von Tagen reponiert werden. Dies ermöglicht eine Kontrolle der neurologischen Situation.

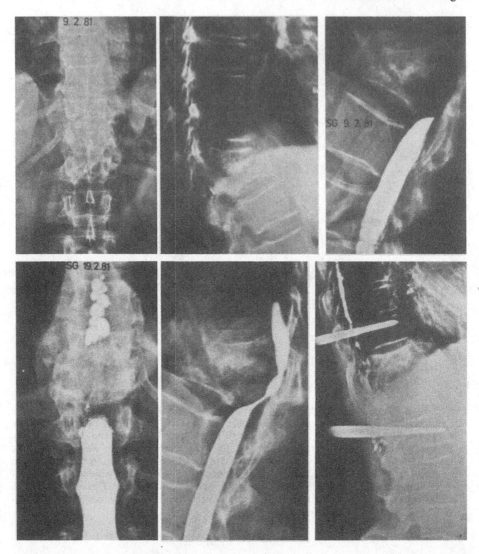

Abb. 6 a–e. Zweizeitiges Vorgehen bei Spondylitis tuberculosa zwischen dem 11. und 12. Brustwirbel mit hochgradiger Instabilität und Paraplegie (K. L., 1910, 71 Jahre, weiblich, 246527).
a Einlieferung in eine andere Klinik wegen zunehmender sensomotorischer Paraparese mit Stuhlund Harninkontinenz. Starke Rückenschmerzen. Kyphotische Abknickung der Wirbelsaule. Destruktion der Wirbelkörper Th 11 und Th 12. **b** Kontrastmittelstop in Höhe Th 12. Wegen Tumorverdacht breite Entlastungslaminektomie. Rückbildung der Lähmungen. Bei Mobilisation der Patientin Wiederauftreten der Paraparese. **c** Myelogramm unmittelbar vor der Zuweisung der Patientin an unsere Klinik: starke Einengung des Duralsackes in Höhe Th 11–12, Dislokalisation von Th 11 nach dorsal. **d** Bei Eintritt infizierte Wunde nach Laminektomie. Die sofort durchgeführte Punktion des spondylitischen Herdes ergab Eiter. In derselben Narkose Reposition der Wirbelsäule und perkutane Stabilisierung mit dem Wirbelfixateur von Th 10–L 1 in Distraktion. Rasche Rückbildung der Paresen. Mobilisation 13 Tage postoperativ **e** 2 Tage spater Débridement und interkorporelle Spondylodese tranthorakal. Der große Defekt wurde mit Methylmetacrylat und Rippenspänen aufgefüllt. Um einer Dislokalisation der Zementplombe nach dorsal vorzubeugen, wurde sie mit einer Platte fixiert. Ungestörter postoperativer Verlauf Mo-

Wenn die Spondylolisthesis reponiert ist, wird eine ventrale Spondylodese L 5/ S 1 angeschlossen, die Schanz-Schrauben in L 4 entfernt und das Segment L 5/S 1 unter leichte Kompression gebracht (Abb. 4 a–d).

Der Fixateur kann auch zur Stabilisation von Malgaigne-Frakturen benutzt werden. Er erlaubt eine Reposition und Stabilisation der nach kranial gewanderten Beckenhälfte (Abb. 5 a–c).

Schließlich benutzen wir den Fixateur externe zur vorübergehenden Stabilisation einer Spondylitis (Abb. 6 a–e).

Die Übersicht über das Prinzip sowie die Anwendungsmöglichkeiten des Wirbelfixateur externe zeigt, daß der Wirbelfixateur externe nicht nur zur Frakturbehandlung sondern auch bei anderen Indikationen eingesetzt werden kann. Seit 1987 verwenden wir ihn nur noch ausnahmsweise zur Frakturbehandlung, häufiger aber zur diagnostischen Stabilisation bei lumbalen und pseudoradikulären Schmerzen unklarer Genese.

Literatur

1. Jeanneret B, Ruflin G (1988) Eine technische Variante des geschlossenen Fixateur externe am Becken. Z Unfallchir Versicherungsmed Berufskrankh 81:120–125
2. Magerl F (1984) Stabilization of the lower thoracic and lumbar spine with external skeletal fixation. Clin Orthop 189:125–141
3. Magerl F (1985) Der Wirbel-Fixateur externe. In: Weber BG, Magerl F (Hrsg) Fixateur externe. Springer, Berlin Heidelberg New York Tokyo
4. Olerud S, Sjöström L, Karlström G, Hamberg M (1986) Spontaneous effect of increased stability of the lower lumbar spine in cases of severe chronic back pain. Clin Orthop 203:67–74

---

bilisation 3 Tage postoperativ, Abnahme des Wirbelfixateurs 15 Wochen postoperativ, Lendenmieder. Situation 36 Monate postoperativ: Implantatlockerung, aber sonst keine Veränderung im Bereich der Spondylodese. Bemerkung: Wegen der Größe des Defekts und der massiven, auch dorsalen Instabilität, sahen wir damals keine andere Möglichkeit, die alte Patientin in absehbarer Zeit mobilisierbar zu machen. Die Bedenken gegen die alleinige Verwendung von Fremdmaterialien in infizierten Bereichen werden durch den günstigen Verlauf dieses ungewohnlichen Falles keineswegs zerstreut. Wir werden auch nicht davon abgehen, wenn immer möglich, die Wiederherstellung einer ossären Kontinuität der Wirbelsäule anzustreben [3]

Das Fixateurprinzip an der Rumpfwirbelsäule – Sein Einsatz beim kombinierten ventralen und dorsalen Eingriff

P. Kluger

Orthop. Abt., Rehabilitationskrankenhaus Ulm, Oberer Eselsberg, D-7300 Ulm

Wenn man sich durch die komplizierte Gliederung von Klassifizierungsvorschlägen für Wirbelsäulenverletzungen hindurch arbeitet, wünscht man sich eine Zweigruppenklassifikation etwa der Gruppen „kaputt" und „schlimm kaputt" oder „wissenschaftlich" in A und B. Diese Zweigruppeneinteilung kann mehr praktische Bedeutung haben als manch andere. Bei der Verletzung des Bewegungssegmentes L 1/L 2 (Abb. 1) handelt es sich um eine Flektions-Distraktionsverletzung. Der beeindruckende Kyphosewinkel resultiert aus der Addition einer leichten vorderen Keilimpression und einer gemischt knöchernen und ligamentären Zerreißung dorsal. Dabei ist die Wirbelkörperhinterwand als mittlere Säule intakt bzw. druckbelastbar geblieben.

Analysieren wir diese Verletzung unter therapeutischem Blickwinkel, ergeben sich folgende Gesichtspunkte:

1. Das Ligamentum anterius ist intakt und kann der vorderen Verspannung dienen.

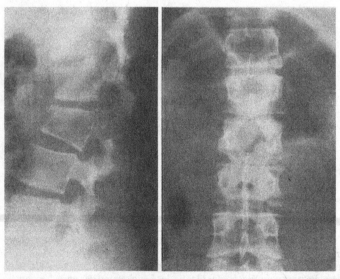

Abb. 1. Flexions-Distraktions-Verletzung mit druckbelastbarer Wirbelkörperhinterkante, kleiner ventraler Trümmerzone. „Typ A, kaputt". (Mit freundlicher Genehmigung von Dr. Suwelack und Prof. Laumann, Borken)

Th Stuhler (Ed)
Fixateur externe – Fixateur interne
© Springer-Verlag Berlin Heidelberg 1989

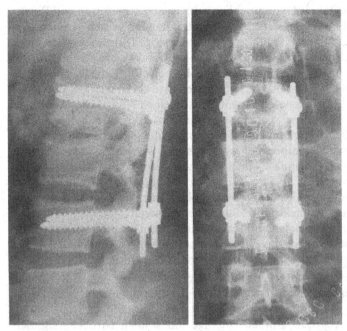

Abb. 2. Suffiziente Reposition und Stabilisierung mit Hilfe des Zuggurtungsinstrumentariums „Usis". (Mit freundlicher Genehmigung von Dr. Suwelack und Prof. Laumann, Borken)

2. Die vordere Stauchungszone ist klein und die eigentliche Keilverformung des Wirbelkörpers gering – wir werden also nach der Aufrichtung keinen größeren ventralen Spongiosadefekt transpediculär oder über einen gesonderten Zugang auffüllen müssen.
3. Die mittlere Säule ist druckbelastbar und als Hypomochlion zu nutzen.
4. Zwar klaffen Dornfortsätze und Bögen deutlich, z. T. aber ist das durch die Zerreißung von knöchernen Gelenkfortsätzen und Bogenwurzeln bedingt, die nach Reposition stabil ausheilen werden.

Die Konsequenz aus dieser Analyse lautet: Wir müssen lordosieren und die Lordose bis zur Ausheilung aufrecht erhalten. Wenn dies aus denkbaren Gründen nicht konservativ erfolgen soll, lautet die folgerichtige operative Antwort: Dorsale Zuggurtung.

Es gibt dazu eine ganze Reihe Möglichkeiten vom Harrington-System bis zur Weißfeder; in diesem Fall wurde darunter das wohl leistungsfähigste System gewählt (Abb. 2).

Dieses Instrumentarium kann „universal" genannt werden, da es sowohl ventral als auch dorsal an der Wirbelsäule eingesetzt wird, nicht aber wegen seiner mechanischen Möglichkeiten. Die nicht winkelstabile und nicht rotationsstabile Montage eines letztlich nur zugstabilen Gewindestabes mit Verankerungsschrauben kann prinzipiell nichts anderes als eine Zuggurtung sein und macht sie damit nur geeignet für Instabilitäten mit erhaltenem Hypomochlion zur Reposition und Retention, also für die Gruppe „einfach kaputt" „A".

Fehlt die Reststabilität als Hypomochlion oder ist eine Reposition und Retention in Distraktion ohne Kyphosierung notwendig, handelt es sich also um eine Verletzung des Typs „schlimm kaputt", „B" sind derartige Instrumentarien überfordert, seien sie nun zuggurtend, distrahierend ohne Winkelstabilität oder schienend. Dann muß die Reposition durch Lagerung herbeigeführt, die Fusionsstrecke verlängert oder passager mit anderen Methoden distrahiert werden. Das „universal" genannte Zuggurtungssystem benötigt dann einen zusätzlichen ventralen Zugang, um nach Wirbelkörperausräumung und Einsetzen eines soliden Knochenspanes als künstliches Hypomochlion die dorsale Zuggurtung zusammen mit einem weiteren ventralen Kompressionssystem stabil werden zu lassen. Ob ein solches Vorgehen in der Frühphase einer Verletzung sinnvoll ist, darf wohl bezweifelt werden, um so mehr, als ihre Verfechter die bewiesene Möglichkeit zur Rekalibierung des Spinalkanales vom ausschließlich dorsalen Zugang durch Reposition mit oder ohne Laminektomie schlichtweg negieren.

Die Montage aus zwei dorsalen und einer weiteren ventralen Zuggurtung über einen möglichst zentral zwischen die Wirbelkörper plazierten Distanzhalter ist bei biomechanischen Versuchen als besonders steif gemessen worden.

Dem müssen zwei Dinge entgegengehalten werden:
1. Ein solider corticospongiöser Span wird sich intraoperativ nicht immer so ideal plazieren lassen wie es am Leichenpräparat im Labor möglich ist.
2. Die biologischen Ab- und Umbauvorgänge am soliden corticospongiösen Span und seinem Lager in den Wochen postoperativ müssen sich auf die Stabilität der gesamten Montage schwächend auswirken.

Anders als nur zuggurtende, nur schienende oder nur distrahierende Verfahren kommen die Fixateure in erster Linie bei Instabilität der Gruppe „schlimm kaputt", „B" zum Einsatz. Bei solchen Verletzungen ist eine direkte Korrektur und Osteosynthese des betroffenen Segmentes nicht möglich. Ein taugliches Instrumentarium muß daher den instabilen Bereich mechanisch zuverlässig überbrükken und die benachbarten, zur Verankerung benutzten Wirbel zueinander physiologisch ausrichten können.

Folgende Eigenschaften sind notwendig:
– kurze Fusionsstrecke
– stabile (transpediculäre) Verankerung
– variable Distanz und Richtung der Verankerungsschrauben
– Möglichkeit zur instrumentellen Reposition
– Winkelstabile und rotationsstabile Montage.

Die Summe dieser Eigenschaften kennzeichnet das Prinzip der externen Fixationssysteme; Magerl hat die Richtigkeit seiner Überlegungen mit dem Fixateur externe für die Wirbelsäule praktisch umsetzen und beweisen können.

Dennoch wird der Magerl-Fixateur nicht sehr breit eingesetzt und wir verwenden ihn nur bei Infekten, und dann nur percutan. Allerdings sind unsere Patienten aber auch in der Regel plegisch und bieten von daher zumeist eine Kontraindikation für den externen Fixateur.

Wenn man die mechanische Eignung des Fixateur externe für die Wirbelsäule einmal richtig begriffen hat, liegt der Versuch nahe, ein Instrumentarium mit gleicher Mechanik zu konstruieren, das sich aber voll an die Wirbelsäule implantie-

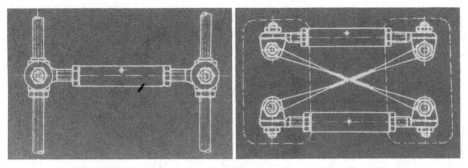

Abb. 3. Schemazeichnung aus DBP 321957.3 (5/1982) [4]

ren läßt. Die durch die dann entstehende Verkürzung der Hebelarme kleineren Lasten erlauben dabei die Verkleinerung des Implantats. Unabhängig von den eigenen Überlegungen im Jahre 1982 (Abb. 3) konnte Dick gemeinsam mit der Firma Mathys die logische Folgeidee realisieren und 1983 ein bereits implantationsreifes Instrumentarium vorstellen, den Fixateur interne der AO [1, 2].

Wir haben im November 1983 bei einer traumatischen Listhese L 5/S 1 mit deutlicher Fehlrotation nach veralteter Luxation im Rahmen eines Polytraumas zum ersten Mal in Deutschland mit Hilfe von Dick den Fixateur interne eingesetzt und die Verletzung von dorsal reponiert und stabilisiert. Es kam zur soliden Fusion und Beschwerdefreiheit. Dieser Fall soll daran erinnern, daß damals in unserem Haus alternativ nur die Distraktionsspondylodese L 2 auf S 1 über dem geteilten Sacralknie angeboten werden konnte, wohlgemerkt dort, wo die Wiege des sogenannten USIS als angeblicher *Vor*läufer der Fixateure gestanden haben soll.

Wir haben zwischen November 1983 und Ende 1984 45 Operationen mit dem Fixateur interne der AO durchgeführt, er hat gewisse Nachteile.

Wesentlicher Nachteil ist der starre Gewindestab als Längsträger. Er überragt die Enden der Montage manchmal recht weit und kann Nachbargelenke irritieren. Zudem muß der Stab vor der Reposition eingebracht werden, da er als Hypomochlion dient; anschließend behindert er dann den Zugang zur Wirbelsäule bei der fallweise notwendigen Laminektomie, transpedikulären Spongiosaplastik oder Gelenkverschraubung.

Ein weiterer Nachteil liegt in der Verwendung der Schanz-Schrauben. Bei der Reposition bieten sie unverzichtbare Hebelarme, aber anschließend müssen sie umständlich gekürzt werden und es entstehen scharfe Kanten, die fallweise doch recht weit in die Muskulatur vorragen und dafür verantwortlich sind, daß das Instrumentarium oberhalb Th 8 wegen der dünneren Weichteildeckung nur ausnahmsweise verwendet werden kann.

Nachteilig sind auch die 12 Schraubenmuttern des Systems, die in der Tiefe der Wunde nur schwierig verstellt und gesichert werden können; besonders die lateral gelegenen Muttern der Befestigungsbacken für die Schanz-Schrauben lassen sich kaum festziehen, ohne die Muskulatur zu verletzen.

Bei unbestrittener mechanischer Leistungsfähigkeit des Fixateur interne der AO hat er seine Handhabungsnachteile und seine störende Klobigkeit deswegen,

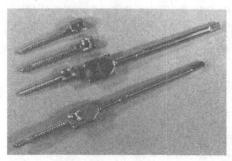

Abb. 4. Verankerungsschrauben des Wirbelsäulenfixateurs mit 5 mm und 6 mm Durchmesser, selbstschneidendem Knochengewinde, Schraubenlängen in 5-mm-Schritten abgestuft, seitliche Rasterfläche am Schraubenkopf, Verlängerungsstäbe als Repositionshebel aufsteckbar

weil dabei bis auf die gekürzten Schanz-Schrauben ein komplettes externes Fixationssystem implantiert wird.

Weil aber bei dem einmal implantierten System eine spätere Nachkorrektur oder etwa Dynamisierung nicht gefragt ist, war der Grundgedanke der eigenen Weiterentwicklung:

Der Vorgang der Reposition und der Vorgang der bleibenden Stabilisierung sollte sich im Instrumentarium trennen lassen. So kann das Hypomochlion für die Reposition aus der Wunde heraus umgelenkt werden und als Längsträger für die definitive Stabilisierung läßt sich materialsparend ein in Länge und Drehstellung vorbereiteter Stab verwenden. Wenn unter der Reposition die Einstellung der instrumentierten Wirbel in Distanz und Winkel zueinander nicht in der Tiefe der Wunde, sondern umgelenkt außen möglich ist, wird sich bei gleicher mechanischer Eigenschaft die Handhabung eines solchen Fixateurs erleichtern.

Diese Überlegungen habe ich mit der Firma Tornier in die technische Form des Wirbelsäulenfixateurs gebracht.

Dabei sind die Verankerungsschrauben mit seitlicher Rasterfläche das Bindeglied zwischen der Reposition und der dauerhaften Stabilisierung. Die Schrauben haben ein selbstschneidendes Gewinde und Längenabstufungen in 5 mm Schritten. Der Gewindedurchmesser war zu Anfang immer 5 mm. Wir haben dann einige Ermüdungsbrüche gesehen und verwenden jetzt die 5 mm Schrauben nur für thorakale Montagen. Für den dorsolumbalen Übergang und tiefer benutzen wir seit November 1986 Schrauben mit 6 mm Gewindedurchmesser und haben bei diesen Schrauben keine Brüche mehr gesehen.

Auf die Verankerungsschrauben lassen sich Verlängerungsstäbe aufstecken, die als Hebel bei der Reposition dienen (Abb. 4).

Als aus der Wunde heraus umgelenktes Hypomochlion dienen Gewindespindeln, die mit Auslegerarmen beidseits an den Verlängerungsstäben und damit über die Verankerungsschrauben an den instrumentierten Wirbeln befestigt werden. Die Befestigung der Ausleger an den Verlängerungsstäben ist gelenkig, die Gelenke sind in jeder Winkelstellung festzustellen. So wird unter der Reposition der gewünschte Winkel zwischen den instrumentierten Wirbeln fixiert während ihre Distanz zueinander an den außenliegenden Gewindespindeln seitenunabhängig eingestellt werden kann (Abb. 5, 6).

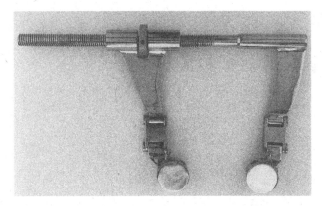

Abb. 5. Repositionsgerät zur Montage an die Verlängerungsstäbe. Die runden Verbindungsgelenke mit den Verlängerungsstäben können in jeder Winkelstellung festgestellt, die Distanz zueinander über die Gewindespindel stufenlos eingestellt werden

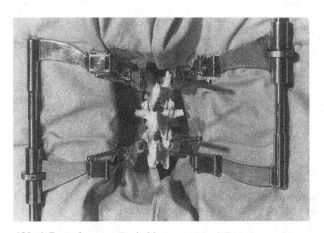

Abb. 6. Repositionsgeräte beidseits am Modell an die Verlängerungsstäbe montiert, die zwischen den instrumentierten Wirbeln liegenden Segmente bleiben frei zugänglich. Auch die Rasterflächen an den Köpfen der Verankerungsschrauben liegen frei, so daß zum Abschluß des Eingriffs bei montierten Verlängerungsstäben und Repositionsgeräten die Längsträger von medial an den Verankerungsschrauben fixiert werden können

Weil der zur Reposition und intraoperativen Retention dienende Teil des Instrumentariums außerhalb der Wunde liegt, bleibt nach der Reposition der verletzte Wirbelsäulenabschnitt für die Laminektomie oder anderes frei zugänglich.

Erst abschließend wird zur dauerhaften Stabilisierung unter Retention durch die Repositionsgeräte die Länge und Drehstellung des erforderlichen Längsträgers mit einem Meßgerät bestimmt und der passende Träger vorbereitet. Bei sehr kurzer Distanz geschieht das durch torquieren eines starren „Monoblocks" mit Schränkeisen, sonst durch das Blockieren eines Teleskopstabes in entsprechender Länge und Rotation (Abb. 7, 8).

Die ungewöhnliche Blockiermethode des Teleskopstabs durch Einquetschen mit einer Spezialzange haben wir gewählt, weil bei gleicher Biegefestigkeit eine

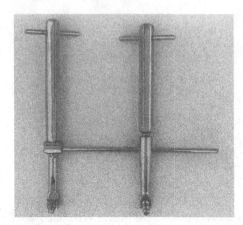

Abb. 7. Meßgerät, mit dem die notwendige Länge und Rotationsstellung der Längsträger bestimmt wird

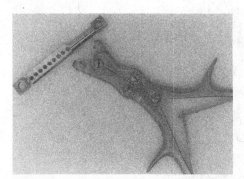

Abb. 8. Teleskopstab mit 9 Quetschpunkten, Schablone für das Einquetschen des Hülsenteils durch Spezialzange auf den soliden Teil des Teleskopstabs aufgesetzt

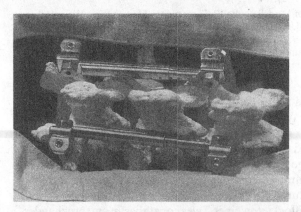

Abb. 9. Montage am Modell – die vorbereiteten Teleskopstabe sind von medial mit Verbindungsbolzen an die Knochenschrauben montiert, Verlängerungsstäbe und Repositionsinstrumentarien sind abgenommen. Madenschrauben im Kopf der Verankerungsschraube sichern die Verbindungsbolzen mit den Längsträgern

Schraubverbindung des Gewindes wegen eines größeren Durchmessers des Stabes bedingt hätte.

Der passend vorbereitete Längsträger wird dann mit Schraubbolzen von medial an den Rasterflächen der Verankerungsschrauben befestigt.

Nachdem so die dauerhafte Retention vom bleibenden Implantat übernommen wurde, kann jetzt das Repositionsinstrumentarium entfernt werden. Eine Madenschraube im Kopf der Verankerungsschraube dient der Sicherung der Verbindungsbolzen zum Längsträger (Abb. 9).

Die technischen Festigkeitswerte der Montage sind zufriedenstellend. So entspricht die Stabilität des nur mit einem Quetschpunkt blockierten Teleskopstabes gegen Kompression und Distraktion 3 500 N, gegen Torquierung 28 N/m, blockiert mit drei Quetschpunkten.

Wir haben Anfang 1985 mit den ersten Prototypen des Instrumentariums zu arbeiten begonnen. Nach vielen Detailverbesserungen und einem kontrollierten Feldversuch in sechs weiteren Kliniken sind inzwischen wohl über 300 dorsale Stabilisierungen damit gemacht worden.

Aus den rund 80 eigenen Fällen sind hier nur einige Beispiele aufgeführt, die die Anwendungsbreite des Systems demonstrieren sollen.

– Ein typisches Beispiel am dorsolumbalen Übergang, bei dem auch anhand der CT-Bilder gut zu sehen ist, wie durch die Ligamentotaxis oftmals der Spinalkanal sich allein durch die Reposition kalibriert (Abb. 10 a–c).
Weil man sich aber auch bei exakter Reposition nicht sicher sein kann, machen wir bei solchen Fragestellungen immer eine intraoperative Myelographie. Bei einigen Fällen mußten wir dann nach Laminektomie den Spinalkanal enttrümmern (Abb. 11 a–c).
In keinem Fall von frischer Verletzung war jedoch ein zusätzlicher ventraler Zugang für die genügende Entlastung des Spinalkanals erforderlich.
– Weil der Wirbelsäulenfixateur flacher und glatter ist als der Fixateur interne der AO, konnten wir damit auch bei schlanken Patienten hochthorakal stabilisieren (Abb. 12 a, b).
– Beim letzten Beispiel sieht man den Fixateur interne und den Wirbelsäulenfixateur nebeneinander montiert (Abb. 13 a, b). Der Patient kam voroperiert zu uns, trotz deutlicher Substanzdefekte ventral wie dorsal war eine Spongiosaplastik nicht durchgeführt worden, eine Verankerungsschraube lag extrapediculär. Wir haben daher zusätzlich ventral mit Spongiosa fusioniert und dorsal einseitig das Implantat ersetzt.

Bei den ersten Überlegungen zu den mechanischen Bedingungen habe ich mich wie Dick von der Vorstellung einer parallelen Verschieblichkeit der Montage gegenüber queren Kräften „wie bei einem Bücherregal ohne Rückwand" leiten lassen [1, 4, 5]. Wir hielten beide eine diagonale Verspannung für erforderlich. An Querverstrebungen zur Beseitigung der vermuteten Schwäche des Systems wird gearbeitet.

Bei genauerer Betrachtung sieht man aber, daß eine solche Transversalverschieblichkeit nur gegeben ist, wenn alle vier Verankerungsschrauben parallel zueinander eingebracht sind oder wenn der einzelne Rahmen in sich nicht rotationsstabil wäre, wie etwa bei dem erwähnten USIS oder dem Instrumentarium von

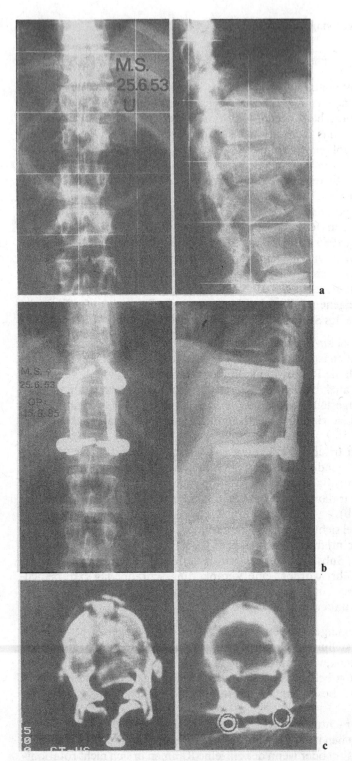

Abb. 10 a–c. 32jährıge Patientın. **a** Kompletter Berstungsbruch Th 12, Wolter AB, 2 (s Teilabbildung c), Transversalläsıon unter Th 12, Frankel C **b** Repositıon und Stabılısıerung mıt Wırbelsaulenfıxateur, transpedıkulare Spongıosaplastık, ıntraoperatıve Myelographıe. **c** CT präoperatıv und nach 6 Monaten

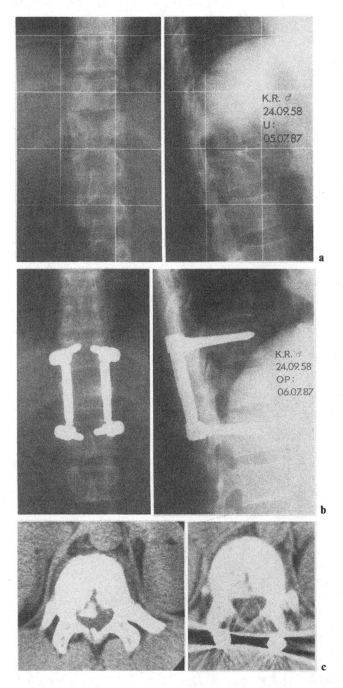

Abb. 11 a–c. 29jähriger Patient. **a** Kompletter Berstungsbruch Th 12 Wolter ABC 2, inkomplette Transversalläsion unterhalb Th 12, Frankel E. **b** Offene Reposition, Stabilisierung mit Wirbelsäulenfixateur, partielle Laminektomie und Enttrümmerung des Spinalkanals. **c** CT im Verletzungsbereich prä- und postoperativ

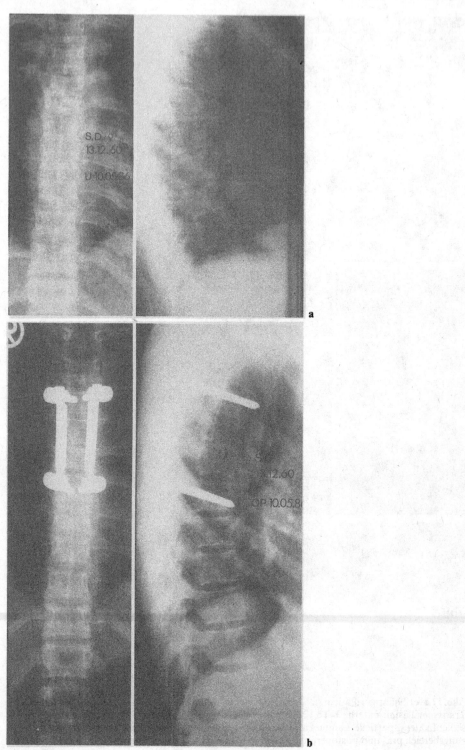

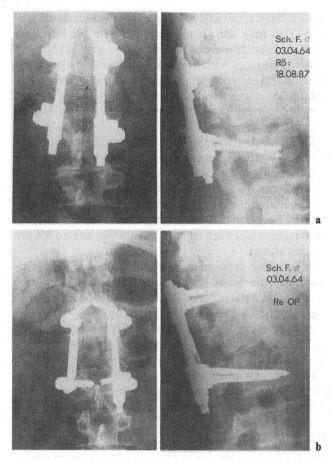

Sch. F. ♂
03.04.64
Rö:
18.08.87

a

Sch. F. ♂
03.04.64

Re OP

b

Abb. 13 a, b. 23jähriger Patient, Verkehrsunfall. **a** Kompletter Berstungsbruch LWK 1. Voroperiert mit AO-Fixateur, keine transpedikuläre oder dorsale Spongiosaplastik, links kaudale Schanz-Schraube extrapedikulär (→), Laminektomie. **b** Reposition mit Implantatwechsel links dorsal, Anlagern einer dorsalen Fusion, zusätzlich ventrale Ausräumung der Bandscheibenzwischenräume Th 12/L 1 und L 1/L 2, Auffüllung mit Eigenspongiosa. Überstehende Schanz-Schrauben der rechten Montage weiter eingedreht

Henkemeyer. Der Anatomie der Bogenwurzel folgend müssen aber die Schrauben konvergierend eingesetzt werden; ein wirklicher Fixateur ist rotationsstabil.

Die Verbindungsbolzen von Längsträger und Verankerungsschrauben werden beim Wirbelsäulenfixateur von medial montiert, die Klemmbacken am Fixateur interne lateral angezogen. Aus diesem Unterschied ergibt sich für den Operateur die Tendenz, die Pedikelbohrung beim Wirbelsäulenfixateur stärker kon-

◄————————————————————————

Abb. 12 a, b. 26jährige, schlanke Patientin, Reitunfall. **a** Komplette Berstungsbruche Th 5/Th 6, sensibel inkomplette Transversalläsion Frankel C. **b** Offene Reposition und Stabilisierung Th 4 auf Th 7 mit Wirbelsäulenfixateur, Laminektomie und Enttrümmerung des Spinalkanals, dorsale Spondylodese, neurologische Erholung auf Frankel E

vergierend und beim Fixateur interne mehr sagittal zu plazieren, um sich die spätere Montage zu erleichtern. Das mag der Grund sein, daß wir bei korrekter Schraubenlage in unseren Fällen keine transversale Dislokation gesehen haben.

Will man die Leistungsfähigkeit eines Stabilisationssystems beurteilen, kann man vergleichende experimentelle Untersuchungen machen. Dabei werden an Präparaten definierte Instabilitäten erzeugt, mit verschiedenen Systemen korrekt stabilisiert und dann wieder definierten Belastungen ausgesetzt. Das gibt dann sehr aussagekräftige Meßkurven.

Die Bedeutung biomechanischer Untersuchungen in bezug auf die klinisch-praktische Fragestellung in der Wirbelsäulenchirurgie ist aber doppelt eingeschränkt, grundsätzlich und speziell.

Grundsätzlich, weil Resorptions- und Durchbauvorgänge am Leichenpräparat nicht beurteilt werden können und weil ein brauchbares Tiermodell für intravitale Untersuchungen nicht existiert (meine Bemerkung über die im Experiment hohe Stabilität von Zuggurtungsmontagen mit einem ventral eingesetzten soliden Knochenspan weist in diese Richtung).

Speziell schwierig ist der Vergleich experimenteller und klinischer Resultate, weil an der Wirbelsäule, anders als am Schaftknochen, die künstlich erzeugte Instabilität schlecht mit der intravital entstandenen korreliert werden kann, erinnern wir uns nur der problematischen Verletzungsklassifikation.

Die Frage der Leistungsfähigkeit der Fixateure kann daher am besten durch die Behandlungsergebnisse bei einem Patientenkollektiv beantwortet werden, bei dem eine definiert komplette Instabilität bestanden hat.

Bei unserer Serie von 33 Patienten entstand diese definierte Instabilität dadurch, daß intraoperativ sowohl ventral als auch dorsal komplett osteotomiert und ein Defekt geschaffen wurde. Wenn man veraltete traumatische Fehlstellungen aufrichten oder auch ventral und dorsal gelegene Tumoren ausräumen will, ist dies erforderlich. Wir führen den Eingriff gleichzeitig über den doppelten dorsoventralen Zugang durch.

Operationsablauf

In Seitenlage des Patienten Spongiosaentnahme vom hinteren Beckenkamm und dorsaler Zugang zur Wirbelsäule. Unter Bildwandlerkontrolle werden die Verankerungsschrauben mit aufgesetzten Verlängerungsstäben transpediculär in die Nachbarwirbel der Fehlstellung oder des Tumorwirbels plaziert. Aufsetzen der Repositionsgeräte und dorsale Laminektomie mit breiter Resektion der Intervertebralgelenke, damit bei der Aufrichtung sich die dorsalen Strukturen zusammenschieben können und das Rückenmark dabei nicht komprimiert wird. Bei offener Wunde dorsal und belassenem Repositionsinstrumentarium folgt nun der ventrolaterale Zugang und unter Repositionsstreß durch das dorsale Instrumentarium wird ventral columnotomiert; es entsteht eine komplette Instabilität. Nach der ventralen Entlastung des Spinalkanals werden die ventral und dorsal entstandenen Defekte mit gemahlener Spongiosa aufgefüllt, die Längsträger an die dorsalen Verankerungsschrauben montiert und schließlich vor Wundverschluß das Repositionsinstrumentarium abgenommen.

Dieses Vorgehen hat den Vorteil, daß bei der Columnotomie der Repositionsstreß durch das dorsale Instrumentarium erzeugt und der ventrale Situs nicht durch Wirbelspreizer oder Distraktionsstäbe verlegt wird. Außerdem kann durch die Verwendung des dorsalen Fixateurs auf eine zusätzliche ventrale Instrumentierung verzichtet werden; die ventrale Freilegungsstrecke bleibt kürzer und es gibt keine Probleme mit ventralen Implantaten.

Material und Methode

Zwischen Dezember 1983 und Mai 1987 haben wir die kombinierte ventrale und dorsale Wirbelsäulenosteotomie unter Aufrichtung und Stabilisierung durch dorsalen Fixateur 33mal durchgeführt. In der Mehrzahl der Fälle handelte es sich um posttraumatische Fehlstellungen; meist bestand ein neurologisches Defizit (Tabellen 1, 2).

Operationsziel war immer die kurzstreckige Fusion in anatomischer Achsenstellung; die Hoffnung auf eine Verbesserung der neurologischen Situation war nie der Grund für den Eingriff. Gleichwohl haben wir, insbesondere bei inkompletten Querschnittlähmungen, durch ventrale Corporektomie den Spinalkanal zu entlasten versucht (Abb. 14).

Tabelle 1. Kombiniert ventral-dorsale Operationen im Zeitraum von Dezember 1983 bis Mai 1987 (n = 33)

Posttraumatisch	29 (∅ 4 Jahre, 8 Mon.)
Metastasen	2
Plasmozytom ("solitär")	1
Infektosteolyse	1

Table 2. Neurologisches Defizit (n = 33)

Frankel A	9
Frankel B–D	13
Frankel E	4
Keine Ausfälle	7

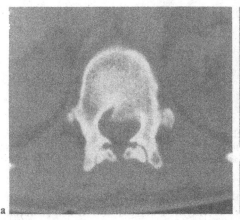
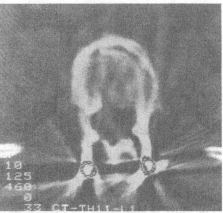

Abb. 14a, b. CT präa- (a) und postoperativ (b) nach kombinierter ventraler und dorsaler Osteotomie, Wirbelkörperausräumung wegen posttraumatischer Kyphose Th 12; Entlastung des Spinalkanals

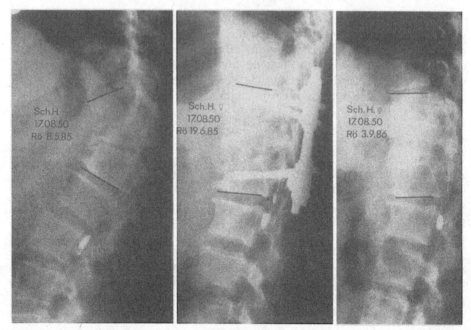

Abb. 15. Posttraumatische Kyphose mit kompletter Querschnittlähmung seit 8 Jahren, Instabilität durch Laminektomie. Kombiniert ventrale und dorsale Aufrichtung und Stabilisierung mit Fixateur interne der AO, rechts knöcherner Durchbau 3 Monate nach Metallentfernung

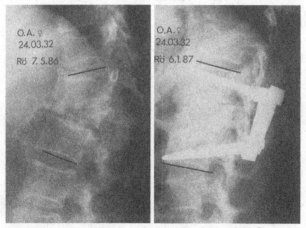

Abb. 16. Posttraumatische Kyphose mit statischen Beschwerden seit 3 Jahren, komplette Querschnittlähmung, kombiniert ventrale und dorsale Aufrichtung und Stabilisierung mit Wirbelsäulenfixateur; nach 6 Monaten knöchern fest belastbar durchbaut

Instrumentiert haben wir viermal mit dem Fixateur interne der AO, bei einem Fall einer entzündlichen Osteolyse mit dem Magerl-Fixateur und in den anderen Fällen mit dem eigenen Instrumentarium (Abb. 15, 16).

Die Operationszeiten lagen mit etwa 4 h und die perioperativen Blutverluste mit 1 620 ml im Durchschnitt deutlich über den von Zielke und Harms für ver-

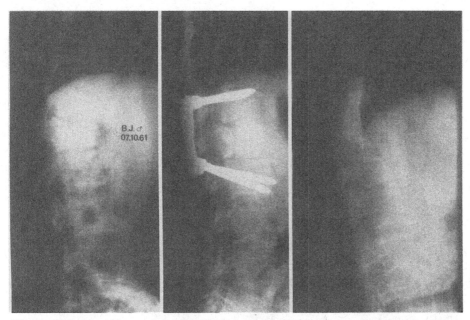

Abb. 17. 25jähriger polytraumatisierter Patient, kompletter Berstungsbruch Th 12, komplette Querschnittlähmung. Nach 6 Monaten konservativer Behandlung posttraumatische Kyphose und Instabilität. Kombiniert ventrale und dorsale Aufrichtung und Stabilisierung mit Wirbelsäulenfixateur, wegen Anus praeter korsettfreie Mobilisation, Spitze der oberen Verankerungsschrauben im Bandscheibenraum. Nach Metallentfernung knöcherner Durchbau ohne Korrekturverlust (*rechts*)

gleichbare Eingriffe angegebenen Werten, aber unsere Zahlen sind reproduzierbar und scheinen mir angemessen.

Alle Patienten wurden am 5. Tag postoperativ auf dem Stehbrett teilmobilisiert. Bei Patienten mit Fusionen oberhalb Th 8 wurde die Stehbrettbelastung bis zur Senkrechten gesteigert und die funktionelle Belastung schmerzabhängig zwei bis drei Wochen nach Operation erlaubt. Bei Fusionen tiefer als Th 8 dagegen wurde nach der ersten Teilbelastung auf dem Stehbrett der Gipsabdruck für ein Rumpfkorsett in Plexidur-Metalltechnik genommen. Dieses Korsett wird außerhalb des Bettes für zwei bis sechs Monate (im Mittel 4,2 Monate) getragen.

Über die Notwendigkeit einer äußeren Abstützung nach einer Wirbelsäulenstabilisierung mit dem Fixateur gibt es unterschiedliche Ansichten. In einer Feldstudie verschiedener Kliniken haben wir aber gefunden, daß völliger Verzicht auf eine Korsettabstützung trotz korrekter Implantatlage zu Dislokationen führen kann. Auch theoretische Gründe sprechen für unser vorsichtiges Vorgehen bei Fusionen im mechanisch besonders belasteten unteren Wirbelsäulenabschnitt [6].

Von der geschilderten Nachbehandlungsmethode sind wir in einem Fall abgewichen, da der Patient einen Anus praeter trug und extrem mager war. Die dorsolumbale Aufrichtung und Stabilisierung baute dennoch ohne Korrekturverlust durch, obwohl die Lage der oberen Verankerungsschrauben nicht ganz optimal war (Abb. 17).

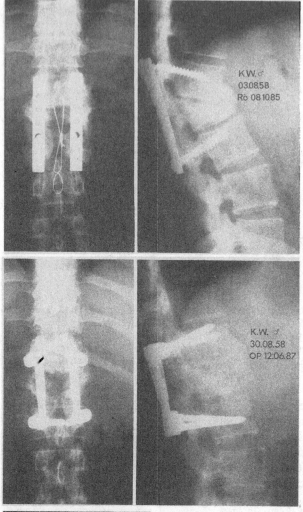

K.W. ♂
03.08.58
Rö 08.10.85

K.W. ♂
30.08.58
OP 12.06.87

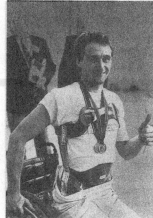

Der Ehrgeiz, derartige Stabilisierungen ohne Korsett nachzubehandeln, ist reziprok abhängig von der Erfahrung des Orthopädietechnikers, mit dem man zusammenarbeitet. Wir sind durch das Skoliosezentrum im gleichen Hause in einer glücklichen Lage und können sagen, daß die bei uns gebauten Korsetts noch niemals Druckstellen verursacht haben und nur wenig funktionell einschränken. So hat z. B. dieser Patient zwei Monate nach dem kombinierten Eingriff seinen Europameistertitel im Rollstuhlfechten erfolgreich verteidigt (Abb. 18 a–c).

Bei 26 der 29 Patienten, deren Operation mehr als ein Jahr zurückliegt, wurden die Implantate entfernt. Die Metallentfernung halten wir heute nicht mehr für unbedingt notwendig, weil der instrumentierte Abschnitt knöchern fusioniert wird und wir bei dem eigenen Instrumentarium wegen seiner abgerundeten Form und Kompaktheit kaum Weichteilirritationen gesehen haben.

Ergebnisse

Die Nachuntersuchungsergebnisse wurden z. T. ambulant, überwiegend aber während stationärer Auftrainierungsbehandlungen erhoben.

In allen Fällen haben Schmerzen zur Operation geführt, zur Beurteilung der Operationsergebnisse muß daher der Einfluß auf das Beschwerdebild untersucht werden (Tabelle 3). Durch die Schmerzbesserung bei Instabilitäten und/oder die Verbesserung der Wirbelsäulenstatik wurden 90% der operierten Patienten funktionell leistungsfähiger.

Die Röntgenergebnisse (Tabelle 4) zeigen eine im Durchschnitt der Fälle nicht ganz vollständige Korrektur. Aus unserer Sicht spielt hier die Erfahrung mit dem großen Eingriff eine wesentliche Rolle. Bei starken Fehlstellungen thorakal wird man sich wegen der Gesamtverformung des Brustkorbs mit einem Teilerfolg der Wirbelsäulenkorrektur zufrieden geben müssen.

Tabelle 3. Ergebnisse nach mehr als 6 Monaten postoperativ ($n = 33$)

Schmerzverbesserung	33
Schmerzfrei	25
Restbeschwerden durch	
Instabilität	0
Restfehlstellung	3
Unbeeinflußter Lähmungsschmerz	7
Verbesserung der Gesamtfunktion (Sport, Physiotherapie, DLA)	30

Abb. 18 a–c. 27jähriger Patient, Skiunfall 1984. **a** LWK-1-Fraktur und inkomplette Paraplegie Frankel D. Initial mit kurzer Plattenstabilisierung und Cerclage sowie transpedikulärer Spongiosaplastik versorgt. Implantatbruch, posttraumatische Kyphose. **b** Kombiniert ventrale und dorsale Aufrichtung mit Wirbelsäulenfixateur, unverändertes neurologisches Defizit. **c** In Rumpforthese erfolgreiche Verteidigung des Europameistertitels im Rollstuhlfechten 2 Monate postoperativ

Tabelle 4. Resultate der WS-Statik ($n = 33$)

Kyphotische Fehlstellung präoperativ	34° (Durchschnitt) (18°–105° Cobb)
Aufrichtung durch Operation	28,3° (Durchschnitt) (82,5% Korrektur)

Bedeutsam für unsere Frage nach der Leistungsfähigkeit des Stabilisierungsprinzips ist aber, daß alle Funktionen ohne Korrekturverlust knöchern durchbauten.

Einen meßbaren Korrekturverlust gab es auch nicht bei den beiden Implantatbrüchen, die wir beobachteten (Abb. 19, 20).

Die gebrochene Schraube hatte noch einen Durchmesser von 5 mm, wie wir ihn für den dorsolumbalen Übergang nicht mehr verwenden. Der gebrochene Teleskopstab ist der erste Stabbruch seit Einsatz des Systems überhaupt, und die Vermutung eines Ermüdungsbruch muß nach Metallentfernung noch metallurgisch abgesichert werden.

Neben diesen Implantatbrüchen sahen wir an Komplikationen nur noch zwei Thrombosen in den ersten postoperativen Wochen (Tabelle 5).

Zwar ergab die Hoffnung auf eine neurologische Erholung in keinem Fall der Serie die Operationsindikation, aber es kam doch in einigen wenigen Fällen zu einer Verbesserung der neurologischen Funktion (Tabelle 6). Dabei haben sich nur jene 3 der 4 Osteolysefälle komplett erholt, die präoperativ nur eine eben beginnende Querschnittsymptomatik gezeigt hatten. Funktionell bedeutsame Teilerholungen ohne Wechsel in der Frankel-Klassifikation zeigten zwei Patienten. Beide waren präoperativ inkomplett gelähmt, bei beiden lag der Lähmungsbeginn

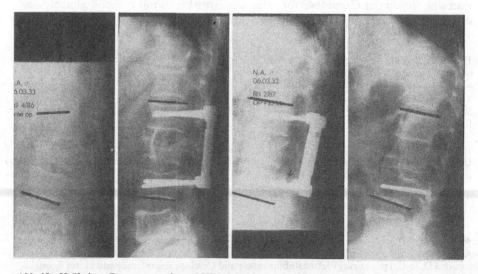

Abb. 19. 53jähriger Patient, veraltete LWK-2-Fraktur nach Sturz vom Baum; 3 Monate nach Unfall kombiniert ventrale und dorsale Aufrichtung mit Wirbelsaulenfixateur, 5 mm Verankerungsschrauben. Zehn Monate postoperativ Schraubenbruch kaudal feststellbar (→) Nach Durchbau ohne wesentlichen Korrekturverlust (*rechts*)

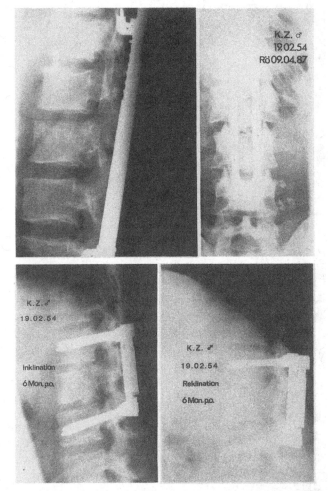

Abb. 20 a, b. 33jähriger Patient, Polytrauma. **a** Kompletter Berstungsbruch LWK 2 und inkomplette Paraplegie unterhalb L 2 Frankel D nach Sturz in Fahrstuhlschacht. Überlange Spondylodese und Fortbestehen der Einengung des Spinalkanals. Kombiniert ventrale und dorsale Stabilisierung, Ausräumung der Hinterkante LWK 2. **b** Sechs Monate postoperativ Stabbruch (Materialfehler?, Ermüdungsbruch?). In den Funktionsaufnahmen stabile Situation ohne wesentlichen Korrekturverlust

Tabelle 5. Komplikationen (Follow up > 6 Monate; $n = 33$)

Neurologische Verschlechterung	0
Infekt	0
Pseudarthrose	0
Korrekturverlust	0
Thrombose (< 6 Wochen postoperativ)	2
Schraubenbruch	1
Stabbruch	1

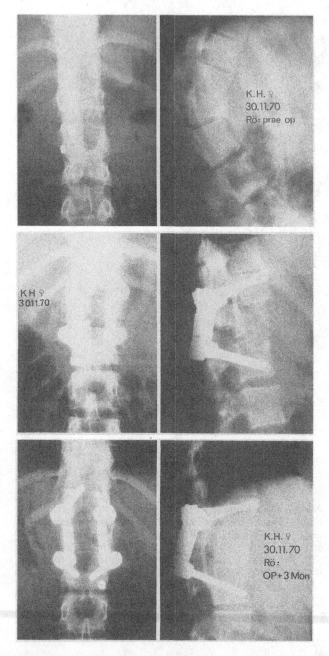

Abb. 21 a–c. 16jährige Patientin. **a** Posttraumatische Kyphose LWK 1, mehrfach voroperiert, zuletzt mit dorsalem Zuggurtungssystem **b** Kombiniert ventrale und dorsale Aufrichtung und Stabilisierung mit Wirbelsäulenfixateur, ventraler Defekt ausschließlich mit gemahlener Spongiosa aufgefüllt. **c** Guter Durchbau der ventralen Fusion bereits 3 Monate postoperativ

Tabelle 6. Neurologische Ergebnisse bei 33 Eingriffen (26 von 33 Patienten hatten präoperativ ein neurologisches Defizit

Verschlechterung	0/33
Komplette Erholung (Tumoren, präoperativ Frankel E)	3/26
Funktionell relevante Verbesserung (unverändert Frankel D; Operation erfolgte 2 bzw. 3 Monate nach dem Unfall	2/59
Geringe Verbesserung (funktionell bedeutungslos)	4/26

erst wenige Monate zurück. Vier weitere Patienten verbesserten sich neurologisch ohne funktionelle Bedeutung, z. B. in der Tiefensensibilität.

Wichtig ist aber, daß es bei keinem der Operierten zu einer neurologischen Verschlechterung kam, wie es als Operationsrisiko denkbar gewesen wäre.

Die Ergebnisse dieser Serie sind in zweierlei Hinsicht von Belang:

Einerseits hat sich gezeigt, daß die ausschließlich dorsale Instrumentation einer definiert kompletten Wirbelsäuleninstabilität mit dem Fixateur die notwendige Festigkeit ergibt. Die Montage ist so stabil, daß ventral eingebrachte solide Knochenspäne als lasttragende Elemente überflüssig sind. Deswegen kann der ventrale Defekt mit gemahlener Spongiosa aufgefüllt werden, die wesentlich schneller durchbaut (Abb. 21).

Zum anderen war bei keinem Fall der Serie ein Korrekturverlust festzustellen. Das belegt die Beobachtung, daß die leichten Korrekturverluste nach dorsalen Stabilisierungen bei frischen Verletzungen durch das Sintern der Bandscheibenräume entstehen, die bei den kombinierten Eingriffen ausgeräumt und mit Spongiosa aufgefüllt werden.

Gemeinsam bestätigt dies unsere Ansicht, daß frische Verletzungen an der Rumpfwirbelsäule am besten vom dorsalen Zugang mit dem Fixateur behandelt werden. Ein zusätzlicher ventraler Zugang kann nur nötig sein, wenn sich wirklich einmal der Spinalkanal nicht von dorsal rekalibrieren ließe oder wenn, etwa im dorsalumbalen Übergang mit vorbestehender Scheuermann-kyphose, der durch das Sintern der Bandscheiben zu erwartende Korrekturverlust nicht toleriert wird.

Dann wird man zu einem späteren Zeitpunkt in einem vergleichsweise kleinen ventralen Eingriff die Bandscheiben ausräumen und mit Spongiosa fusionieren.

Für diese Entscheidung braucht man im Grunde eine Ganzaufnahme der Wirbelsäule im Stand. Es muß also die Wirbelsäule schon von dorsal so stabilisiert sein, daß der Patient auch hingestellt werden kann.

Literaturverzeichnis

1. Dick W (1984) Innere Fixation von Brust- und Lendenwirbelfrakturen. Aktuelle Probleme in Chirurgie und Orthopädie, Bd 28 (Zweite, überarbeitete und erweiterte Auflage 1987)
2. Dick W, Kluger P, Magerl F, Wörsdörfer O, Zach G (1985) A new device for internal fixation of thoracolumbar and lumbar spine fracture: the "Fixateur interne". Paraplegia 23:225–232
3 Harms J (1988) Der Gebrauch des USI-Systems in der Behandlung von Wirbelfrakturen. In. Schultz K-P, Winkelmann W (Hrsg) Die instrumentierte Fusion von Wirbelsäulenfrakturen und -erkrankungen. Hippokrates, Die Wirbelsäule in Forschung und Praxis 107:93–95

4. Kluger P (1982) Implantatsystem zur Stellungskorrektur und Stabilisierung an der Wirbelsäule. Patentanmeldung Deutsches Patentamt P 321957.3
5. Kluger P, Gerner H-J (1986) Das mechanische Prinzip des Fixateur externe zur dorsalen Stabilisierung der Brust- und Lendenwirbelsäule. Unfallchirurgie 12:68–79 (Nr 2)
6. Kluger P, Kaczor P, Nusser K (1987) Rumpforthesen bei Querschnittlahmungen und deren technische Verwirklichung. Orthopädie Technik 10/87:584–589
7. Magerl F (1986) Klassifizierung der Wirbelsäulenverletzung. Springer 1987, Hefte zur Unfallheilkunde 189/1:597–600
8. Wolter D (1985) Vorschlag für eine Einteilung von Wirbelsäulenverletzungen. Unfallchirurgie 88:481–484

Anwendungsbereich und 4jährige klinische Erfahrung mit dem Fixateur interne an der Wirbelsäule

F. Hefti[1] und W. Dick[2]

[1] Orthopäd.-Traumatolog. Abt., Baseler Kinderspital, CH-4031 Basel
[2] Kinderorthopäd. Abt., Kantonsspital, CH-4000 Basel

Die Betreuung von Patienten mit Wirbelsäulenverletzungen hat in Basel eine lange Tradition. Sie erfolgt seit 20 Jahren in Zusammenarbeit der Orthopädischen Universitätsklinik mit dem ebenfalls in Basel stationierten Schweizerischen Paraplegikerzentrum.

In diesem Zentrum werden jährlich etwa 100 Patienten mit frischen Wirbelsäulenverletzungen aufgenommen. In den 10 Jahren zwischen 1974 und 1983 waren es 1 092 neue Patienten. Von diesen waren 64% paraplegisch und 36% tetraplegisch, d. h. etwa $^2/_3$ der Patienten hatten Verletzungen im thorakalen und lumbalen Bereich, in der überwiegenden Mehrzahl im thorakolumbalen Übergangsbereich.

Während in den 60er Jahren noch ausschließlich konservative Therapie durchgeführt wurde, begann Morscher Anfang der 70er Jahre mit der operativen Stabilisierung der Wirbelsäulenverletzungen. Diese wurde anfänglich mit dem für die Skoliosebehandlung entwickelten Harrington-Instrumentarium durchgeführt. Später wurden auch Luque-Stäbe mit segmentaler Verdrahtung und schließlich auch Jacobs-Stäbe [4] verwendet, welche eine bessere Verankerung der Haken erlaubten.

Die Nachteile dieser Systeme waren, daß die Implantate nicht winkelstabil waren, weshalb die Aufrichtung der Fraktur nur mangelhaft möglich war und nur über das 3-Punkte-Prinzip erfolgen konnte. Dies wiederum bedingte, daß sehr lange Strecken (d. h. je 3 Segmente oberhalb und unterhalb der Fraktur) einbezogen werden mußten. Die an den Haken ansetzenden Kräfte waren jedoch so groß, daß es häufig zu Ausrissen der Haken aus den Bögen kam. Auch wenn die Implantate relativ bald (d. h. nach ½ Jahr) wieder entfernt wurden, kam es doch durch die lange Ruhigstellung zur Degeneration der Zwischenwirbelgelenke und zur Einsteifung der Wirbelsäule. Da die Frakturen am häufigsten im thorakolumbalen Übergangsbereich lokalisiert sind, kam es deshalb zur Versteifung der beweglichen Wirbelsäulensegmente.

Gerade für Paraplegiker ist jedoch die Beweglichkeit der Wirbelsäule von besonderer Bedeutung. Hat ein Paraplegiker eine steife Lumbalwirbelsäule, ist er in seiner Aktivität wesentlich eingeschränkt und empfindet dies als viel störender als ein Gesunder. Er ist für seine täglichen Verrichtungen noch viel stärker beeinträchtigt: Er kann sich nicht mehr anziehen, da er seine Füße nicht erreichen kann, er kann aus dem Rollstuhl keine Gegenstände vom Boden aufheben, insbesondere kann er sich auch nicht mehr selbständig vom Boden in den Rollstuhl be-

Th Stuhler (Ed)
Fixateur externe – Fixateur interne
© Springer-Verlag Berlin Heidelberg 1989

geben. Zur Versteifung der Wirbelsäule kommt beim Paraplegiker häufig noch das Problem hinzu, daß er zur Bildung von periartikulären Verkalkungen neigt und damit oft auch die Hüftgelenkbeweglichkeit eingeschränkt wird. Hierdurch wird die Situation noch ungünstiger.

Wünschenswert ist deshalb ein Implantat, das einerseits eine optimale Aufrichtung der Fraktur erlaubt, andererseits nur die an die Fraktur angrenzenden Segmente versteift.

Aus diesen Überlegungen hat Magerl 1977 den Fixateur externe entwickelt. Hierbei werden Schanz-Schrauben transpedunkulär in die an die Fraktur angrenzenden Wirbelkörper eingebracht und ein außerhalb des Körpers angelegter Fixateur externe sorgt bei sehr großem Hebelarm für die Aufrichtung und Stabilisierung. Unabhängig voneinander legten Dick [3] und Kluger später als Weiterentwicklung den versenkbaren Fixateur interne vor.

An unserer Klinik war der innere Fixateur Ende 1982 einsatzbereit. Das grundsätzliche Prinzip der Aufrichtung ist ähnlich wie beim Fixateur externe, jedoch kann das Fixationssystem direkt über den Wirbelbögen angebracht werden. Es werden Schanz-Schrauben durch die Pedunkel in die zu fixierenden Wirbelkörper eingetrieben. Die langen Schrauben haben einen ausgezeichneten Hebelarm für die Lordosierung (oder Kyphosierung). Die Schrauben werden mit Bakken an Gewindestäben fixiert. Die Backen erlauben eine starre Fixation in beliebiger Richtung in der Sagittalebene, wodurch eine Lordosierung gesichert werden kann. Mittels der Muttern am Gewindestab kann anschließend eine Aufrichtung durch Distraktion erreicht werden. Auch eine Kompression ist natürlich möglich.

Die Vorteile dieses Systems bestehen darin, daß nur eine minimale Anzahl von Segmenten versteift werden muß (in der Regel 2 Segmente) und die Fraktur in der Regel vollständig wieder aufgerichtet werden kann, so daß die physiologische Lendenlordose erhalten bleibt und eine sofortige Stabilität gewährleistet ist sowie eine frühe Mobilisation des Patienten möglich wird.

Bei Berstungsfrakturen, bei denen Fragmente in den Spinalkanal gedrückt sind, kann beobachtet werden, daß diese Fragmente bei der Reposition durch die Distraktion wieder aus dem Kanal herausgleiten, sofern man die Operation genügend früh, d.h. nicht mehr als 2 Wochen nach dem Unfall, durchführt. Die Ursache dieses Phänomens liegt darin, daß das hintere Längsband praktisch immer intakt ist. Der verletzte Wirbelkörper ist weitgehend mit intakten Bändern umgeben, welche die losen Fragmente schienen (Ligamentotaxis). Dies ist natürlich nur möglich, solange die Fragmente noch lose und nicht miteinander verklebt sind.

Ist ventral ein wesentlicher Defekt vorhanden, füllt sich dieser unserer Erfahrung nach auch nach Monaten der Ruhigstellung nur unvollständig wieder auf. Wird dann das Fixationssystem wieder entfernt, kommt es zur Nachkyphosierung. Wir sind deshalb dazu übergegangen, wie Daniaux [1] die Wirbelkörper von dorsal her mit Spongiosa aufzufüllen. Wir entnehmen mit der Raffel, welche für das Ausraffeln der Pfanne bei Totalprothesenoperationen der Hüften verwendet werden, vom Beckenkamm einen feinen kortikospongiösen Brei. Durch den aufgebohrten Pedunkel des verletzten Wirbelkörpers wird die Defektzone mit Spongiosabrei aufgefüllt. Dadurch baut sich der Wirbelkörper wieder auf und bleibt auch nach Entfernung des Implantats stabil (Abb. 1 und 2).

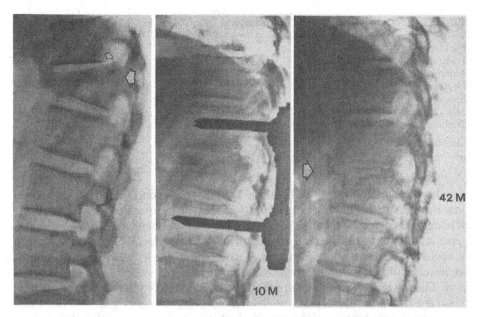

Abb. 1. Typische Instrumentation mit dem Fixateur interne bei Kompressionsfraktur L1 bei einem 36jährigen Patienten mit inkompletter Paraplegie. Die Aufrichtung ist dank dem Auffüllen des Wirbelkörpers mit Spongiosa auch 2½ Jahre nach Metallentfernung stabil geblieben

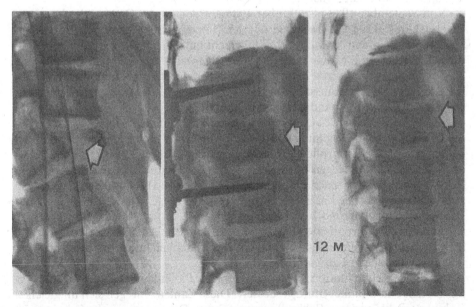

Abb. 2. Reposition bei Luxationsfraktur L1 bei einer 16jährigen Patientin mit kompletter Paraplegie. Die Luxation ließ sich beheben, das ventrale Fragment reponierte sich weitgehend. Der Wirbelkörper wurde transpedunkulär ebenfalls mit Spongiosa aufgefüllt

Tabelle 1. Anwendungsbereich des Fixateur interne

Frakturen	111
Posttraumatische Fehlstellungen	20
Tumoren und Metastasen	11
Degenerative und iatrogene Instabilitäten	16
Spondylolisthesen	16
Sog. „salvage procedures"	4
Skoliosen, Mißbildungen	5
Gesamt	183

Die Biegebelastbarkeit des Fixateur interne wurde von Wörsdörfer und Kortmann untersucht. Die Untersuchungen an Leichenpräparaten zeigten, daß die Klemmbacken der Winkelstücke den in vivo auftretenden Momenten ohne weiteres standhalten. Limitierend ist vielmehr der Halt der Schanz-Schrauben im Knochen. Die transpedikulär in den Wirbelkörper plazierte Schraube hat einen außerordentlich festen Sitz. Beim osteoporotischen Knochen kann es hingegen zum Einsinken der Schanz-Schrauben in die Wirbelkörperspongiosa kommen. Die vergleichenden Deformations-Belastungs-Diagramme zeigen, daß der Fixateur interne eine bessere Biegebelastbarkeit hat als die intakte Wirbelsäule, was für das Harrington-Distraktionssystem nicht gilt. Spätere Stabilitätsuntersuchungen schlossen auch die Torsionsbelastung ein. Sie zeigten, daß eine ausreichende Rotationsstabilität nur vom Fixateur externe, dem Fixateur interne und der dorsalen Platte erreicht werden, nicht aber von Distraktionsstäben oder segmentalen sublaminären Instrumentationen.

Von September 1982 bis Oktober 1986 wurden an der Orthopädischen Universitätsklinik Basel 183 Patienten mit dem Fixateur interne instrumentiert (Tabelle 1) und in ihrem Verlauf regelmäßig nachkontrolliert. Die kürzeste Beobachtungsdauer betrug 6 Monate, die längste 52 Monate. In 80 Fällen überstieg sie 2 Jahre. Bei den Frakturen betrug das Geschlechtsverhältnis männlich zu weiblich 3:1. Das Durchschnittsalter lag bei 34 Jahren (15–76 Jahre). Bei 111 Patienten mit 121 Frakturen war die Läsion in über 60% der Fälle auf den Höhen Th 12 oder L 1 lokalisiert, in 87% der Fälle zwischen Th 11 und L 3. Der Kyphosewinkel der Frakturwirbel betrug im Schnitt 20,4° präoperativ und 5,1° postoperativ. Bei der jeweils letzten Kontrolle wurde ein durchschnittlicher Korrekturverlust von nur 1° festgestellt, hingegen trat regelmäßig in der Bandscheibe des mitverletzten Zwischenwirbelraums nach Implantatentfernung ein Höhenverlust ein, sofern sich nicht eine ventrale knöcherne Brücke gebildet hatte. Diese Erniedrigung der Bandscheibe machte rund 2–4° Kyphose aus.

Von den Frakturpatienten hatten 90 neurologische Ausfälle, die postoperativ im Schweizerischen Paraplegikerzentrum Basel nachbehandelt wurden. Ihre Verteilung ist in Tabelle 2 aufgeführt.

Nach der Rehabilitation hatten sich 51% der Patienten der Gruppen A–C um mindestens eine Frankel-Stufe verbessert. Diese Zahlen bewegen sich im gleichen Rahmen wie bei anderen Behandlungsverfahren. Die neurologische Erholung ist nicht abhängig von der Art des Implantats, sondern von der Primärläsion sowie vom Zeitpunkt und Ausmaß der dekomprimierenden Reposition, ob diese nun

Tabelle 2. Frankel-Klassifikation der behandelten Patienten ($n = 90$)

Frankel-Klassifikation	Anzahl
A	23
B	9
C	29
D	29

konservativ oder operativ gelang. Hingegen wird durch die Frühmobilisation ihre Rehabilitationszeit wesentlich verkürzt.

Außer bei Frakturen wurde der Fixateur interne auch bei anderen Erkrankungen verwendet. Bei 11 Patienten wurde die Wirbelsäule nach palliativen Eingriffen aufgrund von Tumoren und Metastasen mit dem Fixateur interne stabilisiert. Bei 16 Patienten wurde das Instrumentarium eingesetzt bei degenerativen Wirbelsäuleninstabilitäten oder Zuständen nach ausgedehnten Laminektomien. Ein besonders günstiges Einsatzgebiet scheint uns die Spondylolisthesis zu sein. Insbesondere bei sehr starken Verschiebungen ist mit dem Fixateur eine sehr schöne Reposition und stabile Fixation möglich. Bei unseren 16 Patienten betrug die Verschiebung L 5 gegenüber S 1 durchschnittlich 72%. Es gelang eine Reposition bis zu einer wesentlichen Verschiebung von 31%, insbesondere konnte eine Entkyphosierung um durchschnittlich 32° erreicht werden. Allerdings traten in 2 Fällen passagere und in 2 Fällen bleibende neurologische Ausfälle auf (M. tibialis anterior), welche auf die erhebliche Reposition zurückzuführen waren. Dies waren übrigens die einzigen Fälle mit neurologischen Komplikationen; bei keiner der Frakturen ist es postoperativ zu einer neurologischen Verschlechterung gekommen.

Ein weiteres Einsatzgebiet betraf die Skoliosen. Bei einigen wenigen Patienten haben wir lumbale Skoliosen mit dem Fixateur interne aufgerichtet (durch Distraktion auf der Konkavseite und Kompression auf der Konvexseite) und zusätzlich mit einem Querstab eine Derotation bewirkt. Die Skoliosen konnten jeweils gut aufgerichtet werden, die Derotationswirkung war jedoch nur mäßig.

Bei den 183 Fällen mit Einsatz des Fixateur interne wurden außer den bereits erwähnten neurologischen Störungen bei Spondylolisthesis noch weitere Komplikationen beobachtet: Es gab einen Exitus letalis durch Lungenembolie nach 2½ Wochen. Bei 2 Patienten wurde bei der primären Instrumentation keine zufriedenstellende Reposition erreicht. Sie mußten nach wenigen Tagen reoperiert werden. Einmal gab auch ein Bruch einer Schanz-Schraube Anlaß zur Reoperation. In einem Fall perforierte die eine Schanz-Schraube die Wirbelkörpervorderwand; sie mußte durch eine Zweitoperation zurückgedreht werden, auch wenn sie keine Symptome verursachte. Zwei Implantate mußten wegen Infekt vorzeitig entfernt werden, bei 3 Patienten kam es innerhalb der ersten 6 Wochen zu einer Nachkyphosierung von über 10° aufgrund mangelhafter Operationstechnik.

Insgesamt war die Komplikationsrate gering. Außer den repositionsbedingten neurologischen Läsionen bei der Spondylolisthesis traten keine neurologischen Komplikationen auf. Auch konnte keine Gefäßverletzung beobachtet werden.

Literatur

1. Daniaux H (1982) Technik und erste Ergebnisse der transpedikulären Spongiosaplastik bei Kompressionsbrüchen im Lendenwirbelsäulenbereich Acta Chir Austr [Suppl] 43:79
2. Dick W (1983) Die Indikation zur Osteosynthese von Wirbelfrakturen In: Morscher E, Harder F, Rutishauser G, Frede FE (Hrsg) Entwicklungen in der Chirurgie. Schwabe, Basel
3. Dick W (1987) Innere Fixation von Brust- und Lendenwirbelfrakturen, 2. Aufl. Huber Bern (Aktuelle Probleme in Chirurgie und Orthopadie, Bd 28)
4. Jacobs RR, Dahners LE, Gertzbein SD, Nordwall A, Mathys R (1983) A locking hook-spinal rod: current status of development. Paraplegia 21:197–200
5. Kluger P, Gerner HJ (1986) Das mechanische Prinzip des Fixateur externe zur dorsalen Stabilisierung der Brust- und Lendenwirbelsäule. Unfallchirurgie 12:68–79
6. Magerl F (1979) Die Behandlung von Wirbelsäulenverletzungen In: Wayand E, Brücke P (Hrsg) Kongreßbericht 19. Tgg. Oest. Ges. f. Chirurgie, Bd II, Wien, S 859
7. Magerl F (1980) Verletzungen der Brust- und Lendenwirbelsäule. Langenbecks Arch Chir 352:427

Biege- und Rotationsstabilität des Fixateur externe und interne an der Lendenwirbelsäule – Vergleichende experimentelle Studie

C. Ulrich [1] und O. Wörsdörfer [2]

[1] Unfallchirurg. Abt., Klinik am Eichert, Postfach 660, D-7320 Göppingen
[2] Abt. f. Unfallchirurgie, Hand-, Plastische und Wiederherstellungschirurgie, Universität Ulm, D-7300 Ulm

Magerl [2] implantierte 1977 erstmals einen Fixateur externe an der LWS, wobei die Schanz-Schrauben transpedikulär eingebracht wurden und extrakutan mit den Gewindestangen des Spindelfixateur externe verbunden waren.

Leitgedanken dieser Montage waren, sowohl Distraktion als auch Kompression oder eine Zuggurtung innerhalb des instabilen LWS-Bewegungssegments mit einem System vornehmen zu können, das möglichst wenig unversehrte Segmente in die Fusion einschließt und das von der Eigenstabilität der Wirbelsäule unabhängig ist, da es seine tragende Konstruktion nicht an die Wirbelsäule anpassen muß. Zusätzliche Vorteile waren, daß an den Bögen und Gelenken genügend Platz war, um autologen Knochen einzubringen und daß die Metallentfernung ohne Weichteilablösung durchgeführt werden konnte. Der primär implantierte Fixateur externe ermöglichte allerdings zunächst keine Vorspannung der Schanz-Schrauben, was in eine Lockerung des Knochen-Implantat-Verbunds resultierte. Dieses Problem konnte durch die Entwicklung und Herstellung spezieller Trägerplatten zur Einleitung einer dosierten Vorspannung gelöst werden [2]. Damit war ein Implantat entwickelt worden, das im Gegensatz zu den Roy-Camille-Platten eine hohe Winkelstabilität garantierte.

Auch der von Dick [1] entwickelte Fixateur interne wird mit Schanz-Schrauben transpedikulär verankert, wobei die Winkelstabilität durch Klemmbacken zwischen Gewindestablängsträgern und Schanz-Schrauben hergestellt wird. Er ermöglicht ebenfalls Distraktions-, Kompressions- und Zuggurtungsfunktion, hat aber im Gegensatz zum Fixateur externe keine Rahmenkonstruktion.

Zur Bestimmung der biomechanischen Eigenschaften des Fixateur externe und interne mußte zunächst die Verankerungsfestigkeit der Schanz-Schrauben im Knochen überprüft werden. Dazu wurden die selbstschneidenden Schanz-Schrauben transpedikulär im Wirbelkörper verankert und in einer Materialprüfmaschine einer Zugbelastung ausgesetzt. Dabei fand sich eine Lockerung der Schrauben bei 800 N Zugbelastung mit einem mehrgipfligen Kurvenverlauf. In Abhängigkeit von der relativen Knochendichte zeigte die Haltefestigkeit der Schanz-Schrauben bei der Auswertung eine erhebliche individuelle Streubreite zwischen 80 und 800 N. Beim Versuch, eine Korrelation zwischen Knochendichte und axialer Zugfestigkeit der Schanz-Schrauben herzustellen, zeigte sich, daß eine gute Übereinstimmung von Knochendichte und Zugfestigkeit besteht; statistisch kann jedoch keine Wechselbeziehung angegeben werden, da es sich um 2 Variablen handelt.

Th Stuhler (Ed)
Fixateur externe – Fixateur interne
© Springer-Verlag Berlin Heidelberg 1989

Da die Verankerungsfestigkeit auch gegenüber einer Einstoßbelastung gewährleistet sein muß, wurde zur Prüfung dieser Größe ein vorgespannter Fixateur externe am Wirbelsäulenpräparat montiert und der Fixateur externe über einen Metallrahmen zentrisch belastet. Bei 2 800 N kam es zum Durchtritt der Schanz-Schrauben. Obwohl dieser Wert als hoch bezeichnet werden kann, ist es jedoch möglich, daß bei einem Sturz direkt auf den Fixateur der Grenzwert überschritten wird. Für die klinische Anwendung sollte daher ein Korsett mit einem Verstärkungsbügel über dem Fixateur externe getragen werden.

Um die gewünschte Vorspannung der Schanz-Schrauben durchführen zu können, muß zunächst die Haltekraft der bilateral verankerten Schanz-Schrauben im Wirbelkörper gegenüber einem Biegemoment ohne und mit Auflager geprüft werden. Dabei zeigte sich, daß unter Biegebelastung ohne Auflager die Schanz-Schrauben bei 30 Nm ausbrachen. Wurde ein zusätzliches Auflager verwendet – also ein Modell des Fixateur externe –, kam es oberhalb einer Biegebelastung von 60 Nm lediglich zu einer plastischen Deformierung der Schanz-Schrauben und der Trägerplatte. In keinem Fall kam es aber zu einem Ausbrechen oder einem Durchschneiden der Nägel.

Den Einfluß der Vorspannung auf das mechanische Verhalten des Fixateurs zeigte folgender Versuch: Wurden die Schanz-Schrauben des montierten Fixateur-externe-Systems kontinuierlich auf Biegung belastet, kam es entsprechend ihrer Materialeigenschaften zu einer linearen Durchbiegung. Wird das System nun auf Zug vorgespannt, wie beispielsweise gegen eine Drahtcerclage, die ja nur dem Zug Widerstand bietet, zeigt der Kurvenverlauf des Flexions-Deformations-Diagramms, daß die Drahtcerclage wie ein festes Auflager wirkt, obwohl sie auf Druck nicht belastbar ist. Die Durchbiegung ist erheblich geringer, aber nur so lange, bis die Vorspannung überschritten wird. Danach kommt es zu einer wesentlichen Zunahme der Durchbiegung des Systems, sein Verhalten gleicht dem ohne Vorspannung.

Diese Ergebnisse zeigen die Bedeutung der Vorspannung eines Systems für die Wechselwirkung zwischen Implantat und Wirbelsäule. Bei einem nicht vorgespannten System hängt die Stabilität des Fixationssystems rein von seiner Eigenstabilität ab, in der Verankerung der Schanz-Schrauben im Knochen treten Wechsellasten auf, die zur Implantatlockerung führen können. Um in vivo eine Vorspannung erzielen zu können, kann das diskoligamentäre System benutzt werden. Wegen der Viskoelastizität der Bänder empfiehlt es sich jedoch, zur Erhaltung der Vorspannung eine zusätzliche Fixation in Form von verschraubten Gelenken oder Drahtcerclagen durchzuführen.

Um nun die Stabilität von Fixateur externe und interne in vitro an humanen Wirbelsäulen mit der Festigkeit anderer Implantate auf Biegung und Torsion vergleichen zu können, wurde zunächst in einer Testvorrichtung zur Applikation eines reinen Biegemoments bis 25 Nm die Deformation im standardisiert verletzten Wirbelsäulensegment über 2 Goniometer kranial und kaudal des verletzten Wirbelkörpers bestimmt. Die daraus resultierenden Flexions-Deformations-Diagramme zeigen sowohl für den Fixateur externe als auch für den Fixateur interne hohe Biegestabilität, die nur von den über 2 Segmente proximal und 2 Segmente distal der Verletzung montierten Roy-Camille-Platten übertroffen wird (Abb. 1). Die aus den linearen Kurventeilen zu errechnende Biegesteifigkeit beträgt für den

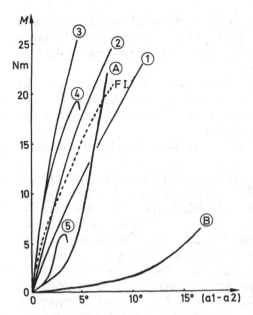

Abb. 1. Biege-Deformations-Diagramm beim Vergleich einiger LWS-Fixationssysteme. (Aus [1]). *1* nicht vorgespannter Fixateur externe; *2* vorgespannter Fixateur externe; *3* Roy-Camille-Platte 2+2; *4* Jacobs-Distraktionssystem; *5* Harrington-Distraktionssystem; *A* intakte LWS; *B* ventraler Defekt, – – – Fixateur interne

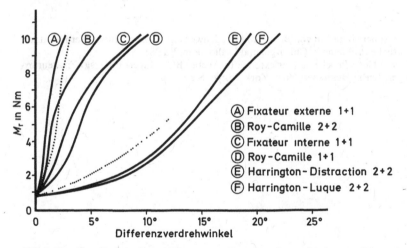

Abb. 2. Torsions-Deformations-Diagramm. Die *gepunkteten* Linien markieren die intakte LWS und die gesetzte Translationsverletzung

Fixateur interne 2,6 Nm/mm und für den Fixateur externe 1,65 Nm/mm. Dieser Unterschied kommt durch die höhere Elastizität des Fixateur externe zustande.

Bei Überprüfung der Torsionsstabilität bis 10 Nm zeigt der Fixateur externe die höchste Widerstandskraft gegen Torsionsmomente, wobei der Fixateur interne im Bereich der kurzen Roy-Camille-Platte liegt (Abb. 2). In der Torsionssteifigkeit unterscheiden sich beide Systeme erheblich: Während der Fixateur interne eine Steifigkeit von 1,35 Nm/° aufweist, zeigt der Fixateur externe eine Torsionssteifigkeit von 4,5 Nm/°; der Fließpunkt für den Fixateur interne liegt bei 7,5 Nm, der des Fixateur externe weit über 10 Nm.

Zusammenfassend liegen die Vorteile des Fixateur-externe-Systems in seiner hohen Eigenstabilität; durch die Vorspannung wird einerseits die Verankerungsfestigkeit erhöht, andererseits erhält man dadurch ein dynamisches System, das zusätzlich kinetische Energie aufnehmen kann.

Nachteilig wirkt sich der für den Patienten erheblich eingeschränkte Komfort über die Monate der Implantation aus.

Die Vorteile des Fixateur interne bestehen in seiner Versenkbarkeit unter der Haut, wobei er gleichfalls die Möglichkeiten der Distraktion, Kompression und Zuggurtung bietet. Die Nachteile liegen in der Rigidität der Schraubenverankerung in den Wirbelkörpern, wodurch frühzeitig mit einem Auslockern der Schanz-Schrauben gerechnet werden muß. Klinisch tritt dies jedoch nur als minimaler Korrekturverlust in Erscheinung. In ihrer Stabilität gegenüber Biegekräften liegen beide Implantate gleich hoch, die geringe Torsionsstabilität des Fixateur interne kann aber mit diagonal verspannten Cerclagedrähten zwischen den transpedikulär eingebrachten Schanz-Schrauben erheblich verbessert werden [1]. Beide Systeme gewährleisten bei kurzer Fusionsstrecke die Möglichkeit der funktionellen Nachbehandlung.

Literatur

1. Dick W (1987) Innere Fixation von Brust- und Lendenwirbelfrakturen. Huber, Bern Stuttgart Toronto (Aktuelle Probleme in Chirurgie und Orthopädie, Bd 28)
2. Magerl F (1985) Der Wirbel-Fixateur externe. In: Weber BG, Magerl F (Hrsg) Fixateur externe Springer, Berlin Heidelberg New York Tokyo, S 290–366

Vergleichende Nachuntersuchungsergebnisse bei der Stabilisierung frischer Frakturen der unteren BWS- und LWS

M. Blauth, N. Haas und H. Tscherne

Unfallchirurgie, Medizinische Hochschule Hannover, Postfach 61 01 80, D-3000 Hannover

Einleitung

Der Fixateur interne als Weiterentwicklung des Fixateur externe wurde 1983 von Dick [3] in die Behandlung instabiler Verletzungen der Brust- und Lendenwirbelsäule eingeführt. Das Prinzip fand schnelle Verbreitung und löste an vielen Kliniken die bis dahin übliche Plattenspondylodese ab [5].

Vorteile des Fixateur interne

Ein wesentlicher Vorteil des Fixateurs liegt darin, daß über die verlängerten Schanz-Schrauben und die Längsstange oder einen Outtrigger als Hypomochlion die geschlossene Aufrichtung der gebrochenen Wirbelkörper vervollständigt werden kann. Falls erforderlich, läßt sich mit dem Outtrigger auch distrahieren oder komprimieren.

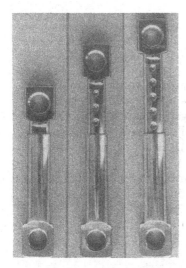

Abb. 1. Längsstange des Wirbelsäulenfixateurs nach Kluger [4] Durch einen Teleskopmechanismus läßt sich die Länge beliebig einstellen und mit einer Quetschzange fixieren

Th Stuhler (Ed)
Fixateur externe – Fixateur interne
© Springer-Verlag Berlin Heidelberg 1989

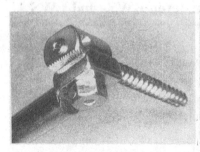 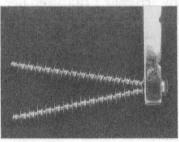

Abb. 2 a, b. Die Verbindung zwischen Schanz-Schraube und Längsstange ist nach dem Anziehen der Mutter durch eine entsprechende Verzahnung winkelstabil (**a**); zwischen der Kerbenplatte und einer Spongiosaschraube herrscht dagegen immer eine Winkelinstabilität (**b**)

Beim Fixateur interne kann man, im Gegensatz zur Platte, den Abstand zwischen den Schanz-Schrauben stufenlos verändern. Dadurch ist es möglich, die Bohrrichtung der Schanz-Schrauben in jedem Fall frei und unbeeinflußt von der Lage der Schraubenlöcher zu wählen. Bei dem von uns benutzten Wirbelsäulenfixateur nach Kluger [4] werden außerdem überstehende Enden durch einen Teleskopmechanismus vermieden (Abb. 1).

Die Verbindung zwischen Schanz-Schraube und Längsstange ist nach dem Anziehen der entsprechenden Mutter fest und damit winkelstabil. Bei der Platte muß dagegen immer mit einer Winkelinstabilität gerechnet werden (Abb. 2).

Dies könnte ein Grund dafür sein, daß der Fixateur interne in biomechanischen Untersuchungen besonders bei der Ventralflexion besser abschneidet als die Plattenspondylodese [6]. In einer eigenen Versuchsserie an 12 LWS-Präparaten, die mit 30–40 Nm beansprucht worden waren, lag der Stabilitätsgewinn bei etwa 15%.

Krankengut

Um eine bessere Vergleichbarkeit zu ermöglichen, wurden von insgesamt 87 Patienten mit operierten frischen Läsionen der Brust- und Lendenwirbelsäule der Jahre 1980–1987 37 mit einem kompletten Berstungsbruch ausgewählt. Der Abstand zur Operation betrug mindestens 1 Jahr: 13 Patienten in Gruppe I waren mit dem Wirbelsäulenfixateur versorgt worden, 24 in Gruppe II mit Kerb- oder DC-Platte.

Der Unfallhergang unterschied sich in beiden Gruppen nicht wesentlich. Mit Abstand am häufigsten waren Stürze aus großer Höhe (75%), z. T. in suizidaler Absicht, gefolgt von Verkehrsunfällen bei 19% der Patienten.

Therapeutisches Vorgehen

Alle Patienten wurden noch in der Notaufnahme so früh wie möglich geschlossen reponiert; meist war dafür eine Kurznarkose notwendig. In fast allen Fällen ließ sich damit bereits eine weitgehende Aufrichtung des betroffenen Wirbelkörpers

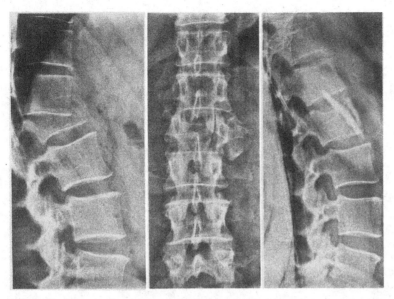

Abb. 3. Geschlossene Reposition einer L 2-Berstungsfraktur durch Längszug und Hyperlordosierung

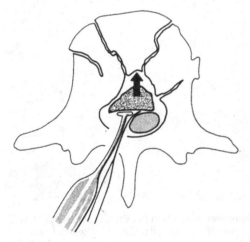

Abb. 4. Dorsale Dekompression des Rückenmarks oder der Cauda equina. Nach einer Laminotomie werden in den Spinalkanal eingedrungene Knochenfragmente mit einem Stößel nach ventral reponiert

erreichen (Abb. 3). Im Anschluß führten wir immer ein CT durch, um eine Verlegung des Spinalkanals zu erkennen. Häufig zeigte sich hier auch bei vermeintlich guter Reposition noch eine deutliche Einengung.

Der durchschnittliche Zeitraum zwischen Unfall und Operation war in beiden Gruppen gleichmäßig verteilt. Etwa 30% aller Patienten waren innerhalb der ersten 48 h operiert worden, die restlichen bis zu 3 Wochen nach dem Unfall. Wenn

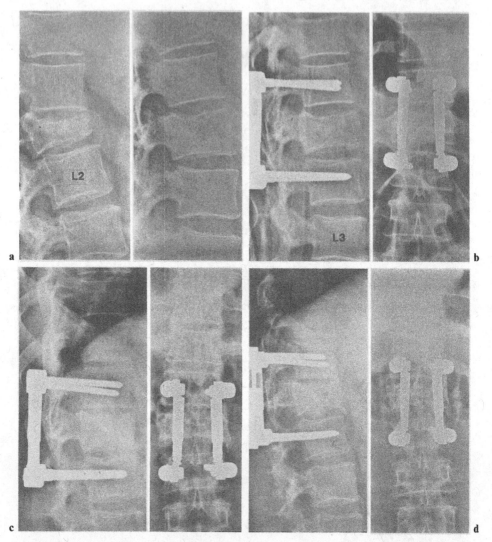

Abb. 5 a–d. L 1-Berstungsfraktur Nach geschlossener Reposition (**a**) Versorgung mit dem Wirbelsäulenfixateur. Der sagittale Index beträgt postoperativ 0,96, der Grunddeckplattenwinkel 5° Lordose (**b**). Nach 6 (**c**) und 12 Monaten (**d**) ist es zu einem Korrekturverlust im sagittalen Index von zuletzt 0,24 auf 0,73 und im Grunddeckplattenwinkel auf 7° Kyphose gekommen

eine zunehmende neurologische Symptomatik nicht zum sofortigen Eingreifen zwang, bestand also die Tendenz, eher verzögert zu operieren.

Kam es geschlossen nicht zu einer ausreichenden Reposition, wurde die Aufrichtung transpedikulär vervollständigt. In den Spinalkanal eingedrungene Knochenfragmente wurden über eine erweiterte Laminotomie mit einem Stößel nach ventral zurückgeschlagen, um das Rückenmark zu dekomprimieren (Abb. 4). Da es sich um eine relativ neue Technik handelt, wurde sie in der Fixateurgruppe wesentlich häufiger angewandt, nämlich in 10 von 13 Fällen gegenüber 5 von 23 bei der Plattenspondylodese.

Das gilt auch für die transpedikuläre Aufrichtung und Spongiosaplastik nach Daniaux [2], die in Gruppe I in 6 von 13 Fällen und in Gruppe II nur in 2 von 23 Fällen durchgeführt worden war.

In beiden Gruppen wurden überwiegend nur 2 Segmente versteift (Abb. 5).

Ergebnisse

Wir werteten prä- und postoperative Röntgenbilder sowie Verlaufskontrollen aus. Gemessen wurde dabei der sagittale oder Beck-Index, d. h. der Quotient aus vorderer und hinterer Wirbelkörperhöhe sowie der Grunddeckplattenwinkel, um die angrenzenden Bandscheibenräume einzubeziehen.

Auf den jeweils ersten Röntgenbildern war der sagittale Index mit 0,59 und 0,57 in beiden Gruppen fast identisch, der Grunddeckplattenwinkel stimmte mit 11° und 10° Kyphose ebenfalls überein.

Mit dem Fixateur ließ sich eine deutlich bessere Aufrichtung des gebrochenen Wirbelkörpers erreichen. Der sagittale Index war mit 0,90 postoperativ fast ideal. Der Wert in Gruppe II betrug dagegen nur 0,82. Auch bei dem Grunddeckplattenwinkel bestätigte sich diese Tendenz. Es konnte eine Lordose von 13° beim Fi-

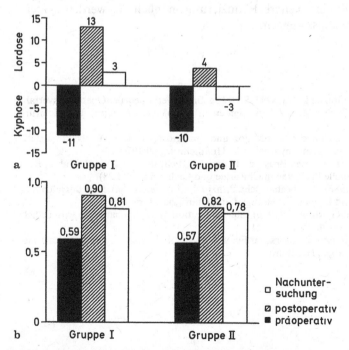

Abb. 6 a, b. Radiologischer Verlauf bei 37 Berstungsfrakturen der unteren BWS und LWS Die Patienten in Gruppe I wurden mit dem Wirbelsäulenfixateur, die in Gruppe II mit der Kerbplatte behandelt **a** Grunddeckplattenwinkel, **b** sagittaler Index

xateur gegenüber 4° bei der Platte erzielt werden. Die Verbesserung betrug dabei durchschnittlich 24° beim Fixateur und nur 14° bei der Platte.

Die Nachuntersuchung in Gruppe I fand durchschnittlich 45 Wochen postoperativ, in Gruppe II 97 Wochen postoperativ statt. Hier zeigte sich ein relativ größerer Korrekturverlust in der Fixateurgruppe. Der sagittale Index verschlechterte sich um 0,09 auf 0,81, der Grunddeckplattenwinkel um 10° auf 3° Lordose. In Gruppe II kam es zu einem Korrekturverlust von 0,04 auf 0,78 und von 7° auf 3° Kyphose (Abb. 6).

Der relativ hohe Korrekturverlust beim Fixateur interne erscheint auf den ersten Blick überraschend. Hier spielen sicherlich Anfangsschwierigkeiten bei der Handhabung sowie Materialprobleme eine Rolle. Besonders soll die nicht unerhebliche Zahl von Schraubenbrüchen der zu Beginn mit 5 mm Durchmesser unterdimensionierten Schanz-Schrauben erwähnt werden.

Zusammenfassung

Ein Korrekturverlust scheint bei ausschließlich dorsaler Spondylodese unvermeidlich. Bei primär deutlich besseren Repositionsergebnissen mit dem Fixateur interne war der Korrekturverlust in dieser Gruppe in unserem Krankengut relativ größer als bei den Plattenspondylodesen, so daß sich die Endergebnisse nur wenig unterschieden. Ob hier durch verbesserte Implantate und eine großzügig eingesetzte Spongiosaplastik eine weitere Reduzierung möglich ist, werden spätere Nachuntersuchungsergebnisse zeigen.

Literatur

1. Blauth M, Tscherne H, Gotzen L, Haas N (1987) Ergebnisse verschiedener Operationsverfahren zur Behandlung frischer Brust- und Lendenwirbelsäulenverletzungen. Unfallchirurg 90:260–273
2. Daniaux H (1986) Transpedikuläre Reposition und Spongiosaplastik bei Wirbelkörperbrüchen der unteren Brust- und Lendenwirbelsäule. Unfallchirurg 89:197–213
3. Dick W (1987) Innere Fixation von Brust- und Lendenwirbelfrakturen, 2. Aufl. Huber, Bern Stuttgart Toronto (Aktuelle Probleme in Chirurgie und Orthopädie, Bd 28)
4. Kluger P, Gerner HJ (1986) Das mechanische Prinzip des Fixateur externe zur dorsalen Stabilisierung der Brust- und Lendenwirbelsäule. Unfallchirurgie 12:68–79
5. Roy-Camille R, Saillant G, Mazel C (1986) Internal fixation of the lumbar spine with pedicle screw plating. Clin Orthop 203:7–17
6. Wörsdörfer O (1987) Grenzen der dorsalen Fixationssysteme. Vortrag 3. internationales Seminar Wirbelsäulenchirurgie, Hamburg

Wirbelsäulenstabilisierung mit dem Fixateur interne

H.-E. Clar[1], R. Preger[2] und W. Duspiva[3]

Neurochirurg. Klinik[1,2] und Chirurg. Unfallchirurg. Abt[3], Klinikum Ingolstadt, Postfach 2920, D-8070 Ingolstadt

Der Fixateur interne (Dick 1984) zur Stabilisierung von Frakturen im Brust- und Lendenwirbelbereich bietet folgende Vorteile:

- Geringes Operationsrisiko
- Repositionsmöglichkeit
- Spongiosaplastik in der Trümmerzone
- Entlastung des Spinalkanals
- Sofortige Mobilisierung

Patientengut

In den letzten 16 Monaten wurde in unserer Klinik bei 17 Patienten ein Fixateur interne implantiert, davon 11mal nach Traumen, 5mal bei lumbaler Spondylolisthesis und 1mal nach Diskektomie. Die Instabilität war in folgenden Wirbelsäulenabschnitten lokalisiert (Tabelle 1, Abb. 1).

Postoperativ kam es bei 2 Patienten zu Wundheilungsstörungen und in einem Fall zu einer Wundrandnekrose; der Fixateur interne konnte belassen werden (Tabelle 2).

1. Fallbeispiel. 22jähriger Patient mit einer LWK-1-Trümmerfraktur (beim Klettern abgestürzt, vom Felsblock im Kreuz getroffen, 12 h im Freien gelegen) und multiplen ausgedehnten Hautabschürfungen an Thorax und Rücken sowie einem inkompletten Kaudasyndrom mit Reithosenanalgesie. Im Myelogramm zeigt sich eine hochgradige Einengung des Wirbelkanals bei LWK 1. Es folgte eine Laminektomie LWK 1 mit Fixateur interne zwischen BWK 12 und LWK 2. Postoperativ bildete sich ein Serom nach anfänglich glatter Wundheilung sowie eine chronisch lokalisierte Wundinfektion. Als Therapie kam eine lokale Wundbehandlung der Fistel für 10 Monate zur Anwendung.

Nach stabiler Überbauung der Fraktur wurde der Fixateur interne entfernt. Der Patient ist neurologisch unauffällig, die Wunde ist reizlos verheilt.

Dieser Verlauf zeigt, daß bei regelmäßiger Kontrolle der Patienten, selbst bei einer chronischen Wundinfektion, der Fixateur nicht sofort entfernt werden muß. Wenn die Infektion lokalisiert ist und nicht fortschreitet, kann abgewartet werden bis das Segment stabil ist, bevor der Fixateur entfernt wird. Damit kann dem Patienten eine erneute Immobilisierung erspart werden.

In 4 Fällen ist es bei unseren Patienten zu einer Lockerung des Fixateur interne gekommen. Bei 2 Patienten war diese Lockerung nach Konsolidierung der

Th Stuhler (Ed)
Fixateur externe – Fixateur interne
© Springer-Verlag Berlin Heidelberg 1989

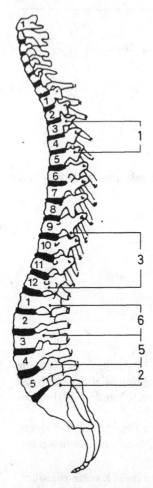

Tabelle 1. Indikation zur Stabilisierung mit Fixateur interne ($n=17$)

Traumatische Instabilität	11
Spondylolisthesis	5
Instabiles Postdiskektomiesyndrom	1

Tabelle 2. Komplikationen nach Implantation eines Fixateur interne

Wundnekrose	1
Wundinfektion	2
Gestängelockerung	4

Abb. 1. Lokalisation der Instabilität

Fraktur erst bei der Explantation aufgefallen, hatte also keine klinische Bedeutung.

Gravierender war der Befund bei 2 Patienten mit chronischer Instabilität bei Spondylolisthesis.

2. Fallbeispiel. 50jähriger Patient mit chronischer Instabilität bei Spondylolyse und Spondylolisthesis LWK 3/4. Vor 10 Jahren Sturz von einer Hebebühne, seit Jahren Kreuzschmerzen, vor einigen Wochen beginnende schwerste Lumboischialgien, Laségue beidseits 15°, keine Parese. Die Röntgenschichtaufnahmen in Funktion zeigen eine instabile Retrolisthesis des 4. LWK mit hochgradiger Einengung des Spinalkanals. Operation: Fixateur interne LWK 4–6. Es kam zu einer primären Wundheilung, die anfänglich völlig beschwerdefrei (3-Punkt-Mieder) verlief. Nach 3 Monaten zunehmende Ischialgie L 4 links. Bei der Röntgenkontrolle zeigte sich eine partielle Reluxation und eine Lockerung des Gestänges links. Es erfolgte eine erneute Implantation des Fixateur interne, danach die externe Ruhigstellung mit festem Plexidurgestell. Unter dieser Therapie wurde der Patient beschwerdefrei.

Diskussion

In unserem noch nicht so zahlreichen Krankengut haben sich schon einige, zwar nicht gravierende, aber doch auffällige Probleme ergeben. Diese betreffen, wie bei allen Implantaten, die Gefahr der Infektion.

Sicher kann man nicht in allen Fällen, insbesondere bei Progredienz der Entzündung (Meningitis, Spondylitis), vor der Metallentfernung die Konsolidierung abwarten. Bei diesen Patienten wird man in einzelnen Fällen nach Wundheilung überlegen müssen, ob eine Neuimplantation möglich ist oder ob z. B. ein völlig anderes Prinzip erwogen werden muß (z. B. konservativ, Eingriff von ventral). Nach unserer positiven Erfahrung mit abwartender Haltung konnte trotz chronischer Fistel eine Konsolidierung erreicht und nach Explantation eine primäre Wundheilung erzielt werden.

Schwerwiegender ist das Problem der Lockerung der Schanz-Schrauben. Nach erfolgter Konsolidierung fanden wir bei 2 Patienten mit Wirbelfraktur lokkere Schanz-Schrauben bei der Explantation. Wie lange die Lockerung bestanden hat, läßt sich nicht sagen. Eine Dislokation war nicht eingetreten. Möglicherweise ist die Lockerung erst nach Bruchheilung bei stärkerer Belastung aufgetreten. Anders war die Situation bei 2 Patienten mit Spondylolisthesis. In beiden Fällen konnte primär nach der Stabilisierung eine völlige Schmerzfreiheit erzielt werden. Erst nach etwa 3 Monaten ist es (einmal nach forcierten krankengymnastischen Übungen) zur Lockerung des Systems mit erneuten Beschwerden gekommen. Beide Patienten waren postoperativ nur mit einem 3-Punkt-Mieder versorgt.

Bei Patienten mit chronischer Instabilität scheint eine besondere Gefahr einer erneuten Gefügelockerung nach Stabilisierung zu bestehen. Diese kann mit der einerseits extremen Belastung und andererseits einer verzögerten Heilungstendenz im Gleitbereich (analog der Pseudarthrose) zusammenhängen. Bei diesen Patienten scheinen zusätzlich zum Fixteur interne weiter Maßnahmen, wie Spanverblockung und externe Stabilisierung mit Plexidurmieder, erforderlich zu sein, um eine primäre Konsolidierung der Instabilität zu fördern.

Zusammenfassung

Der Fixateur interne hat sich als risikoarme, effektive Methode zur Stabilisierung an der Brust- und Lendenwirbelsäule bewährt. Zunehmende Erfahrung erlaubt den Einsatz bei den meisten Formen der Instabilität. Besonders günstig und problemarm sind die Verläufe bei Patienten mit Wirbelsäulentraumen. Hier konnte in allen Fällen eine primäre Konsolidierung erreicht werden. Wegen der chronischen Instabilität erfordern unserer Erfahrung nach Patienten mit Spondylolisthesis zusätzliche, die Konsolidierung fördernde Maßnahmen, z. B. Knochenspaninterponat und externe Ruhigstellung.

Der Fixateur interne – Technik und klinische Ergebnisse bei Frakturen der Lendenwirbelsäule und des thorakolumbalen Übergangs

A. Weckbach[1], D. Schaaf[2], A. Rüter[3] und H. Mayer[4]

[1] Chirurg. Universitätsklinik, Josef-Schneider-Str. 2, D-8700 Würzburg
[2,4] Klinik f. Unfall- u. Wiederherstellungschirurgie, Zentralklinikum Augsburg, Stenglinstraße, D-8900 Augsburg
[3] Krankenhauszweckverband, Chirurg. Klinik III, Postfach 10 19 20, D-8900 Augsburg

Einleitung

Ziel der operativen Behandlung von Verletzungen der Wirbelsäule ist die Wiederherstellung von Form, Stabilität und Funktion des Achsenorgans. Dadurch sollen die neuralen Strukturen zuverlässig geschützt bzw. entlastet und die Aufnahme einer frühzeitigen Rehabilitation ermöglicht werden. Die Anforderungen an ein „ideales" Implantat beinhalten Korrekturmöglichkeiten in den Achsen und der Länge, eine kurzstreckige Fusion, die sofortige Belastungsstabilität sowie eine weitgehend unkomplizierte Handhabung. Der Nachteil der meisten Implantate liegt in der Notwendigkeit einer über die betreffenden Bewegungssegmente hinausgehenden langstreckigen Fixierung mit der Gefahr vermehrter Lockerungen und erheblicher Funktionseinbußen. Den Anforderungen an das Implantat kommt unseres Erachtens der Fixateur interne am nächsten. Dabei genügt i. allg. die Einbeziehung der benachbarten Bewegungssegmente.

Technik

Die Operationstechnik ist bekannt und bereits mehrfach publiziert.

Bei der Lagerung ist zunächst auf ein freihängendes Abdomen zur Vermeidung einer Erhöhung des intraabdominellen Drucks und damit vermehrter Blutung aus gestauten Venen zu achten. Nach Markierung der entsprechenden Referenzpunkte, deren Identifizierung mit Unterstützung des Bildverstärkers geschieht, werden die Eintrittsstellen angebohrt und die Kirschner-Drähte durch die selbstschneidenden Schanz-Schrauben ersetzt. Dabei ist folgendes zu beachten:
- Die Schraubenspitzen konvergieren nach ventral,
- sollten annähernd deckplattenparallel verlaufen und
- die ventrale Wirbelkörperkortikalis darf nicht perforiert werden.

Das weitere Vorgehen ist ebenfalls standardisiert:
- Reposition von groben Fehlstellungen mit Hilfe der Schanz-Schrauben
- Aufstecken der Gewindestäbe zur Mitte hin
- Beseitigung der Kyphose durch Kompression der Schanz-Schrauben über die herangeführten Abstandsmuttern als Hypomochlion

Th Stuhler (Ed)
Fixateur externe – Fixateur interne
© Springer-Verlag Berlin Heidelberg 1989

- Distraktion über die inneren Muttern bis die endgültige Wirbelhöhe erreicht ist
- Transpedunkuläre Spongiosaplastik

Es ist darauf zu achten, daß vor der Distraktion die Kyphose beseitigt wird, da sonst durch Vorspannung der ventralen ligamentären Strukturen eine Veränderung der kyphotischen Fehlstellung nicht mehr möglich ist.

Bei der Implantation bestehen folgende Komplikationsmöglichkeiten aufgrund fehlerhafter Technik:

- Die Perforation der Bogenwurzel durch zu flaches bzw. zu steiles Einbringen der Schanz-Schrauben. Dadurch kann es zur teilweisen Verlegung des Spinalkanals und zur ungenügenden Verankerung der Schanz-Schrauben kommen.
- Die Perforation der ventralen Wirbelkörperkortikalis mit der Gefahr der Verletzung der großen Gefäße.

Krankengut

Zwischen Juli 1985 und März 1987 wurde an der Klinik für Unfall- und Wiederherstellungschirurgie in Augsburg der Fixateur interne 18mal angewendet. Es handelte sich hierbei um 12 Männer (Durchschnittsalter 26,8 Jahre) und 6 Frauen (Durchschnittsalter 50 Jahre). Der Gesamtaltersdurchschnitt betrug 35 Jahre, der jüngste Patient war 16, der älteste 70 Jahre. Die Verletzungen entstanden in 6 Fällen im Rahmen eines Arbeitsunfalls, 4mal lag ein Verkehrsunfall, 3mal ein Sportunfall, 2mal ein Suizid und 1mal ein häuslicher Unfall vor. In 2 Fällen handelte es sich um tumorbedingte Destruktionen mit pathologischer Fraktur, 1mal auf dem Boden eines Chondrosarkoms des 5. LKW, einmal durch eine Metastase eines Mammakarzinoms im 4. LWK. Bei 5 Patienten lag eine Mehrfachverletzung vor, wobei es sich nach dem Hannoveraner Polytraumaschlüssel (PTS) in 2 Fällen jeweils um einen Schweregrad 1 und 3 und in 1 Fall um einen Schweregrad 2 handelte. Neurologische Komplikationen wiesen 11 Patienten auf. Dabei lag zum Zeitpunkt der Aufnahme Stufe A nach Frankel 4mal, Stufe B 5mal und Stufe C und D jeweils 1mal vor.

Die Verletzung traf in 9 Fällen den 1. LWK, 3mal war der untere Thorakalbereich und 6mal die untere LWS (L 3–L 5) betroffen.

Morphologisch lag 10mal eine Berstungsfraktur mit mehr oder weniger ausgeprägter Einengung des Spinalkanals bzw. Fragmenteinsprengung vor, in 1 Fall fand sich ein massiver Impressionskeilbruch und in 5 Fällen eine Luxationsfraktur, 2mal lag eine Tumordestruktion mit pathologischer Fraktur vor.

Im Rahmen der präoperativen, apparativen Diagnostik waren neben den Standardröntgenaufnahmen in 2 Ebenen in 16 Fällen ein CT, z. T. mit Kontrastmittel, und 7mal ein Myelogramm angefertigt worden.

Die Zeit zwischen Unfall und operativer Versorgung betrug bei fehlender Neurologie zwischen 24 h und 3 Wochen, bei Patienten mit neurologischen Ausfällen zwischen 2¼ und 48 h, durchschnittlich 10,2 h.

Komplikationen sahen wir bei 2 Patienten, und zwar jeweils einen Implantatbruch zwischen dem 4. und 6. Monat postoperativ. Bei 1 Patienten trat zusätzlich nach 6 Monaten ein Spätinfekt auf, der nach Materialentfernung und Drainierung komplikationslos ausheilte; 1 Patientin verstarb an ihrem Grundleiden (metastasierendes Mammakarzinom) mehrere Wochen nach der Operation.

Klinische Ergebnisse

Von den 18 versorgten Patienten konnten 17 nachuntersucht werden. Sie wurden einer eingehenden neurologischen Kontrolle unterzogen sowie die Funktion und das Röntgenbild beurteilt. Die Nachuntersuchung erfolgte 1–18 Monate postoperativ, im Durchschnitt 10,5 Monate. Bei 8 Patienten war das Implantat bereits entfernt, es lag zwischen 6 und 13 Monaten, im Mittel 9,6 Monate. Von den Patienten waren 3 bereits wieder voll arbeitsfähig.

Von den nachuntersuchten Patienten wiesen 10 nach dem Unfall neurologische Ausfälle unterschiedlichster Ausprägung auf. Bis auf 3 Patienten mit primär komplettem Querschnitt trat bei allen eine Besserung um mindestens 1 Stufe nach Frankel auf. Eine Verschlechterung der Ausgangssituation durch den operativen Eingriff konnten wir in keinem Fall beobachten. Durchschnittlich kam es zu einer Besserung von 1,4 Stufen nach Frankel.

Bei den 11 Patienten mit Berstungs- bzw. Kompressionsfrakturen betrug der präoperative sagittale Index nach Beck im Durchschnitt 0,55, postoperativ 0,90 (0,72–0,96). Zum Zeitpunkt der Nachuntersuchung mußte ein Korrekturverlust verzeichnet werden, der sagittale Index betrug im Durchschnitt 0,82.

Beispiel: Ein 16jähriger junger Mann hat sich im Rahmen eines Motorradunfalls am 15.9.85 eine Luxationsfraktur des 1. LWK zugezogen. Nach Erstversorgung in einem auswärtigen Haus erfolgte die Verlegung einige Stunden später. Bei der Röntgen- und der CT-Diagnostik zeigte sich eine Einengung des Spinalkanals um etwa $^2/_3$, neurologisch bestand ein inkompletter Querschnitt (Frankel B); 10,5 h nach dem Unfall erfolgte die operative Versorung mit Dekompression durch Laminektomie und Stabilisierung mit Fixateur interne. Ab dem 20. Tag konnte der Patient ohne äußere Fixation voll belasten, der stationäre Aufenthalt dauerte 37 Tage Ab dem 22.1.86, also 4 Monate später, nahm er den Schulbesuch wieder auf. 7 Monate nach dem Unfall wurde bei Bruch von 2 Schanz-Schrauben der Fixateur entfernt. Heute findet sich noch eine diskrete Blasenentleerungsstörung, motorisch unauffällige Verhältnisse, das Gangbild ist frei, die Funktion der Wirbelsäule nicht eingeschränkt.

Zusammenfassung

Aufgrund unserer bisherigen Erfahrungen mit dem Fixateur interne sind wir der Ansicht, daß hier ein gut zu handhabendes und stabiles Implantat zur Versorgung der Frakturen der LWS und unteren BWS zur Verfügung steht. Bei Beachtung der Implantationsregeln ist die Komplikationsgefahr als gering einzustufen. Zudem ist eine transpedunkuläre Spongiosaplastik ohne Probleme durchführbar. Durch die kurzstreckige Fusion ist die Funktionseinbuße sehr gering.

Die Vorteile des Implantats liegen in der hohen Winkelstabilität und damit einer kurzen Fusionsstrecke sowie in der guten Repositionsmöglichkeit ohne weiteres Instrumentarium. Als Nachteil sehen wir das relativ große Implantatvolumen sowie den bekannten "fiddling factor"..

Wir sind der Auffassung, daß im Falle neurologischer Komplikationen, auch beim primär kompletten Querschnitt, der Eingriff so früh wie irgend möglich durchgeführt werden sollte. Zum einen ist die Chance einer auch nur minimalen, für den Patienten aber u. U. äußerst wichtigen Wiedererlangung neurologischer Funktionen nur durch frühzeitige und vollständige Dekompression der neurologischen Strukturen gegeben, zum anderen ist Stabilität Voraussetzung für eine rasche Rehabilitation.

Teil II

**Fixateur externe:
Biomechanik – Extremitäten**

Experimentelle Untersuchungen zur Stabilität und Steifigkeit verschiedener unilateraler Fixateur-externe-Systeme

L. Claes und L. Dürselen

Labor f. Experimentelle Traumatologie, Universität Ulm, D-7900 Ulm

Zielsetzung

Bei der Behandlung offener und infizierter Frakturen ist der Fixateur externe das geeignetste Osteosyntheseverfahren. In den letzten Jahren haben sich die unilateralen Fixateur-externe-Anordnungen immer mehr durchgesetzt. Das Ziel dieser Arbeit ist es festzustellen, ob die Stabilität der wichtigsten auf dem Markt erhältlichen unilateralen Modelle ausreichend ist, um eine geeignete Frakturruhigstellung zu erzielen.

Material und Methoden

Zu diesem Zweck wurden 9 verschiedene Systeme auf ihre mechanischen Eigenschaften hin untersucht. Wie aus Tabelle 1 zu ersehen ist, wurden einige Fixateure nur für den unilateralen Gebrauch entwickelt, andere hingegen sind universell einsetzbar. Sie wurden hier jedoch in unilateraler Montage geprüft.

Bei den Tests wurden die jeweils zugehörigen Schanz-Schrauben (4, 5 oder 6 mm) verwendet. Desgleichen wurde deren Anzahl nach Herstellervorschrift berücksichtigt (Tabelle 1). Als Prüfgerät diente eine dynamische Hydropulsmaschine (Typ: Schenk). Die Prüfobjekte wurden mit Hilfe einer speziellen Klemmvorrichtung in die Maschine eingebaut. Dabei erfolgte die Fixierung der Schanz-

Tabelle 1. Mechanische Eigenschaften verschiedener Systeme

Nr.	Fixateur	Schanz-Schrauben (mm)	Verwendbar
1	Unifix (AO)	4 × 6	Unilateral
2	Orthofix (Danielli)	4 × 6	Unilateral
3	Aesculap (Stuhler-Heise)	4 × 5	Unilateral
4	Monofixateur (Gotzen)	4 × 6	Unilateral
5	AO-Doppelrohr	4 × 5	Universell
6	AO-Einzelrohr	4 × 5	Universell
7	Wagner-Apparat	4 × 6	Unilateral
8	Hoffmann	6 × 4	Universell
9	Mecron (Spier)	4 × 6	Universell

Th Stuhler (Ed)
Fixateur externe – Fixateur interne
© Springer-Verlag Berlin Heidelberg 1989

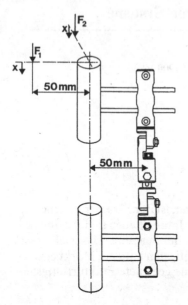

Abb. 1. Schematischer Prüfaufbau

Schrauben in einem Metallzylinder durch eine Klemmung mit M5-Schrauben. Die Last wurde anschließend um einen definierten Hebelarm versetzt (Abb. 1) eingeleitet, so daß sich am Fixateur ein reines Biegemoment einstellte. Wie Abb. 1 verdeutlicht, wurden die Fixateure nacheinander in 2 verschiedenen Ebenen belastet, was der Tatsache Rechnung trägt, daß bei der Anwendung z. B. am Unterschenkel die Belastung von der Lage des Fixateurs (z. B. ventromedial) abhängt. Das Biegemoment wurde bis maximal 100 Nm stufenweise in Schritten von 2 Nm so lange erhöht, bis eine nicht reversible Verformung des Fixateursystems auftrat.

Die Biegesteifigkeit der untersuchten Modelle wurde dadurch bestimmt, daß im reversiblen Verformungsbereich das Biegemoment durch die entsprechende axiale Verschiebung (mm) in Höhe der „Knochenachse" dividiert wurde.

Die Prüfung der Langzeitbelastbarkeit der Klemmelemente erfolgte, indem eine sinusförmige Dauerschwellbelastung zwischen 2 Nm und einem Biegemoment unterhalb des Rutschmomentes appliziert wurde.

Ergebnisse

Rutschmomente

Bei den Modellen 1, 2, 3, 7, 8 und 9 kam es bei einem kritischen Belastungsmoment immer zu einer nicht reversiblen Verformung des Systems, was stets auf ein Rutschen der geklemmten Gelenke zurückzuführen war.

Abbildung 2 zeigt, daß der Kugelspannfixateur Unifix erst bei über 100 Nm Biegelast in den Kugelklemmungen versagte. Die übrigen Modelle rutschten schon bei wesentlich geringeren Momenten. Der Wagner-Apparat hielt einem

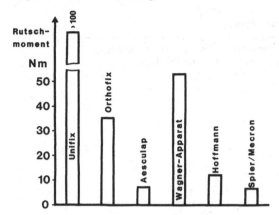

Abb. 2. Rutschmomente im Belastungsfall 1

Biegemoment von 50 Nm stand, das Orthofix-Modell (Danielli) versagte bei ca. 35 Nm. Die Rutschmomente beim Aesculap-, Hoffmann- und Mecron-Fixateur lagen bei 10 Nm und darunter. Hier kann selbst bei einer Teilbelastung der Extremität eine Verschiebung von versorgten Frakturen nicht ausgeschlossen werden. Die übrigen Modelle ließen ein Rutschen aufgrund ihrer formschlüssigen Bauweise nicht zu. Die kritische irreversible Verformung tritt hier bei relativ hohen Momenten durch eine plastische Verformung der Fixateur-externe-Teile auf.

Bei den Langzeitmessungen mit Belastungen unterhalb des Rutschmomentes waren auch bis zu einer Lastwechselzahl von 10000 Zyklen keine irreversiblen Verformungen zu beobachten.

Biegesteifigkeit

Die Steifigkeitsprüfung unter der Belastung F_1 (Abb. 1), also in der Schraubenebene, erbrachte sehr unterschiedliche Ergebnisse (Abb. 3). Am rigidesten mit

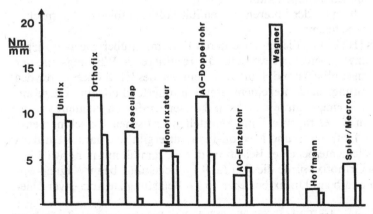

Abb. 3. Biegesteifigkeiten der Fixateure: Belastungsfall 1 *linke Säule*, Belastungsfall 2: *rechte Säule*

Tabelle 2. Biegesteifigkeit der verschiedenen Systeme

Fixateur	Reduzierung der Biegesteifigkeit im Belastungs-fall 2 gegenüber Belastungsfall 1 (%)
Unifix	−10
Orthofix (Danielli)	−36
Aesculap (Stuhler-Heise)	−90
Monofixateur (Gotzen)	−14
AO-Doppelrohr	−53
AO-Einzelrohr	+20
Wagner-Apparat	−67
Hoffmann	−25
Mecron (Spier)	−52

20 Nm/mm verhielt sich der Wagner-Apparat. Steifigkeitswerte von 10–12 Nm/mm fanden sich beim Unifix-, Orthofix- und AO-Doppelrohrfixateur. Beim Aesculap-Modell ergab die Messung 8 Nm/mm. Die anderen Fixateure lagen noch niedriger, wobei der Hoffmann-Fixateur mit 2 Nm/mm der flexibelste war.

Zum Teil wesentlich niedrigere Biegesteifigkeiten zeigten sich bei der Testung senkrecht zur Schraubenebene (Belastung F_2). Lediglich beim AO-Einzelrohrfixateur war sie gegenüber der Belastung 1 geringfügig erhöht. Eine nur leichte Verminderung der Biegesteifigkeit war beim Unifix, beim Monofixateur sowie beim Hoffmann-Modell zu beobachten, während die übrigen Fixateure starke Verminderungen der Steifigkeit im Belastungsfall 2 aufwiesen (Tabelle 2).

Diskussion

Von entscheidender Bedeutung für die Verwendbarkeit eines Fixateur-externe-Systems ist es sicherlich, ob es unter einer Teil- oder Vollbelastung der versorgten Extremität zu irreversiblen Verschiebungen in den Klemmelementen und somit zu Achsenfehlstellungen kommen kann.

Für die Anwendung an der unteren Extremität läßt sich folgende biomechanische Überlegung anstellen:

Nach Pauwels [1] können die an der unteren Extremität übertragenen Biegemomente approximativ berechnet werden. Die resultierende Wirkungslinie der Belastung im Gehen (Einbeinstand) läuft vom Zentrum des Hüftkopfes durch das Kniegelenk zum Sprunggelenk. Bei einem lateral montierten Fixateur externe am Femur kann man von einem mittleren Abstand dieser Kraft zum Fixateur von etwa 20 cm ausgehen. Übertragen auf die ermittelten kritischen Rutschmomente für den Aesculap-, Hoffmann- und Mecron-Fixateur ergibt sich daraus ein Rutschen der Klemmelemente bei einer Belastung der Extremität mit nur etwa 2 kp. Beim Modell von Orthofix würde dies bei ca. 9 kp Belastung, beim Wagner-Apparat bei 12,5 kp und beim Unifix bei über 25 kp Belastung zu Achsenverschiebungen führen.

Bei Anwendung an der Tibia liegen die möglichen Belastungen ca. doppelt so hoch, da die Biegemomentbelastung des Unterschenkels entsprechend geringer ist.

Bei Fixateuren mit formschlüssigen Verbindungen (AO-Rohrsystem, Monofixateur) besteht kaum die Gefahr einer Verschiebung, jedoch kann es bei hohen Belastungen zu irreversiblen Verbiegungen der Fixateurelemente kommen.

Der AO-Einzelrohr- und der Hoffmann-Fixateur werden vom Hersteller nicht in unilateraler Montage empfohlen und die Ergebnisse zeigen, daß dies aufgrund der geringen Steifigkeit und des niedrigen Rutschmomentes des Hoffmann-Systems auch problematisch sein könnte. Fixateure, deren Biegesteifigkeit im Belastungsfall 2 (senkrecht zur Schraubenebene) gegenüber Belastungsfall 1 stark reduziert ist, weisen keine günstigen Voraussetzungen für eine unilaterale Anwendung auf. Da sowohl beim Femur als auch bei der Tibia Biegemomente in 2 Ebenen auftreten, können diese Systeme nicht in beiden Ebenen eine ausreichende Stabilisierung erzielen. Dies gilt für den Mecron- und Aesculap-Fixateur, die beide von den Herstellerfirmen auch für die unilaterale Anwendung angeboten werden. Da diese Modelle v. a. in Ebene 2 nur eine geringe Stabilität aufweisen, sind sie zwar für eine reine Ruhigstellung anwendbar, eine Mobilisierung mit Teilbelastung der operierten Extremität erscheint jedoch für nicht abgestützte Frakturen und unilaterale Anwendung problematisch.

Zusammenfassung

In dieser Studie wurden 9 verschiedene unilateral verwendbare Fixateur-externe-Systeme auf ihre mechanischen Eigenschaften untersucht. Die Biegesteifigkeit wurde in 2 Belastungsebenen bestimmt. Die Ergebnisse zeigten z. T. erhebliche Unterschiede, sowohl zwischen den Steifigkeiten in den 2 Ebenen, als auch zwischen den verschiedenen Systemen. Die höchste Steifigkeit fand sich beim Wagner-Apparat, am flexibelsten war der Hoffmann-Fixateur. In einer zweiten Testreihe wurde die Grenzbelastbarkeit, bei welcher es zum Rutschen der Klemmverbindungen der Fixateur-externe-Systeme mit kraftschlüssigen Verbindungen kommt, bestimmt.

Die größte Sicherheit gegen ein Rutschen, und damit gegen eine Achsenfehlstellung der Knochen, wurde beim Unifix-System gefunden, während es beim Aesculap-, Hoffmann- und Mecron-Fixateur bereits bei relativ niedrigen Belastungen zum Durchrutschen der Klemmverbindungen kommt.

Literatur

1. Pauwels F (1965) Gesammelte Abhandlungen zur funktionellen Anatomie des Bewegungsapparates. S 260

Experimentelle Stabilitätsbeurteilung einseitiger Fixateur-externe-Montagen im Vergleich zur Finite-Element-Methode *

M. Ungethüm und W. Blömer

Aesculap AG, Postfach 40, D-7200 Tuttlingen

Einleitung

Die äußere Frakturstabilisierung mit dem Fixateur externe ist heute ein unverzichtbares Behandlungsverfahren bei der Versorgung komplizierter, insbesondere 2- und 3gradig offener sowie infizierter Frakturen [1, 3, 5, 6]. Das diesen klinischen Problemfällen gerecht werdende Prinzip der externen Fixation ermöglicht bei fraktur- bzw. infektferner Implantatanordnung eine gute Ruhigstellung sowie eine exakte anatomische Reposition der Fragmente.

Seit Beginn der externen Frakturstabilisierung wurden einseitige Fixateur-externe-Montagen sowohl an der oberen als auch an der unteren Extremität eingesetzt. Im Jahre 1900 entwickelte Lambotte eine äußere Fixationsvorrichtung für Diaphysenfrakturen, welche gleichermaßen am Ober- und Unterschenkel und in einer kleineren Ausführung am Arm Anwendung fand. Die Möglichkeit einer

---

* In Zusammenarbeit mit dem Biomechaniklabor der Orthop. Klinik München-Harlaching

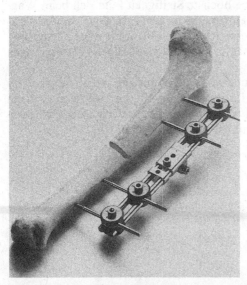

Abb. 1. Dynamischer Klammerfixateur nach Stuhler-Heise. Neben den Vorteilen der unilateralen Montageanordnung ermöglicht das System die dynamische Frakturkompression

Th Stuhler (Ed)

Fixateur externe – Fixateur interne

© Springer-Verlag Berlin Heidelberg 1989

Rahmenmontage, gegeben durch die Verwendung transfixierender Stifte, wurde von Cuendet im Jahre 1936 veröffentlicht [6]. Eine mit den Namen Hoffmann, Stader und Charnley verbundene Weiterentwicklung dieser Technik führte zu einer weltweiten Verbreitung der äußeren Fixation [6].

Nachdem über einen längeren Zeitraum vorzugsweise an der Tibia sowohl Rahmen- als auch räumliche Montageanordnungen mit im Vergleich zum Klammerfixateur verbessertem Stabilitätsverhalten eingesetzt wurden, gewinnen heute einseitige Fixateur-externe-Montagen zunehmend an Bedeutung [3, 4, 6]. Gründe dafür sind eine verminderte Weichteiltraumatisierung sowie ein verbesserter Patientenkomfort. Die für unterschiedlichste Montageanordnungen in zahlreichen Experimenten formulierten Anforderungen hinsichtlich der Systemstabilität müssen daher in gleicher Weise für die einseitigen Montagen Gültigkeit finden. Am Beispiel des dynamischen Klammerfixateurs nach Stuhler-Heise (Abb. 1) sollen zum einen 2 mögliche Verfahren der Stabilitätsbeurteilung – die Methode der Finite-Elemente und die experimentelle Stabilitätsbeurteilung – vergleichend dargestellt, und zum anderen der Einfluß verschiedener Parameter auf die Systemsteifigkeit untersucht werden.

Das Finite-Element-Modell

Die Finite-Element-Methode ist ein nach strengen Theorien formuliertes Näherungsverfahren zur analytischen Beschreibung von Spannungs- und Verformungszuständen in statisch bzw. dynamisch beanspruchten Systemen. Hinsichtlich aussagekräftiger Ergebnisse sind für das Ersatzmodell unterschiedliche Ähnlichkeitsbedingungen zu erfüllen. Neben einer genauen geometrischen Nachbildung, im vorliegenden Falle des Experimentalmodells, müssen alle physikalischen Größen, wie Kräfte, Verformungen, Geschwindigkeit und Wege, im wesentlichen mit der Realität übereinstimmen. Nach Definition der geometrischen Daten, wie Querschnittsflächen, Flächen- und Torsionsträgheitsmomenten sowie materialspezifischer Kennwerte, wie E-Modul und Querkontraktionszahlen, ist die Auswertung des Gleichgewichts zwischen äußeren Kräften und inneren Spannungen eine Kernaufgabe der Finite-Element-Methode. Die sich daraus ergebende Steifigkeitsmatrix beinhaltet Gleichungssysteme, deren Ordnung der Anzahl der Freiheitsgrade entspricht.

Aus den verschiedenen programmäßig zur Verfügung stehenden Finite-Elementen wurde das Balkenelement zur Generierung des Rechenmodells ausgewählt. Beide Endpunkte des Balkenelements besitzen je 3 Verschiebungs- und 3 Verdrehungsfreiheitsgrade. Die Modellierung der Fixateur-externe-Montage erfolgte mit insgesamt 126 Balkenelementen bei 113 Knotenpunkten, womit sich für dieses Modell 672 Freiheitsgrade ergeben. Gerechnet wurde mit dem Finite-Element-Programm ADINA auf einer Großrechenanlage (CYBER 990).

Experimentelle Vergleichsuntersuchungen

Um den Aussagewert der Finite-Element-Methode zu ermitteln, wurden verschiedene unilaterale Montagevarianten berechnet und die Ergebnisse experimentell

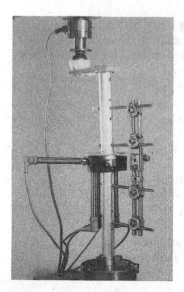

Abb. 2. Versuchsanordnung: Ventrale Montage des dynamıschen Klammerfixateurs nach Stuhler-Heıse unter Einwirkung eınes ventrodorsal gerıchteten Bıegemoments

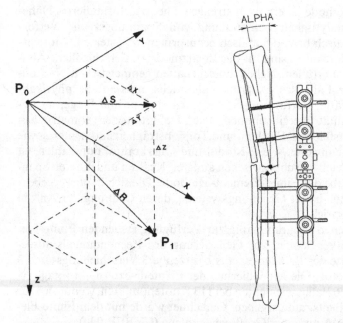

Abb. 3 a, b. Bestimmungsgrößen zur Stabilitätsbeurteılung. **a** Relatıvbewegung, **b** Fragmentneıgung. ΔS relatıve Horızontalverschiebung (Schubkomponente); ΔZ relative Axıalverschiebung (Frakturstauchung); ΔR räumliche Resultierende; α Fragmentneıgung ın der Sagittalebene

überprüft. Neben der Lage des Fixateur externe, wie ventrale, ventromediale und mediale Montage, erschien uns die Variation der Stützweite und der Abstände zwischen den Schanz-Schrauben im Hinblick auf das Stabilitätsverhalten von Bedeutung.

Die Belastung der im Modell simulierten Distanzosteosynthesen erfolgte unter standardisierten Bedingungen auf einer hydraulischen Universalschwingungsprüfmaschine. Entsprechend der primär auf stabilisierte Unterschenkelfrakturen einwirkenden Biegebelastung wurden die Messungen unter Einleitung eines stetig zunehmenden ventrodorsal gerichteten Biegemoments durchgeführt (Abb. 2). Ein speziell entwickelter Meßkopf ermöglichte die Ermittlung der relativen Fragmentausweichungen im Raum, welche zur Beurteilung des Stabilitätsverhaltens herangezogen wurden. Dieser Meßkopf beinhaltet im wesentlichen 3 vertikal und 2 horizontal angeordnete induktive Wegaufnehmer (HBM), welche die räumliche Bewegung einer mit dem proximalen Fragment verbundenen Meßkugel und einer Ebene abtasten [6, 8]. Aus den aufgezeichneten Meßergebnissen konnten unter Anwendung geometrischer Abhängigkeiten die gesuchten Neigungswinkel in der Frontal- und Sagittalebene sowie die Relativbewegungen ΔX, ΔY und ΔZ ermittelt werden. Zur Differenzierung des Stabilitätsverhaltens wurde bei der Beurteilung der Montageanordnungen zwischen der Horizontalverschiebung ΔS im Sinne einer Schubkomponente, der Axialverschiebung ΔZ im Sinne einer Frakturstauchung und der räumlichen Resultierenden ΔR unterschieden (Abb. 3).

Ergebnisse

Vergleich der Untersuchungsverfahren

Eine erste vergleichende Betrachtung der experimentell ermittelten und mit der Finite-Element-Methode gerechneten Ergebnisse zeigte eine zwar tendenzielle Übereinstimmung, jedoch hinsichtlich einzelner Meßwerte noch größere Abweichungen. Insbesondere für die Fragmentneigung in der Sagittalebene, beschrieben durch den Winkel α, ergaben sich deutliche Unterschiede, während die räumlichen Relativbewegungen, zumindest im unteren Lastbereich, eine bereits gute Annäherung erkennen ließen. Mit dem Ziel, die mechanische Ähnlichkeit des Finite-Element-Modells zu optimieren, wurde das Systemverhalten schwerpunktmäßig analysiert und das Ergebnis in Form eines mathematischen Näherungsverfahrens in das Rechenmodell integriert. Die somit optimierten Resultate zeigten eine gute Übereinstimmung mit den experimentell ermittelten Werten bei einer im Mittel unterhalb 10% liegenden Divergenz.

Diese Ergebnisannäherung konnte durch Eingabe zusätzlich ermittelter Eigenschaften der mechanischen Verbindungselemente des Fixateur externe, wie Spannkloben und Kompressionselement, erreicht werden. Dazu wurden beispielsweise die Durchrutschmomente der Spannkloben unter Einwirkung eines Biegemoments experimentell ermittelt. Es ist festzustellen, daß die erreichten Rutschmomente in erster Linie vom Abstand der Schanz-Schrauben abhängig sind, so daß eine vergleichende Beurteilung nur unter Angabe dieses Parameters möglich ist. Werden beide Schrauben eines Fragments in einem Element ge-

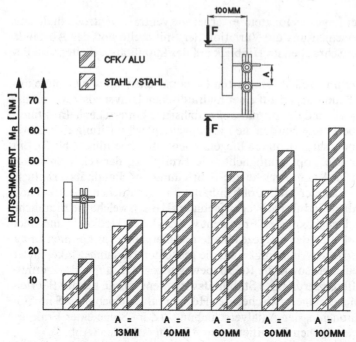

Abb. 4. Durchrutschmomente der Spannkloben des Fixateur externe nach Stuhler-Heise unter Variation des Schraubenabstandes *A*. Die Kombination CFK-Führungsstangen/Aluminiumelemente zeigt sich gegenüber der Stahlausführung als überlegen

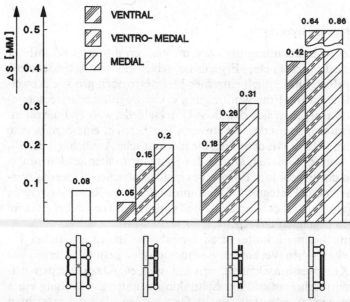

Abb. 5. Relative Horizontalverschiebung ΔS [F = 250 N] des ventral, ventromedial und medial montierten Fixateur externe unter Variation der Schraubenabstände. Im Vergleich zur Rahmenmontage zeigt die ventrale Anordnung mit großen Abständen zwischen den Schanz-Schrauben ein günstigeres Stabilitätsverhalten

spannt, was aus biomechanischen Gründen nicht empfohlen wird, liegt die Momentbelastbarkeit entsprechend niedrig. Bei getrennter Fixation steigen die Durchrutschmomente mit Zunahme des Abstandes, so daß für die in der Praxis relevanten und biomechanisch günstigen Abmessungen Momente im Bereich von 40–45 Nm für die Stahlausführung des Fixateur externe nach Stuhler-Heise und 50–60 Nm für CFK-Führungsstangen in Kombination mit Aluminiumelementen erreicht werden (Abb. 4). Unter Berücksichtigung dieser Werte wurden die primär als absolut steif definierten Verbindungselemente mit einem elastischen Anteil versehen. Damit wird deutlich, daß eine hinreichend genaue physikalische Ähnlichkeit des Finite-Element-Modells erst nach umfangreichen Detailuntersuchungen gewährleistet werden konnte. Die freie Simulation darüber hinaus nur untergeordnet beteiligter Größen war insoweit möglich, als daß dadurch kein verfälschender Einfluß auf das gesuchte Ergebnis ausgeübt wurde.

Systemstabilität

Entsprechend der Analyse des Durchrutschmoments an den Spannkloben zeigt auch die Auswertung der Stabilitätsuntersuchungen eindeutig die Überlegenheit der mit großem Schraubenabstand montierten Montagen, wobei der ventral montierte Klammerfixateur im Vergleich zur Rahmenmontage geringere Auslenkungen zuläßt. Sowohl die ventromediale als auch mediale Anordnung weisen bei

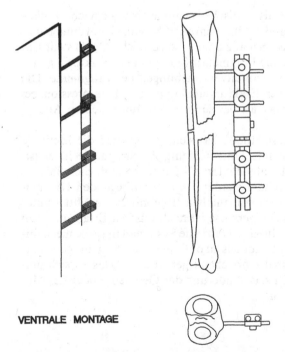

VENTRALE MONTAGE

Abb. 6. Verformungsbild für den ventral montierten Klammerfixateur unter Biegebelastung. Die einzelnen Striche geben die gerechneten Belastungsstufen wieder. Bei nur geringen Fragmentneigungen zeigt sich eine größere Axialverschiebung im Sinne einer Frakturspaltverringerung

Betrachtung der relativen Horizontalverschiebung ΔS unter Einwirkung eines ventrodorsal gerichteten Biegemoments eine geringere Systemsteifigkeit auf (Abb. 5). Anders hingegen bei einem Vergleich der sich einstellenden Fragmentneigungen in der Sagittalebene. Gegenüber der Rahmenmontage stellten sich die Ergebnisse des ventral und auch ventromedial montierten Klammerfixateurs als um den Faktor 2 besser dar, während die mediale Anordnung die Stabilität des Rahmenfixateurs nicht erreicht.

Diese Resultate spiegeln sich auch in den vom Rechner erstellten Verformungsbildern wider. Am Beispiel der ventralen Montageanordnung sind nur geringfügige Fragmentneigungen in der Sagittalebene auszumachen bei jedoch stark ausgeprägter Frakturspaltverringerung, welche sich bei Fragmentkontakt als Stauchung bzw. Kompression auswirken würden (Abb. 6). Ein Vergleich der untersuchten Montageanordnungen hinsichtlich der Spaltverringerung ΔZ macht die gegenüber der medialen und ventromedialen Anordnung reduzierte Axialsteifigkeit des ventral montierten Klammerfixateurs deutlich. Diesbezüglich zeigt die mediale Montage die besseren Versuchsergebnisse, was jedoch im umgekehrten Verhältnis zur Horizontalverschiebung ΔS steht. Diese im Sinne einer Scherkomponente wirkenden Bewegungen werden besonders wirksam von der ventralen Montage unterdrückt.

Zusammenfassung

Man kann also feststellen, daß der dynamische Klammerfixateur nach Stuhler-Heise seine maximale Systemsteifigkeit bei ventraler Montageanordnung und möglichst weit auseinanderliegenden Schanz-Schrauben erreicht. Dabei stellt sich im Vergleich zur Rahmenmontage die Fragmentneigung um den Faktor 2 geringer dar bei nur unwesentlichen Horizontalverschiebungen der Fragmente. Die Axialverschiebungen im Sinne einer Frakturstauchung bzw. Kompression bei Fragmentkontakt sind jedoch größer als bei den anderen untersuchten Anordnungen.

Hinsichtlich der Untersuchungsmethode hat sich gezeigt, daß die Methode der Finite-Elemente für vergleichende Untersuchungen sehr gut geeignet ist. Selbst komplexe Systeme, wie der Fixateur externe, können mit einfachen Balkenelementen hinreichend genau berechnet werden. In den vorliegenden Untersuchungen lag die Divergenz zu den experimentellen Ergebnissen im Mittel unter 10%. Eine Überprüfung der Rechenergebnisse ist nach unseren Erfahrungen in jedem Fall erforderlich, wobei ggf. durch ergänzende Systemanalyse die mechanische Ähnlichkeit des Finite-Element-Modells zu optimieren ist. Sind die geforderten Ähnlichkeitsbedingungen einmal hinreichend genau erfüllt, lassen sich umfangreiche Parameterstudien durch z. B. Änderung der Geometrie oder des Materials in kürzester Zeit durchführen.

Literatur

1. Dürselen L, Claes L (1987) Vergleichende mechanische Untersuchungen an unilateralen Fixateur-externe-Systemen. In: Peiper JH (Hrsg) Chirurgisches Forum '87 f. experim. u. klinische Forschung. Springer, Berlin Heidelberg New York Tokyo, S 427

2. Müller KH, Witzel U, Bowe KH (1982) Experimentelle Untersuchungen und klinische Erfahrungen mit der Defektosteosynthese am Oberschenkel durch Platte und neutralisierenden Klammerfixateur. Unfallheilkunde 85:95–110
3. Schlenzka R, Schmidt R, Gotzen L (1986) Stabilisierung kurzer, proximaler und distaler Fragmente der Tibia mit dem Monofixateur. Eine experimentelle Studie, Teil II: Biegebelastung. Unfallchirurg 89:382–388
4. Sipos G, Schwarz N, Schima H, Krösl P (1986) Modellversuche zur Verbesserung der Stabilität bei einseitiger Fixateur-externe-Osteosynthese (Klammerfixateur). Biomed Techn 31:261–267
5. Steiner A, Hofmann D, Burger H, Blömer W, Wewer W (1983) Fixateur externe und Minimalosteosynthese: Der Einfluß verschiedener Montageformen auf die Stabilität der Gesamtosteosynthese. Unfallchirurgie 9:1–5
6. Stuhler T, Blömer W (1987) Manual für den Fixateur externe nach Stuhler-Heise. Aesculap-Werke AG, Tuttlingen (Wissenschaftliche Information 6)
7. Stuhler T, Ungethüm M, Blömer W (1984) Biomechanische Untersuchungen bei Sprunggelenksarthrodesen mittels Fixateur externe. In: Hackenbroch MH, Refior HJ, Jäger M, Plitz W (Hrsg) Funktionelle Anatomie und Pathomechanik des Sprunggelenks. Thieme, Stuttgart New York, S 184
8. Ungethüm M, Blömer W (1982) Ein neues Meßverfahren zur Stabilitätsbeurteilung von Fixateur-externe-Systemen – demonstriert am Beispiel des Fixateur externe nach Stuhler-Heise. Biomed Techn 26:172–181
9. Wu JJ, Shyr HS, Chao EYS, Kelly PS (1984) Comparison of osteotomy healing under external fixation devices with different stiffness characteristics. J Bone Joint Surg [Am] 66/8:1258–1264

Kritische Betrachtungen hinsichtlich der Stabilität verschiedener Fixateur-externe-Systeme in Abhängigkeit von ihrer Montageform

E. Egkher[1], U. Kroitzsch[2], A. Schultz[3] und B. Wielke[4]

[1,2] II. Universitätsklinik f. Unfallchirurgie Wien, Spitalgasse 23, A-1090 Wien
[3] Lorenz-Böhler-Unfallkrankenhaus, Donaueschingenstr. 13, A-1023 Wien
[4] Institut f. Festkörperphysik der Universität Wien, Strudelhofgasse 4, A-1019 Wien

Einleitung

Der weite Anwendungsbereich des Fixateur externe bei meist ungünstigsten Voraussetzungen von seiten der Weichteil- und Knochensituation stellt höchste technische Ansprüche an das Gerät und das biomechanische Einfühlungsvermögen des Operateurs. Nicht selten werden beide bei der Ausführung einer Fixateur-externe-Osteosynthese überfordert. Überflüssige, oft unsinnige Aufbauten werden durchgeführt, die häufig dem Grundprinzip widersprechen, nämlich höchste Effizienz des Fixateur externe bei möglichst geringer Einbringung von Fremdmaterial in den Knochen zu erzielen. Wenig Material vergrößert aber gleichzeitig die Gefahr, daß unkontrollierte Instabilitäten und punktuelle Überlastungen der Fixateur-externe-Osteosynthese auftreten, was oft die Ursache von Mißerfolgen darstellt.

Das biomechanische Verhalten des Fixateur externe wurde in einer Vielzahl von experimentellen Arbeiten in oft komplexen Versuchsanordnungen untersucht [1–6]. Meist wurden verschiedene Anordnungen aufgebaut, und durch verschiedenartige Belastung wurde deren jeweils elastische Verbiegung gegeneinander verglichen. Auf diese Weise erhalten die Autoren zwar relative Werte, die Angabe von Absolutwerten über das Bewegungsmuster und die Zerstörung der jeweiligen Anordnung fehlt aber meist.In dieser Studie galt daher unser Interesse v. a. dem Bewegungsablauf und Bewegungsausmaß im Defektbereich bei verschiedenen für die Praxis relevanten Belastungsverhältnissen und Anordnungen des Fixateurs.

Material und Methodik

An frisch entnommenen menschlichen Leichentibiae wurden mit der oszillierenden Säge standardisierte Frakturen gesetzt und dann mit den entsprechenden Fixateur-externe-Modellen mit unterschiedlichem Aufbauschema stabilisiert.

Abb. 1 a–i. a Planare Anordnung beim knöchernen Defekt. **b** Planare Anordnung beim knöchernen Kontakt. **c** Planare Anordnung bei Kompression im Defektbereich. **d** Räumliche Anordnung ohne Schanz-Schrauben. **e** Räumliche Anordnung mit 2 Schanz-Schrauben. **f** Räumliche Anordnung mit 4 Schanz-Schrauben. **g** V-förmige Anordnung mit knöchernem Kontakt. **h** V-förmige Anordnung bei knöchernem Defekt. **i** Unilaterale Anordnung bei knöchernem Defekt

Th Stuhler (Ed)
Fixateur externe – Fixateur interne
© Springer-Verlag Berlin Heidelberg 1989

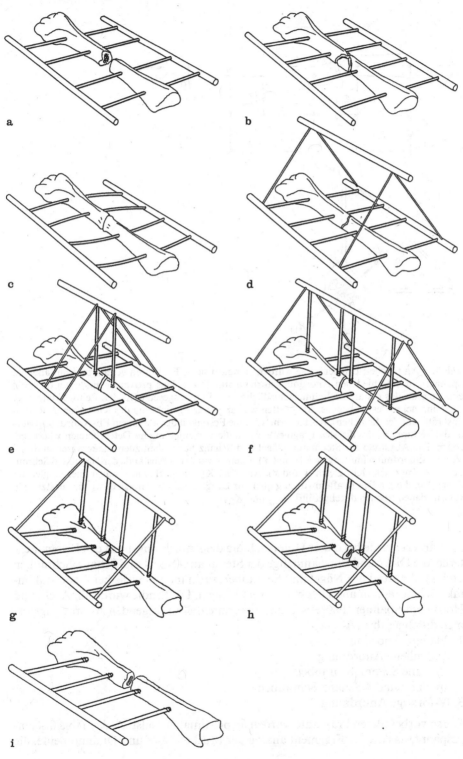

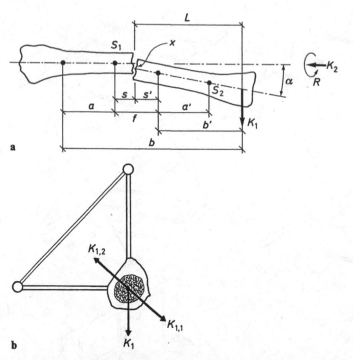

Abb. 2. a An frischen Leichentibiae wurden standardisierte Frakturen gesetzt und mit äußeren Spannern in verschiedenen Anordnungsformen stabilisiert. Das proximale Ende wurde stabil eingespannt, das distale Ende unterschiedlichen Kräften ausgesetzt (K_1 Krafteinwirkung quer zur Längsachse des Knochens, K_2 Krafteinwirkung in Längsrichtung des Knochens, R Rotationskräfte auf den Knochen). Als Kriterium für die Festigkeit der jeweiligen FE-Anordnung wurde die Verkippung des distalen Fragments α und die Verschiebung im Defektbereich x herangezogen. Die Abstände der Steinmann-Nägel und Schanz-Schrauben zueinander waren in dieser Versuchsanordnung immer gleich (a und a'). Ebenso waren die Abstände der Nägel und Schrauben zum Knochendefekt gleich (s und s'). Auch der Kraftangriffspunkt war immer an gleicher Stelle (b und b'). **b** Die Krafteinwirkung quer zur Längsachse des Knochens wurde zusätzlich in verschiedenen Ebenen durchgeführt ($K_{1,1}$ und $K_{1,2}$)

Variiert wurde bei dieser Untersuchung die Anordnungsform des Fixateur externe, die Dicke und Einspannlänge der Steinmann-Nägel und Schanz-Schrauben und der Abstand der Nägel und Schrauben zueinander jeweils bei Knochenkontakt, Kompression und Defekt im Bruchbereich. Die Studie wurde am A. O.- und Hoffmann-Spanner theoretisch und experimentell in folgenden Anordnungsformen durchgeführt (Abb. 1).

1. Planare Anordnung
2. Räumliche Anordnung
   a) ohne Schanz-Schrauben
   b) mit 2 und 4 Schanz-Schrauben
3. V-förmige Anordnung

Die so vorbereiteten Präparate wurden im proximalen Teilstück der Tibia fest eingespannt, das distale Fragment analog der Muskelkräfte und Drehmomente, die bei Bewegung der Extremität auftreten, entsprechend belastet (Biege-, Kompressions-, Rotationskräfte. K_1, K_2, R in Abb. 2).

Als Kriterium für das biomechanische Verhalten der jeweiligen Fixateur-externe-Anordnung wurde das Bewegungsausmaß und die Richtung im Defektbereich herangezogen (x, α, R in Abb. 2). Die Messungen erfolgten auf einer statisch dynamischen Verformungsanlage der Firma Instron. Aus jeweils 5 Meßserien pro Anordnung wurden Mittelwerte errechnet. Die Fehlerbreite betrug dabei maximal ±10%.

Ergebnisse und Diskussion

Beim biomechanischen Verhalten einer Fixateur-externe-Osteosynthese ist primär darauf zu achten, ob Knochenkontakt, eine interfragmentäre Kompression oder ein Defekt im Bruchbereich besteht. Es ergeben sich daraus völlig verschiedene Bewegungsmuster im Frakturbereich und andere Stabilitätsgrenzwerte in Abhängigkeit vom Aufbau des Fixateur externe. So z. B. verschwindet die Scherbewegung (x in Abb. 2) bei Knochenkontakt völlig, lediglich Kippbewegungen und Rotationsbewegungen (α und R in Abb. 2) sind noch möglich. Kann zusätzlich noch eine hohe Kompression auf die Bruchenden aufgebracht werden, ist auch bei lediglich planarer Anordnung mit Steinmann-Nägeln eine Festigkeit nahezu gleich der Fixateur-externe-Anordnung in zeltförmigem Aufbau mit 4 Schanz-Schrauben zu erzielen. Allein daraus geht hervor, daß präoperativ auf die Defektform des Knochens zu achten ist und damit bereits für den Operateur die

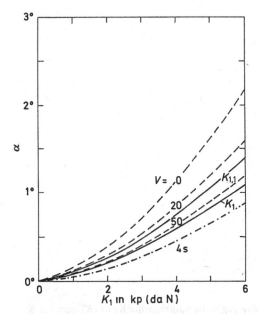

Abb. 3. Die Achsenabweichung (α) des distalen Knochenfragments entsprechend der aufgebrachten Kraft (K_1) bei verschiedenen Anordnungsformen des Fixateur externe

Aufbauform des Fixateur externe vorgegeben ist. In Abb. 3 ist die Stabilität verschiedener Anordnungsformen des Fixateur externe anhand der Verkippung in Graden (α) in Abhängigkeit von der einwirkenden Kraft (K_1) als Diagramm dargestellt. Von oben nach unten zeigen die gestrichelten Linien das Ausmaß der Verkippung eines Fixateur externe bei planarer Anordnung mit je 2 Steinmann-Nägeln im proximalen und distalen Fragment in Abhängigkeit von der aufgebrachten interfragmentären Kompression. Liegt nur knöcherner Kontakt vor ($V = O$), ist wie bereits oben beschrieben die Stabilität des Fixateur externe wesentlich geringer als bei einem interfragmentären Druck von z. B. 50 kp ($V = 50$). Interessant ist das Stabilitätsverhalten der Osteosynthese mittels eines V-förmig angeordneten Fixateur externe (Abb. 3). Wird diese Osteosynthese in gleicher Ebene zu den Schanz-Schrauben belastet, tritt eine wesentlich geringere Verkippung der Fragmente gegeneinander auf (K_1). Bei Belastung in 45°-Neigung zu den Schanz-Schrauben ist diese Osteosynthese wesentlich weicher ($K_{1,1}$). Die zeltförmige Fixateur-externe-Anordnung mit je 2 Schanz-Schrauben und 2 Steinmann-Nägeln pro Fragment ist erwartungsgemäß am steifsten. Diese Meßergebnisse wurden bei optimalen Bedingungen erzielt. Zur Standardisierung dieser Meßergebnisse betrug die Distanz der Steinmann-Nägel und Schanz-Schrauben zueinander 45 mm, der Abstand der Schrauben und Nägel zum Bruchspalt war auf beiden Seiten je 65 mm, die freie Einspannlänge, d. h. der Abstand der Schrauben und Nägel zwischen Knochen und Spannbacken, war mit 100 mm festgelegt. Zu unseren vergleichenden biomechanischen Stabilitätsuntersuchungen zwischen dem AO-Spanner und dem Hoffmann-Spanner ist vorauszuschicken, daß hier 2 Systeme mit wesentlich unterschiedlichen Konstruktionsmerkmalen vorliegen. In

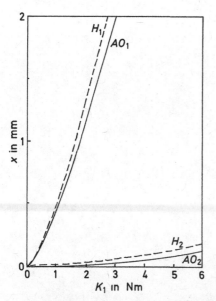

Abb. 4. Die Verschiebung (x) im Defektbereich gegen die aufgebrachte Kraft (K) quer zur Knochenachse bei verschiedenen Fixateur-externe-Anordnungsformen und Produkten (H_1, AO_1 und H_2, AO_2)

der Standardanordnung besteht der Rahmen des AO-Spanners aus einem Rohr, und der Durchmesser der Steinmann-Nägel und Schanz-Schrauben beträgt 4,5 bzw. 5 mm. Der Hoffmann-Spanner ist in typischer Form als Doppelrahmen aufgebaut, die Schrauben und Nägel haben eine Stärke von 4 mm. Um eine Standardisierung zu erzielen, haben wir die Einspannöffnung an den Spannbacken verändert, so daß in beiden Fällen die Messungen mit 4 mm dicken Schanz-Schrauben und Steinmann-Nägeln durchgeführt werden konnten.

Bei identischer Anordnung und gleichem Durchmesser der Steinmann-Nägel ist der AO-Rahmen um ca. 20% härter als der Hoffmann-Spanner, was z. T. auf eine höhere Festigkeit der Spannbacken und z. T. auf die höhere Biegefestigkeit der Rohre des AO-Spanners zurückzuführen ist.

Die Rahmen können jedoch im mechanischen Sinn als sehr steif bezeichnet werden. Das heißt, daß die Nachgiebigkeit einer Fixatur-externe-Osteosynthese im wesentlichen nur auf die Verbiegung der Schanz-Schrauben und Steinmann-Nägel zurückzuführen ist. Sehr augenscheinlich wird dies in Abb. 4 demonstriert. Die unilaterale Anordnung des Fixateur externe z. B. ist wesentlich weicher als die zeltförmige Aufbauform mit Schanz-Schrauben und Steinmann-Nägeln. Der Hoffmann- und AO-Spanner im Vergleich zeigen dazu fast identische Kurvenverläufe. Wichtig für den Operateur erscheint daher, die Schanz-Schrauben und Steinmann-Nägel in den Knochen in der Form einzubringen, daß die auf sie auftreffenden Kräfte optimal neutralisiert werden können. Weniger wichtig ist unseres Erachtens das dabei verwendete Spannermodell, sofern die Handhabung einfach und die erwünschten Montageformen erreicht werden können.

Literatur

1. Burger H, Kraus J, Hild P, Hofmann D (1977) Festigkeitsuntersuchungen am Fixateur externe unter Biegebeanspruchung bei Defekten am Bruchspalt. Unfallchirurgie 3:221–225
2. Claes L, Burri C, Gerngroß H (1981) Vergleichende Stabilitätsuntersuchungen an symmetrischen und einseitig ventero-medialen Fixateur externe Osteosynthesen an der Tibia. Unfallchirurgie 7:194–197
3. Egkher E (1985) Theoretische und experimentelle Studien zur Technologie der externen Knochenbruchstabilisierung. Wien Klin Wochenschr 97:[Suppl 158]
4. Hofmann D, Burger H, Hild P (1980) Festigkeitsuntersuchungen am Fixateur externe unter Biegebeanspruchung. Unfallchirurgie 6:1–6
5. Labitzke R, Henze G (1978) Biomechanik des Fixateur externe. Unfallheilkunde 81:546–552
6. Vidal J, Rabischong P, Bonnel F, Adrey J (1970) Etude biomécanique du fixateur externe d'Hoffmann dans les fractures de jambe. Montpellier Chir 17:43–52

Vergleichende Festigkeitsuntersuchungen zwischen dem Fixateur externe der AO (Rohrsystem) und dem Aesculap-Fixateur externe

D. Hofmann

Klinik f. Unfallchirurgie, Klinikstr. 29, D-6300 Gießen

In der Unfallchirurgischen Klinik der Justus-Liebig-Universität Gießen werden sowohl der Fixateur externe der AO mit dem Rohrsystem als auch der Aesculap-Fixateur externe klinisch eingesetzt. In einer vergleichenden experimentellen Studie wurde das Biegeverhalten beider Fixateur-externe-Systeme unter senkrechter und exzentrischer Belastung bei Defekt am Bruchspalt untersucht.

Als sog. Standardmontagen kamen der Rahmenfixateur und der räumliche Fixateur mit 2 Schanz-Schrauben zum Einsatz. Um reproduzierbare Meßergebnisse zu erhalten, wurden sämtliche Montagen an einem Aluminiumvierkantrohr $25 \times 25 \times 2$ mm aus AlMgSi 0,5 vorgenommen. Die Montagen wurden aus Gründen der Vergleichbarkeit mit 5 mm dicken und 250 mm langen Steinmann-Nägeln ausgeführt. Beim Aesculap-Fixateur wurden sowohl Stahlstangen als auch CFK-Stäbe eingesetzt. Bei den räumlichen Stahlversionen wurden, wie beim AO-Modell, knochenextern Steinmann-Nägel statt der hier gezeigten CFK-Stäbe benutzt.

Die einseitig eingespannten Systeme wurden am freien Ende jeweils mit 7,5, 15 und 25 Newton belastet. Gemessen wurde die Durchbiegung F in mm an verschiedenen Meßpunkten mittels Meßuhren. Die Differenz der Durchbiegung an den Meßpunkten 1 und 2 ergab die Absenkbewegung im Bruchspalt ΔS in mm. Unter exzentrischer Belastung, die über einen 24 cm langen seitlichen Hebelarm am distalen freien Ende des Systems aufgebracht wurde, wurden zusätzlich 2 Meßuhren installiert, um außer der Absenkbewegung ΔS die Torsionsbewegung des distalen Fragmentes zu erfassen. An Stelle eines Drehwinkels wurde als Maß für die Torsionsbewegung die Differenz der Durchbiegung an den Meßpunkten 4 und 5 ΔK in mm angegeben.

Betrachtet man die Absenkbewegungen im Bruchspalt bei den Rahmenmontagen, so liegen das AO-Modell und der Aesculap-Fixateur mit doppelten CFK-Stäben annähernd gleich. Der Aesculap-Fixateur mit einfachen seitlichen Führungsstangen aus Stahl ist am stabilsten, dagegen weist das System mit einfachen seitlichen CFK-Stäben die größten Absenkbewegungen im Bruchspalt auf.

Die räumlichen Konstruktionen mit 2 Schanz-Schrauben zeigen bezüglich der Absenkbewegung Delta S ein verändertes Bild. Nun ist der CFK-Fixateur mit doppelten seitlichen Führungsstangen deutlich stabiler als die 3 übrigen Systeme. Die bei einer Belastung von 25 Newton um ca. 30% geringere Absenkbewegung gegenüber der Stahlversion des Aesculap-Fixateurs ist vermutlich auf den von uns vorgenommenen Austausch der knochenexternen Steinmann-Nägel durch

Th Stuhler (Ed)
Fixateur externe – Fixateur interne
© Springer-Verlag Berlin Heidelberg 1989

8 mm CFK-Stäbe zurückzuführen. An dritter Stelle folgt der AO-Fixateur, während der Aesculap-Fixateur mit einfachen seitlichen CFK-Stäben wie bei den Rahmenmontagen mit Abstand am instabilsten ist.

Die Messung der Torsion bestätigt für den Rahmenfixateur die Stabilität der Stahlkonstruktionen. Am wenigsten anfällig gegen Torsionskräfte ist der AO-Fixateur, dicht gefolgt vom Aesculap-Fixateur mit seitlichen Führungsstangen aus Chromnickelstahl. Danach kommt das Aesculap-Modell mit doppelten seitlichen CFK-Stäben und – wie nicht anders zu erwarten – zuletzt der Fixateur mit einfachen seitlichen CFK-Stäben.

Betrachtet man die räumlichen Aufbauten mit 2 Schanz-Schrauben hinsichtlich der Meßgröße ΔK als Korrelat der Torsion am Bruchspalt, so finden sich insgesamt nur geringe Unterschiede zwischen den einzelnen Fixateuren. Der Aesculap-Fixateur externe mit 2 seitlichen CFK-Stäben beweist sich hier stabiler als die übrigen Systeme, was sich wiederum durch den Einsatz der 8 mm CFK-Stäbe anstelle von Steinmann-Nägeln im Zeltaufbau erklären läßt. Danach folgen zumindest bei 25 Newton Belastung der Aesculap-Fixateur mit Führungsstangen aus Stahl, der AO-Fixateur und der Aesculap-Fixateur mit einfachen CFK-Stäben in der genannten Reihenfolge. Unabhängig von unseren vergleichenden Festigkeitsuntersuchungen sollte ein anderer Vorteil von Fixateuren mit CFK-Stäben, nämlich die Röntgentransparenz, erwähnt werden. An klinischen Fallbeispielen wird dieser Vorteil demonstriert.

Während wir in früheren Jahren am Unterschenkel fast ausschließlich räumliche Montagen benutzten, setzen wir, falls keine ausgedehnten Knochendefekte vorliegen, jetzt den ventralen Klammer-Fixateur ein. Beim Aesculap-Fixateur werden sinnvollerweise für die ventrale Klammer 2 CFK-Stäbe benutzt, die mit möglichst kurzer Distanz von der Schienbeinvorderkante montiert werden. In geeigneten Fällen wandeln wir die Montagen nach Beginn der Konsolidierung mit Hilfe eines Zwischenstücks in dynamische Systeme um.

Zusammenfassung

Unsere vergleichenden Festigkeitsuntersuchungen ergaben, falls man für die Frakturheilung eine optimale Ruhigstellung der Frakturzone fordert, daß sowohl der AO-Fixateur als auch die 3 untersuchten Versionen des Aesculap-Fixateurs diesem Anspruch, besonders unter exzentrischer Belastung, nicht voll genügen. Deshalb setzen wir den Aesculap-Fixateur mit einfachen CFK-Stäben, der in allen Untersuchungen am instabilsten war, klinisch nicht ein. Auf der anderen Seite wissen wir, daß eine überzogene Forderung nach Stabilität beim Fixateur externe zu rigiden Montagen mit vermindertem Kallusreiz führen kann. Wir meinen, daß sowohl Montagen mit dem AO-Fixateur als auch mit dem Aesculap-Fixateur, den wir mit doppelten CFK-Stäben verwenden, den klinischen Anforderungen genügen. Entscheidend ist, daß man sich der jeweiligen Situation anpaßt, wobei ein Umsteigen auf ein internes Verfahren, ein sukzessiver Abbau der Fixateur-externe-Montage, ein dynamisierendes System oder auch die komplette Entfernung und das Umsteigen auf einen Gehgips erforderlich sein kann.

Experimentelle Grundlagen zur Rigidität
ein- und mehrdimensionaler äußerer Spanner
in bezug auf die Unruhe im Frakturbereich

E. Egkher [1], U. Kroitzsch [2], A. Schultz [3] und B. Wielke [4]

[1,2] II. Universitätsklinik f. Unfallchirurgie Wien, Spitalgasse 23, A-1090 Wien
[3] Lorenz-Böhler-Unfallkrankenhaus, Donaueschingenstr. 13, A-1023 Wien
[4] Institut f. Festkörperphysik der Universität Wien, Strudelhofgasse 4, A-1019 Wien

Einleitung

Das an sich richtige Bestreben, beim Aufbau einer Fixateur-externe-Osteosynthese wenig Fremdmaterial möglichst frakturfern in den Knochen einzubringen, führt zur vermehrten Anwendung von sog. venteromedialen und unilateralen Fixateur-externe-Systemen [7–9].

Die allzu rigorose Reduktion der Zahl von Schanz-Schrauben und Steinmann-Nägeln birgt jedoch die Gefahr, daß unkontrolliert Instabilitäten und Bewegungsabläufe im Defektbereich auftreten. Zur Beherrschung dieser Probleme werden in der Literatur verschiedene Zusatzeinrichtungen vorgeschlagen, die bei Kenntnis gewisser mechanischer Grundprinzipien oft nicht erforderlich wären [2, 4, 5].

An anderer Stelle haben wir bereits festgestellt, daß der Rahmen des Fixateur externe in der Regel ausreichend stabil ist. Schwachpunkte sind die Steinmann-Nägel und die Schanz-Schrauben, die Backen des Fixateur externe und die Verbindung zwischen den Schrauben, den Nägeln und dem Knochen [1, 3, 6]. Vor allem bei Einfachrahmenmontagen und V-förmigen Anordnungen des Fixateur externe werden diese Teile hohen Belastungen ausgesetzt und nicht selten sogar überbelastet, was zum Versagen der Fixateur-externe-Osteosynthese führen kann.

In dieser Studie haben wir für den einseitig planaren und den V-förmig aufgebauten Fixateur externe die Verformungseigenschaften und Grenzbelastbarkeiten der einzelnen Teile und des Fixateur externe als Ganzes untersucht. Die Werte wurden theoretisch und experimentell ermittelt.

Material und Methodik

Die Versuche gliedern sich in 3 Abschnitte:
1. Festigkeitsuntersuchung der Steinmann-Nägel und Schanz-Schrauben in Abhängigkeit von ihrer Dicke und Einspannlänge,
2. Stabilität der Verbindung zwischen Knochen und den Schrauben und Nägeln,
3. Bewegungsausmaß und Richtung im Bruchbereich bei unterschiedlicher Belastung am Beispiel des V-förmigen und einseitig planaren Fixateur externe am Unterschenkel.

Th Stuhler (Ed)
Fixateur externe – Fixateur interne
© Springer-Verlag Berlin Heidelberg 1989

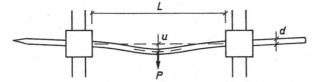

Abb. 1. Schematische Darstellung eines an beiden Enden eingespannten Steinmann-Nagels (L Einspannlänge, u Durchbiegung, P aufgebrachte Last, d Durchmesser des Steinmann-Nagels)

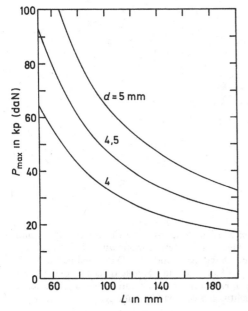

Abb. 2. Diagramm zur Bestimmung der maximal zulässigen Belastung (p_{max}) in Abhängigkeit zur Einspannlänge (L) und Dicke (d)

Zu 1: Ein in der Mitte belasteter, beidseitig eingespannter runder Stab der freien Einspannlänge L, aus einem Material mit dem Elastizitätsmodul E, biegt sich in der Mitte proportional zur angreifenden Belastung P durch (Abb. 1). Diese Durchbiegung ist aus folgender Formel zu berechnen:

$$u = \frac{c}{3\,\pi\,E} \cdot \frac{L^3}{d^4} \cdot P \,.$$

Alle Faktoren dieser Formel außer c (Lagerfaktor ist Qualität der Spannbacken) sind bekannt, c muß daher im Experiment bestimmt werden. Der Wert für c liegt theoretisch zwischen 1 (ideal fest eingespannte Nägel) und 4 (frei bewegliche Auflage der Nägel). Bei unseren Spannermodellen konnten wir einen Lagerfaktor zwischen 2 und 3 ermitteln.

Die Nachgiebigkeit der Nägel und Schrauben ist, wie aus der Formel abzuleiten ist, im wesentlichen von ihrer Dicke und Einspannlänge abhängig.

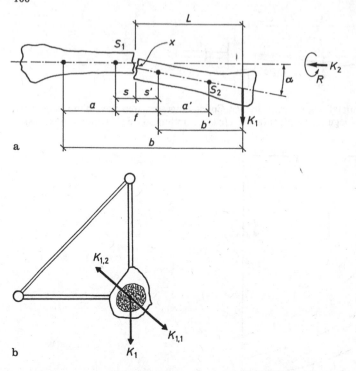

Abb. 3. a An frisch entnommenen Leichentibiae wurden standardisierte Frakturen gesetzt und mit V-förmigem und mit unilateralem Fixateur externe stabilisiert. Variiert wurde jeweils der Abstand der Schanz-Schrauben zueinander und zum Defekt (a, a' und s, s'). Die aufgebrachte Kraft im distalen Fragment war quer zur Längsachse des Knochens, in Längsachse des Knochens und auf Verdrehung des Knochens (K_1, K_2 und R) **b** Die aufgebrachte Kraft quer zur Längsachse des Knochens wurde außerdem in mehreren Richtungen variiert ($K_{1,1}$ und $K_{1,2}$)

In einem weiteren Experiment haben wir die für die Praxis wichtige maximal zulässige Belastbarkeit der Steinmann-Nägel in Abhängigkeit von der Einspannlänge und der Dicke ermittelt (Abb. 2). Es ist daraus abzuleiten, ab welcher einwirkenden Kraft (P_{max}) auf den Nagel in Abhängigkeit von seiner Einspannlänge eine irreversible Verbiegung auftritt.

Zu 2: Ein in seiner Knochenbohrung liegender Steinmann-Nagel von 4,5 mm Durchmesser wurde durch eine ebene Stahlplatte in einer statisch-dynamischen Verformungsanlage (Fa. Instron) zunehmend belastet. Erste Mikrorisse in der Kortikalis an der Auflagestelle des Steinmann-Nagels traten bei einer Kompressionskraft von 5 Kilonewton auf. Die Zerstörung dieser Verbindung war bei 7 Kilonewton zu beobachten.

Zu 3: An frischen Leichentibiae wurden standardisierte Frakturen gesetzt und dann mit Fixateur externe in einseitig planarer und V-förmiger Anordnung stabilisiert (Abb. 3). Als Qualitätskriterium wurde das Ausmaß der Verschiebung im Frakturbereich unter verschieden angreifenden Kräften herangezogen (K, α, R in Abb. 3).

Ergebnisse und Diskussion

Wie zu erwarten, ist der einseitig planare Fixateur externe mit 2 Schanz-Schrauben pro Fragment sehr weich. Vor allem bei den Biegekräften quer zur Ebene der Schanz-Schrauben und bei den Rotationskräften treten hohe Scherbewegungen im Frakturbereich auf. Werden 4 Schanz-Schrauben pro Fragment in den Knochen eingebracht und verkippt man noch zusätzlich die Ebenen der Schanz-Schrauben gegeneinander, so kann ein Stabilitätsgewinn um mehr als das 5fache erzielt werden.

Ein kritischer Faktor ist die Grenzbelastbarkeit (bleibende Verformung) der Schanz-Schrauben und Steinmann-Nägel und die Verbindung mit dem Knochen. Diese Problematik tritt v. a. bei einseitig planarer Fixateur-externe-Anordnung auf. Hier werden die Schanz-Schrauben fast ausschließlich auf Biegung belastet. Mit dieser Technik können aufgrund unserer Berechnungen und experimentellen Studien Frakturen mit gutem Knochenkontakt versorgt werden. Liegen Knochendefekte vor, so ist die Zerstörung dieser Fixateur-externe-Osteosynthese nur dann zu verhindern, wenn möglichst kurze, zumindest 4,5 mm starke Schanz-Schrauben mit maximal weitem Abstand zueinander verwendet werden. In der Praxis gelingt dies nur bei Knochenbrüchen im mittleren Drittel des Unterschenkels. Liegen andere Verhältnisse vor, so ist die V-förmige Anordnung anzustreben, was sich auch am Oberschenkel sehr gut verwirklichen läßt.

Literatur

1. Allgöwer M, Müller ME, Schenk R, Willenegger H (1963) Biomechanische Prinzipien bei der Metallverwendung am Knochen Langenbecks Arch Chir 315:1
2. Claes L, Burri C, Heckmann G, Rüter A (1979) Biomechanische Untersuchungen zur Stabilität von Tibiaosteosynthesen mit dem Fixateur externe und einer Minimalosteosynthese. Aktuel Traumatol 9:185–189
3. Egkher E, Martinek H (1980) How to increase the stability of external fixation units. Arch Orthop Trauma Surg 96:35–43
4. Höntzsch D, Weller S (1987) Die Dynamisierung des Fixateur externe. Aktuel Traumatol 17
5. Kleining R (1981) Der Fixateur externe an der Tibia. Springer, Berlin Heidelberg New York
6. Müller KH, Stratmann P, Köhler HJ, Rehn J (1980) Vergleichende Untersuchungen an Explantaten (Backen des F. E.). Unfallheilkunde 83:20–26
7. Schweikert C (1973) Postoperative Knocheninfektionen nach Nagelung und Fremdkörperimplantation. Langenbecks Arch Chir 334:515–520
8. Warmbold M, Gotzen L, Schlenzka R (1983) Stabilitätsuntersuchungen an einem ventralen Klammerfixateur der Tibia, Teil 1: Axiale Belastung. Unfallheilkunde 86.182–186
9. Warmbold M, Gotzen L, Schlenzka R (1983) Stabilitätsuntersuchungen an einem ventralen Klammerfixateur der Tibia, Teil 2. Biegebelastung. Unfallheilkunde 86:208–211

Biomechanik und Anwendung des Zugstangenfixateurs

R. Labitzke

Abt. f. Chirurgie, Evangelisches Krankenhaus Schwerte GmbH, Schützenstr. 9,
D-5840 Schwerte

Die Osteosynthese mit dem Fixateur externe ist bekanntlich bei Knochendefekten, insbesondere bei infizierten, problematisch. Hierfür sind mechanische und biologische Ursachen verantwortlich: Mechanische, weil der Knochen sich nicht an der Kraftab- und -überleitung beteiligen kann, biologische, weil häufig drittgradig offene Verletzungen oder – als Endzustand – infizierte und rarifizierte Knochen und Weichteile vorliegen.

Stabilität der Osteosynthese ist die erste Forderung zu Beginn der Behandlung einer solchen Situation. Sie kann einerseits über Konstruktionselemente des Fixateurs, zum anderen durch Montagebesonderheiten beeinflußt werden. Seine Eigenstabilität läßt sich z. B. durch stärkere und konisch gestaltete Schanz-Schrauben und Steinmann-Nägel, durch kontaktfördernde Backen und Erhöhung der Biegesteifigkeit der äußeren Längskraftträger steigern.

Die Montagestabilität kann durch Berücksichtigung mechanischer Gesetze mit allgemeinen Maßnahmen und speziellen Anordnungen der Kraftträger erhöht werden. Beispielhaft für eine allgemeine Maßnahme ist die Begrenzung des Fixateurs auf kleine Hebelarme. Abbildungen zeigen aber, daß diese Selbstverständlichkeit oft außer acht gelassen wird.

Trotzdem besteht kein Zweifel, daß auch bei Beachtung mechanischer Grundregeln die Stabilität jedes Fixateurtyps limitiert ist. Dieser Nachteil liegt begründet in seinem Prinzip, d. h. in der Notwendigkeit, Kräfte über lange Wege ableiten zu müssen. Die Phase, in der besonders aufwendige räumliche Konstruktionen angelegt wurden, hat anscheinend ihren Höhepunkt überschritten. Die Tendenz geht eher zu kurzarmigen Klammerfixateuren mit kräftigen äußeren Längsträgern, die ihre Urform im Wagner-Apparat haben.

Wenn sich bis vor wenigen Jahren biomechanische Arbeiten überwiegend mit der mangelnden Stabilität und der daraus resultierenden Unruhe im Frakturbereich beschäftigten, so wird heute offenbar mehr Wert gelegt auf die Dynamisierung des Bruchbereiches, nachdem dieser begonnen hat, sich zu konsolidieren. Das könnte ein Indiz dafür sein, daß man glaubt, das Problem der ungenügenden Stabilität gelöst zu haben. Mir scheint hier allerdings eine nicht zulässige Vermischung unterschiedlicher Aspekte im zeitlichen Ablauf der Knochenbruchheilung vorzuliegen. Zunächst muß der Bruchbereich so ruhig gehalten werden wie nur irgend möglich, damit der bis zur Amputation führende Circulus vitiosus – Unruhe im Frakturbereich – angehender Infekt – vermehrte Instabilität – Infekteruption – gar nicht erst auftreten kann. Zum frühen postoperativen Zeitpunkt

Th Stuhler (Ed)
Fixateur externe – Fixateur interne
© Springer-Verlag Berlin Heidelberg 1989

muß also der Fixateur so viel Steifigkeit erreichen wie möglich. Erst wenn diese Phase überwunden, der latente Circulus verhindert oder unterbrochen wurde und die Phase der Konsolidierung – klinisch und röntgenologisch verifiziert – erreicht ist, darf und muß eine dynamische Kompression eingeleitet werden. Bei einer weit offenen Defektwunde und nach Resektion osteomyelitischen Knochens wird dies in der Regel zu einem späten posttraumatischen Zeitpunkt geschehen. Bis dahin muß die Stabilität hoch sein.

In bezug auf die Stabilität wählen wir den Weg über die Montageform, und zwar über diejenige, die das Prinzip Zuggurtung – Aufnahme von Kräften durch zugbelastbare, womöglich vorgespannte Implantate – einbezieht. Das Ergebnis nennen wir „Zugstangenfixateur". Dieser erreicht am Unterschenkel 5mal, am Oberschenkel etwa 15mal höhere Steifigkeit als ein konventioneller Aufbau. Diese Meßergebnisse von 1982 wurden mit dem Rohrfixateur der AO gewonnen. Möglicherweise gibt es heute von der Konstruktion her stabilere Fixateure.

Der Zugstangenfixateur entsteht durch schräg eingebrachte Schanz-Schrauben, die als Zuganker wirken und keinen nennenswerten Biegekräften mehr unterworfen sind. Die funktionelle Umwandlung dieser in üblichen Konstruktionen

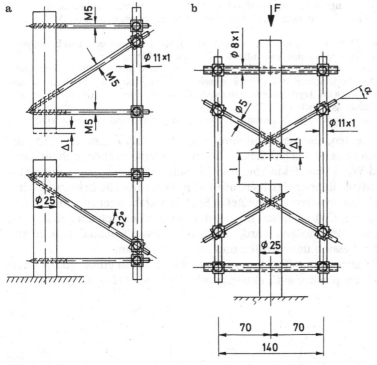

Abb. 1 a, b. Die beiden Montagemöglichkeiten des Zugstangenfixateur. Die als Zuganker wirkenden, schräg implantierten Schanz-Schrauben verbessern die Stabilität am Unterschenkel 5fach, am Oberschenkel 20fach im Vergleich zur konventionellen Methode. **a** Einseitiger Aufbau am Oberschenkel. Die frakturnahen Schanz-Schrauben wirken als Druckstangen, die hauptsächlich Biegekräfte durch Ableitung auf das Rohr neutralisieren. **b** Symmetrischer Aufbau am Unterschenkel

hochgradig biegebelasteten Kraftträger erklärt den außerordentlichen Stabilitätsgewinn dieser „Montage II. Ordnung", jene Stabilität, die sie zur Aufnahme der
hohen Belastungen gerade an den unteren Extremitäten prädestiniert.

Am Unterschenkel bilden die im oberen und unteren Fragment liegenden
Zugstangen je ein V, die mit den Spitzen zueinander liegen. Jede Last, z. B. Stehen
auf den Beinen, zieht nun an den Zugstangen, anstatt sie zu verbiegen. Die Verbiegung wird durch quere konventionell gelegte Steinmann-Nägel verhindert, indem sie die Rahmendistanz konstant halten (Abb. 1 a, b).

Am Oberschenkel ist die Konstruktion asymmetrisch. Die hohe frontale Biegebelastung wird durch doppelte Druckstangen und Verstärkung der äußeren
Längskraftträger erreicht. Die Stabilität wird wesentlich durch die Steifigkeit der
Längsträger garantiert, denn die Biegemomente werden auf sie übergeleitet. Wir
verwenden daher doppelte Stangen oder die Kombination mit dem Wagner-Apparat.

Kasuistiken

21jährige Frau mit infizierter Plattenosteosynthese, Plattenlockerung und Re-Verplattung. Aufnahme mit fistelnder Osteomyelitis. 5 Voroperationen. Sequestrotomie, Débridement und Anlage des unilateralen Zugstangenfixateurs, der durch einen Wagner-Apparat biegeversteift wird.

Infektberuhigung, Verfahrenswechsel, Plattenosteosynthese, Spongiosaplastik. Ausheilung
2 Jahre später.

27jähriger Mann, 31mal voroperiert. Fistelnde Osteomyelitis des Unterschenkels bei extrem
schlechten Weichteilverhältnissen mit Spitzfuß durch Volkmann-Kontraktur.

Radikale Knochenresektion über 10 cm. Zugstangenfixateur und offene Wundnachbehand-
lung. Nach 12 Wochen bei sauberen Wundverhältnissen Spongiosaplastik, die durch eine ange-
schraubte Rippe verstärkt wird. Dynamisierung der stufenweisen Reduzierung des Fixateurs, als
letztes werden die Zugstangen entfernt.

Zustand 6 Monate später: axiale Belastung mit Brace, der gegen Biegekräfte schützt.

Wir haben 15 Patienten, alle mehrfach voroperiert, mit dem Zugstangenfixateur
an Ober- und Unterschenkel behandelt. Es lagen ausnahmslos chronisch infizierte Knochen- und Weichteildefekte vor. Alle 15 Fälle ließen sich, auch unter Zuhilfenahme von Muskellappenplastiken, ausheilen. Die rationelle Erklärung liegt
in der Unterbrechung der oben angedeuteten Spirale, welche über Instabilität zur
Infekteruption führte. Erst nach Beseitigung der Unruhe ließ sich der Infekt ausheilen, der eingebrachte Knochen wurde durch sukzessiven Abbau der Elemente
dynamischer Kompression unterworfen und formiert sich um.

Das günstige mechanische Konzept wird häufig durch ein gutes biologisches
Konzept, nämlich die plastische Deckung durch Haut- oder Hautmuskellappen,
ergänzt.

Experimentelle Untersuchungen zur Optimierung der Gewindeparameter an Schanz-Schrauben

W. Blömer u. M. Ungethüm

Aesculap AG, Postfach 40, D-7200 Tuttlingen

Einleitung

Ein Basiselement der operativen Frakturbehandlung stellt die Osteosynthese-schraube dar. Bei der externen Frakturstabilisierung, welche zunehmend an Bedeutung gewinnt, werden Knochenschrauben dann eingesetzt, wenn aus anatomischen oder weichteilgeweblichen Gründen transfixierende Knochennägel nicht verwendet werden können [2, 6]. Hier ist die Schanz-Schraube das verbindende und kraftübertragende Element zum äußeren Kraftträger. Bei ausreichendem knöchernen Kontakt der Fragmente muß nur ein Teil der einwirkenden Kräfte von den Schanz-Schrauben aufgenommen werden. Hingegen wird bei Distanzosteosynthesen die Stabilität im wesentlichen von diesen Schrauben und der Qualität der Schrauben-Knochen-Verbindung bestimmt. Bezüglich Funktion sowie auch im Hinblick auf Festigkeitseigenschaften nimmt die Schanz-Schraube somit eine Sonderstellung ein, so daß sie einer separaten Gestaltungs- und Dimensionierungsbetrachtung bedarf. Mit dem Ziel, die Verbindung zwischen Knochen und Schanz-Schraube zu optimieren und das Lockerungsverhalten zu minimieren, ermittelten wir die Beanspruchung sowie das Festigkeitsverhalten dieser Verbindung. In unseren Untersuchungen wurde insbesondere die Schanz-Schraube mit 6 mm Außendurchmesser, wie sie in Verbindung mit dem Distraktionsgerät nach Wagner Anwendung findet, berücksichtigt.

Experimentelle Gewindeanalyse

Um Aufschluß über die Schraubenbelastung bei der diaphysären Femurverlängerung mit dem Wagner-Apparat zu erhalten, erstellten wir ein nach Pauwels modifiziertes Belastungsmodell (Abb. 1). Ausgehend von einer erlaubten Teilbelastung des Beines von 30 kg und einer wirksamen Muskelspannung von 160 N – dies entspricht einer Verlängerung von ca. 4,5 cm 40 Tage postoperativ [5] –, ergeben sich die in der Skizze eingetragenen Kräfte und Momente. Unter Berücksichtigung der Montageabmessungen und der somit wirksam werdenden Hebelarme bildet die proximale Schraube das meistbelastete Element. Wie der Spannungsverlauf verdeutlicht, wird bereits bei einer Teilbelastung von 300 N die maximal zulässige Biegespannung an den Einspannstellen der Schanz-Schraube erreicht, wobei die größtmögliche Belastung in diesem Fall vom Kerndurchmesser

Th Stuhler (Ed)
Fixateur externe – Fixateur interne
© Springer-Verlag Berlin Heidelberg 1989

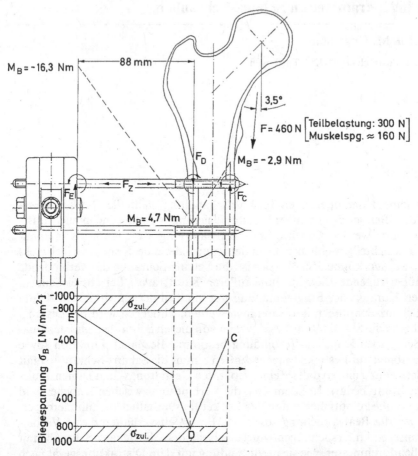

Abb. 1. Belastungssituation des proximalen Schraubenpaares in der Frontalebene bei der Femur-verlängerung mit dem Distraktionsgerät nach Wagner. *Unterbrochene Linie:* Verlauf des Biege-moments. *Unteres Diagramm:* Spannungsverteilung in der Schanz-Schraube

der Schraube limitiert wird. Um die Biegesteifigkeit des Implantats zu erhöhen, ist somit ein großer Gewindekerndurchmesser anzustreben. Gleiches gilt zur Kompensation der an der lateralen Kortikalis auftretenden hohen Druckkräfte.

Infolge der am Gewinde wirksam werdenden Kräfte kann als weitere Größe die Druckbeanspruchung des kortikalen Gewindelagers zum Versagen der Schrauben-Knochen-Verbindung führen. Damit ergeben sich die Grenzen der Belastbarkeit dieser Verbindung aus den Materialkennwerten und der Geometrie der Schraube einerseits und der Druckfestigkeit der Kortikalis andererseits. Das einzige variable Glied in dieser Kette ist die geometrische Dimensionierung des Gewindeprofils, die dann als optimal gelten kann, wenn die Beanspruchung des Knochens und jene des Implantats zugleich ihre Grenzwerte erreichen.

Der Einfluß der Gewindegrößen auf die Belastbarkeit der Schrauben-Kno-chen-Verbindung ermittelten wir experimentell an 17 verschiedenen Gewindepro-

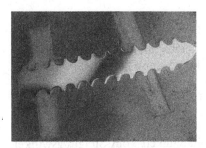

Abb. 2. Schliffbild einer im kortikalen Knochen eingedrehten Schanz-Schraube Kerndurchmesser· 3,9 mm, Vorbohrungsdurchmesser. 3,5 mm

filen. Unter Variation des Kerndurchmessers, der Steigung und der Teilflankenwinkel bestimmten wir das maximale Eindrehmoment, die Ausreiß- und die Eindrückkraft. Um nahezu reproduzierbare Versuchsbedingungen zu erhalten, wählten wir als Versuchsmaterial ein mit Phenolharz verpreßtes Baumwollfeingewebe. Dieses Material besitzt in guter Näherung mit der Humankortikalis vergleichbare Festigkeitswerte. Von besonderer Wichtigkeit erschien uns das Verhältnis Scherzu Druckfestigkeit, welches für die Humankortikalis bei Belastung senkrecht zur Knochenachse im Mittel mit ca. 1:2 angegeben werden kann und das für das verwendete Ersatzmaterial 1:2,4 beträgt.

In den Versuchen zur Bestimmung der Ausreiß- und Eindrückkräfte konnten die an der Schrauben-Knochen-Verbindung auftretenden Biege-, Druck- und Scherbelastungen annähernd simuliert werden. In allen Bereichen zeigte sich ein für die Schraubenverbindung ohne äußere Auflage charakteristisches kegeliges Ausrißsegment. Während in unseren Untersuchungen eine Abhängigkeit der Gewindebelastbarkeit vom Kerndurchmesser nicht feststellbar war, zeigten Flankenwinkel und Gewindesteigung einen deutlichen Einfluß auf die Zug- und Druckbelastbarkeit.

Es ist festzustellen, daß eine Reduzierung der Gewindesteigung die Belastbarkeit des Kortikalisgewindes erhöht. Die dadurch zunehmende Anzahl der tragenden Gewindegänge vermindert die an der jeweiligen Flanke wirksamen Druckkräfte. Da jedoch gleichzeitig eine Reduzierung der Scherfläche erfolgt, ist bei der Wahl der Gewindeparameter ein Optimum zwischen Druck- und Scherbelastung anzustreben. Als günstiger Teilflankenwinkel zeichnete sich hier ein Bereich zwischen 10 und 15° ab.

Das bei kleineren Steigungswinkeln ansteigende Gewindereibmoment erreicht für die Schanz-Schrauben mit 2 mm Gewindesteigung je nach Flankenform Werte zwischen 3 und 4 Nm.

Die Reduzierung des Eindrehmoments erreichten wir zum einen durch das Einbringen von 2 senkrecht zur Schraubenachse verlaufenden Nuten und zum anderen durch die Erhöhung des Vorbohrungsdurchmessers. Wir sehen jedoch in der Vergrößerung des Vorbohrungsdurchmessers die bessere Möglichkeit, da die mit Nuten versehenen Gewinde infolge der verkleinerten Druckflächen nur noch 75–80% der Zug- bzw. Druckbelastbarkeit aufweisen. Auf diese Weise wird auch vermieden, daß bereits beim Eindrehen der Schraube eine partielle Zerstörung des kortikalen Gewindes entsteht (Abb. 2).

Gewindeoptimierung

Auf den Versuchsergebnissen aufbauend, konnten wir ein Gewindeprofil entwik-
keln, welches Druck- und Scherbelastung des kortikalen Gewindelagers nahezu
gleichzeitig ihre Grenzwerte erreichen läßt.

Unter der Voraussetzung gleichzeitigen Versagens wurde jeweils eine Gewin-
degröße variiert und somit die Bestimmung der anderen Größe ermöglicht. Die
unterbrochene Linie im Diagramm (Abb. 3) beschreibt den Bereich gleicher Kor-
tikalisdruck- und Scherbeanspruchung in Abhängigkeit vom Steigungswinkel,
Flankenwinkel und Kerndurchmesser. Die Bereiche gleichzeitigen Versagens von
Schraubenmaterial und Kortikalisgewinde werden durch die Vollinien angegeben. Der Schnittpunkt der im zur Verfügung stehenden Bereich des Kerndurchmessers liegenden Kurven bestimmt die für eine maximale Gewindebelastbarkeit
erforderlichen Werte. Der Kerndurchmesser wurde hinsichtlich der Osteosynthe-
sestabilität und eines vernünftigen Steigungswinkels mit 4,1 mm festgelegt. Die
daraus resultierenden Gewindegrößen sind somit ein Steigungswinkel von 7,2°
und ein Flankenwinkel von 26°. Die geringfügige Abweichung des Kerndurchmessers von dem im Diagramm angegebenen Wert liegt im Normwert der Steigung (2 mm) begründet. Da die Schanz-Schraube bei der externen Fragmentfixa-
tion je nach Applikationsart auf Zug oder Druck beansprucht wird, wählten wir
ein symmetrisches Gewindeprofil. Damit ergeben sich die Teilflankenwinkel zu
jeweils 13°.

Bezüglich des Lockerungsverhaltens testeten wir das neu entwickelte Gewinde
im Vergleich zu den bisherigen Gewindeformen unter statischer sowie dynamischer Belastung. Die dazu erstellte Versuchsanordnung (Abb. 4) entspricht dem
in Abb. 1 angegebenen Belastungsmodell. Zur Beurteilung des Lockerungsverhal-

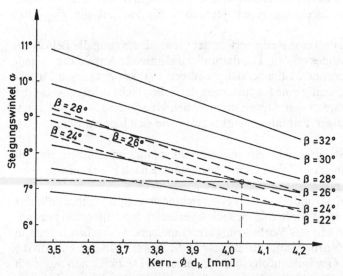

Abb. 3. Graphische Darstellung der Bereiche gleicher Kortikalisdruck- und Scherbeanspruchung
(----) sowie gleicher Schraubenbiege- und Kortikalisscherbeanspruchung (——) in Abhängigkeit vom Kerndurchmesser (d_k), Steigungswinkel (α) und Flankenwinkel (β)

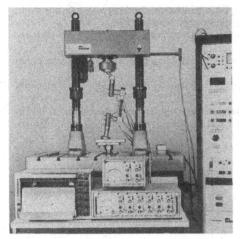

Abb. 4. Dynamische Belastung der Modellosteosynthese mit dem Wagner-Verlängerungsapparat zur Bestimmung des Schraubenlockerungsverhaltens

tens ermittelten wir den Quotienten aus dem von der Lastwechselzahl abhängigen Schraubenlösemoment und dem Anzugsmoment als jeweiligen Lockerungsindex. Spezielle Meßgeber, bestehend aus 2 mit Dehnungsmeßstreifen versehenen Biegefedern, bestimmten die Absenkung der Schraube an der lateralen Kortikalis als weitere Größe.

Neben einer erhöhten Belastbarkeit für Schrauben- und Kortikalisgewinde zeichnete sich das optimierte Gewindeprofil in diesen Versuchen durch ein um ca. 20% geringeres Lockerungsverhalten aus. Dies zeigte sich besonders deutlich in einer verminderten Aufweitung des lateralen Kortikalislagers. Ebenso zeigt der nach 70 000 Lastwechseln ermittelte Lockerungsindex für das optimierte Gewindeprofil einen günstigeren Wert. So beträgt der Quotient aus Lösemoment und Anzugsmoment für die bisher verwendeten Schanz-Schrauben im Mittel 0,61, während für das neue Gewinde ein Lockerungsindex von durchschnittlich 0,75 gefunden werden konnte. Verantwortlich für das im Vergleich zu anderen Profilformen geringere Lockerungsverhalten erscheint uns die infolge eines größeren Kerndurchmessers und einer verkleinerten Flankenbreite reduzierte Flächenpressung im Kortikalislager. Ergänzend durchgeführte Messungen bezüglich der Zug- und Druckbelastbarkeit ergaben für die neue Schanz-Schraube eine Steigerung von 30% gegenüber bisherigen Gewindeprofilen. Das der Anwendungssituation gerecht werdende symmetrische Gewindeprofil sowie die um 15% erhöhte Biegesteifigkeit der Schanz-Schraube tragen weiterhin zu einer Reduzierung der Relativbewegungen zwischen den Fragmenten bei.

Literatur

1. Ansell RH, Scales JT (1968) A study of some factors which affect the strength of screws and their insertion and holding power in bone. J Biomech 1:279–302

2. Jordan BA, Hughes AN (1978) A review of the factors affecting the design, specification and material selection of screws for use in orthopaedic surgery. Eng Med 7/2
3. Klip EJ, Boswa R (1978) Investigations into the mechanical behaviour of the bone-pin-connections. Eng Med 7/1
4. Koranyi E, Bowman CE, Knecht CD, Janssen M (1970) Holding power of orthopaedic screws in bone. Clin Orthop 72:283–286
5. Uhthoff KH, Verdun Q (1973) Mechanical factors influencing the holding power of screws in compact bone. J Bone Joint Surg [Br] 55/3
6. Ungethüm M, Blömer W (1981) Ein neues Meßverfahren zur Stabilitätsbeurteilung von Fixateur-externe-Systemen – Demonstriert am Beispiel des Fixateur externe nach Stuhler-Heise. Biomed Techn 26:175–181

Neues Diagnosesystem zur Stabilitätsbeurteilung bei Fixateur-externe-Anwendung

J. Piehler, F. Hüttig, G. Hofmann und J. Probst

Berufsgenossenschaftliche Unfallklinik Murnau, D-8110 Murnau

Während der Ausreifung des Reparaturgewebes ändern sich die mechanischen Eigenschaften am Frakturort kontinuierlich. Wird die Fraktur durch einen Fixateur externe gehalten, so bestimmen zusätzlich die mechanischen Kenndaten des Fixateur-externe-Typs und der Fixateur-externe-Montage die Bedingungen am Frakturort. Umgekehrt nehmen die mechanischen Eigenschaften des Frakturortes Einfluß auf das montierte Fixateur-externe-System.

Die Verlaufskontrolle durch die Röntgenbildserie ermöglicht im klinischen Alltag durch die kontinuierliche Darstellung der kristallinen Komponente der Umbauvorgänge im Frakturbereich eine Sammlung morphologischer Kriterien, mit deren Hilfe ein erfahrener Operateur sich ein „Bild" über die jeweilige Stabilität im Frakturbereich machen kann. Aussagen über die notwendige Fixateur-externe-Stabilität und über Wechselwirkungen zwischen Fixateur externe und Gliedmaße sowie zwischen Fixateur externe und Fraktur gestattet das Röntgenbild nicht, ebensowenig Aussagen über den absoluten Stabilitätszustand am Frakturort.

Das vorgestellte computergesteuerte Diagnoseverfahren ermöglicht bei Fixateur-externe-Fixation der Fraktur unabhängig vom Typ bzw. von der Montage die unmittelbar postoperative, kontinuierliche, absolute Stabilitätskontrolle am Frakturort und im gesamten Fixateur-externe-Bereich sowie die Kontrolle von Wechselwirkungen zwischen fortlaufender Frakturheilung und Fixateur-externe-System. Das Diagnosesystem macht auch Mikrofrakturen, Heilungsverzögerungen und Refrakturen bereits während deren Entstehung nachweisbar. Mechanisch bedeutsame Montageprobleme und Defekte am Fixateur-externe-System selbst sowie Lockerungen der Schanz-Schrauben und der Steinmann-Nägel im knöchernen Kontaktbereich sind sofort erkennbar.

Das computergesteuerte Diagnoseverfahren arbeitet mit hoher Genauigkeit und großer Reproduzierbarkeit, wobei die Stabilitätsinformationen sofort zur Verfügung stehen.

Damit kann das Diagnoseverfahren, das bereits über mehrere Monate im unfallchirurgischen Bereich eingesetzt wurde, den tatsächlichen Verlauf und den klinischen Abschluß des Knochenheilungsprozesses unabhängig von der radiologischen Kontrolle erkennbar machen.

Die geschilderten Merkmale des computergesteuerten Diagnosesystems ermöglichen unabhängig von dem Fixateur-externe-Typ und der Montage eine Kontrolle jener mechanischen Bedingungen, welche einen regelrechten Frakturheilungsverlauf gewährleisten.

Th Stuhler (Ed)
Fixateur externe – Fixateur interne
© Springer-Verlag Berlin Heidelberg 1989

Unifix, ein neues unilaterales Fixateur-externe-System mit integrierten Repositionsfunktionen

L. Claes[1], C. Burri[2] und H. Gerngroß[3]

[1] Labor f. Experimentelle Traumatologie, Universität Ulm, D-7900 Ulm
[2] Abt. f. Unfallchirurgie, Hand-, Plastische u. Wiederherstellungschirurgie, Universität Ulm, Postfach 38 80, D-7900 Ulm
[3] Chirurg.-Unfallchirurg. Abt., Bundeswehrkrankenhaus, Oberer Eselsberg, D-7900 Ulm

In den letzten Jahren hat sich in zunehmendem Maße die Anwendung des Fixateur externe in seiner unilateralen Form durchgesetzt [1–4].

Die elastische Fixation von Frakturen, die mit solchen Systemen möglich ist, fördert die Kallusbildung und die frühe dynamische Belastung [1]. Im Vordergrund unserer 1981 begonnenen Entwicklung eines neuen unilateralen Fixateurs (AO-Unifix, Europapatent Nr. 848 10116.8) standen folgende Forderungen: einfache Handhabung, wenig Einzelteile, schnelle Implantierbarkeit, postoperative Reponierbarkeit, ausreichende Stabilität und geringe Anzahl von Hautdurchleitungen. Der AO-Unifix, der im folgenden beschrieben wird und überwiegend für die untere Extremität entwickelt wurde, befindet sich seit 4 Jahren in klinischer Erprobung und hat dort seine Eignung bewiesen [2].

System

Das gesamte System besteht aus einem Stabilisationsteil aus Titanlegierung (Titan Ti AL6 V4), 4 Schanz-Schrauben (6 mm Durchmesser) und den Implantationsinstrumenten. Das Stabilisationsteil (Abb. 1 a) besteht aus einem Mittelteil mit einer Rotationsmöglichkeit sowie einer integrierten Distraktions- und Kontraktionseinrichtung. Dieses Mittelteil ist an beiden Enden durch Gelenke mit je einem Kugelspannstück verbunden. In jedem Kugelspannstück befinden sich 2 Kugelgelenke mit Bohrungen, die die 6-mm-Schanz-Schrauben aufnehmen. Durch Anziehen der Sechskantmuttern in den Kugelspannstücken werden die Schrauben und die Kugelgelenke festgeklemmt. Verwendet werden Schanz-Schrauben aus Implantatstahl (316 L) mit 6 mm Durchmesser und einem 6-mm-Kortikalisgewinde auf 50 mm Länge (Abb. 1 a). Die Schrauben sind in 2 Gesamtlängen von 120 mm und 160 mm lieferbar. Am gewindefreien Ende der Schrauben ist der Durchmesser auf 5 mm reduziert und macht damit dieses System kompatibel zu allen 5-mm-Systemen. Das Instrumentarium besteht aus folgenden Komponenten (Abb. 1 c):

1. 11-mm-Gabelschlüssel zum Festziehen der Sechskantmuttern und Schrauben.
2. Inbusschlüssel mit Stift für Entfernung der Inbusschrauben und Umbau auf die Kurzform (Abb. 1 b) sowie für die Distraktions-Kontraktions-Schraube.
3. Parallelbohrbüchse für paralleles Bohren der Löcher.

Th Stuhler (Ed)
Fixateur externe – Fixateur interne
© Springer-Verlag Berlin Heidelberg 1989

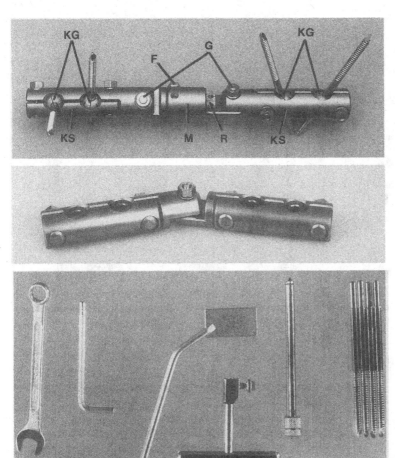

Abb. 1 a–c. Kugelspannfixateur **a** Das Stabilisationsteil des Kugelspannfixateurs mit 2 Scharniergelenken (*G*), 4 Kugelgelenken (*KG*), einem Mittelteil (*M*) mit Distraktions- und Kontraktionssystem, Feststellschraube (*F*) und Randelschraube (*R*) sowie 2 Kugelspannteilen (*KS*) für insgesamt 4 Knochenschrauben, **b** Kurzform, **c** 11-mm-Gabelschlüssel, Inbusschlüssel mit Stift, Parallelbohrbüchse, Handgriff, Bohrhülse mit Trokar

4. Einfacher Handgriff zum Eindrehen der Knochenschrauben.
5. Bohrhülse mit Trokar dient als Gewebeschutzhülse für den 4,5-mm-Spiralbohrer.
6. Spiralbohrer von 4,5 mm Durchmesser zum Bohren des Schraubenloches.

Funktion

Nach Lösen der Feststellschraube (Abb. 1 a) ist eine Längenverstellung des Mittelstückes möglich. Durch Drehen der Rändelschraube mit dem zylindrischen Teil des Inbusschlüssels mit Stift kann von der Mittelstellung ausgehend eine Di-

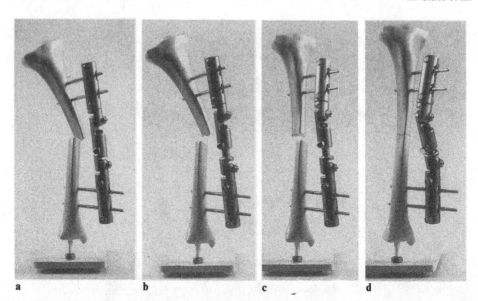

a   b   c   d

Abb. 2 a–d. Phasen eines Nachrepositionsmanövers. **a** Frakturfehlstellung, **b** Distraktion, **c** Korrektur der Achsen, **d** Korrektur der Rotation und Seitverschiebungen, Kontraktion und Kompression der Fraktur

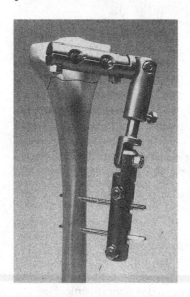

Abb. 3. Kugelspannfixateur in abgewinkelter Position zur Osteosynthese einer proximalen Tibiafraktur

straktion von +7 mm (im Gegenuhrzeigersinn) oder eine Kontraktion von −7 mm (im Uhrzeigersinn) erreicht werden. Der Verschiebeweg von 14 mm in axialer Richtung ist gedacht für die Reposition der Fraktur, um eine Distraktion gegen Muskelzugkräfte durchführen zu können oder bei geeigneter Frakturform eine Kompression auszuüben. Die mit der Kontraktionseinrichtung erreichbare Frakturkompressionskraft erreicht bis zu 40 kp.

Die Kugelgelenke erlauben eine Drehung jeder einzelnen Schraube um ±35°
um die Gelenkachsen, wie es beispielhaft in Abb. 1 a dargestellt ist. Die beiden
Gelenke zwischen dem Mittelteil und den Kugelspannstücken ermöglichen das
Abwinkeln der 3 Komponenten untereinander. Von besonderer Bedeutung ist dabei, daß die Parallelität der beiden Scharnierachsen eine Parallelverschiebung der
beiden Kugelspannstücke erlaubt (Z-Verschiebung) und damit die Ad-latus-Fehl-
stellung bei gleichzeitiger Rotation einer Fraktur reponieren kann (Abb. 2). Die
gewählten Gelenkformen und Anordnungen geben dem Kugelspannfixateur alle
6 Freiheitsgrade der Bewegung und ermöglichen dem Chirurgen auch nach dem
Setzen der Schanz-Schrauben noch nahezu alle Bewegungen, die z.B. für eine
Nachreposition erforderlich sind (Abb. 2). Sollten die Rotationsmöglichkeiten in
den Kugelgelenken nicht ausreichen, ist eine zusätzliche Rotation im Mittelteil
des Stabilisationsteiles möglich. Ausgehend von der Normalstellung, bei der die
Feststellschraube in einer Längsnut läuft, kann nach dem Herausdrehen der
Schraube aus der Nut eine Rotation bis zu ±45° durchgeführt werden.

Implantation und Nachrepositionsmöglichkeit

Die Implantation der Schrauben erfolgt in üblicher Technik, wobei jedoch bei
diesem System das Stabilisationsteil in gerader Ausgangsstellung als Bohrlehre
benutzt wird. Dazu wird die Gewebeschutzhülse in die Kugeln eingesetzt und die
Bohrung und später die Schraubenimplantation direkt durch die Kugeln vorgenommen. Vorzugsweise geschieht dies mit der Parallelbohrbüchse, damit die par-
allele Lage der Schrauben eine Verschiebung des Stabilisationsteiles zum Knochen erlaubt. Abbildung 2 zeigt am Beispiel einer extrem schlechten Primärim-
plantation die Möglichkeiten der Nachreposition. Nach Distraktion (Abb. 2 b)
wird der Knochen in seine Achsen gestellt (Abb. 2 c), die Rotation korrigiert, eine
Verschiebung in beiden Ebenen bis zur Deckung der Frakturflächen durchgeführt und bei geeigneter Frakturform eine interfragmentäre Kompression appliziert (Abb. 2 d). Der Fixateur erlaubt durch seine Gelenke eine Vielzahl von Applikationen. Abbildung 3 zeigt die Anwendung für Tibiakopffrakturen, wo er
durch Drehung in einem Scharniergelenk das Einbringen von 2 horizontalen
Schrauben erlaubt. Sollte der Unifix für spezielle Anwendungen zu lang sein, läßt
er sich einfach durch Herausnahme des Mittelteils in eine verkürzte Form bringen
(Abb. 1 b).

Literatur

1. Burny FL (1978) Elastic external fixation of tibial fractures. Study of 1421 cases. In· Brooker
   AF, Edwards CC (eds) External fixation. Williams & Wilkins, Baltimore
2. Claes L, Burri C, Gerngroß H (1986) Biomechanical and clinical results with a new multi joint,
   unilateral external fixation system (Abstr). 12th International Congress on Hoffmann, External Fixation, Garmisch, 199
3. DeBastiani G, Aldegheri R, Brivio LR (1984) The treatment of fractures with a dynamic axial
   fixator. J Bone Joint Surg [Br] 66:538
4. Gotzen L, Haas N, Schlenzka R (1984) Der Einsatz des Monofixators bei geschlossenen Unterschenkelfrakturen. Orthopädie 13:287

Biomechanik des Fixateur externe

J. R. Shearer und J. Egan

Orthopaedic Dept., Southampton General Hospital, Tremona Road, Southampton, England

Von der äußeren Fixation in der Behandlung von Frakturen wird oft behauptet, daß sie eine hohe Rate an Pseudarthrosen mit sich bringt. Dies wird normalerweise auf die fehlende Stabilität des Fixateur externe zurückgeführt. Es wurde eine Finite-Element-Analyse der Stabilität der Fixation durchgeführt. Hierbei wurde die 3dimensionale Geometrie der Pins verändert. Gleichzeitig wurde ein Fixateuraufbau (Shearer-external-fixation-System) getestet, der dieselbe Pinverteilung aufwies.

Durch Drehung der Pins senkrecht zur Hauptachse wird die Stabilität in der schwächsten Ebene deutlich verbessert, während die Steifheit in der stärksten Ebene reduziert wird. Die Torsionsstabilität steigt auf 97% bei einem Drehwinkel von 10°. Torsionsbewegungen (im Pinaufbau) sind bei einem Winkel von 30° fast vollständig aufgehoben. Die axiale Stabilität ändert sich kaum, wenn der Drehwinkel von 0 auf 90° vergrößert wird. Verteilt man die Pins entlang jedem Knochenfragment, verbessert sich deutlich die Verschiebungsstabilität: Die beste Verteilung ist, die Pins nahe am Frakturspalt zu gruppieren, die schlechteste Verteilung dagegen, die Pins an die Knochenenden zu setzen. Verteilt man die Pins entlang des Knochens, verbessert sich die Verschiebungsstabilität um 64%, verglichen mit einer Gruppierung der Pins nahe am Frakturspalt.

Eine Anzahl von externen Fixateur-Systemen war vorher getestet worden [1]. Die verhältnismäßige Steifheit der stärksten und schwächsten Ebene in den meisten dieser Systeme variiert von 7:1 bis 12:1. Das Testen des Shearer-external-fixation-Systems und des Orthofix-Systems unter denselben experimentellen Bedingungen ergab in der stärksten und schwächsten Ebene ein Verhältnis von 8:1 (Orthofix) und 2,5:1 (Shearer). In vivo variiert das Verhältnis der auf die Knochen wirkenden Kräfte in ihrer stärksten und schwächsten Ebene zwischen 2:1 und 5:1. Das Shearer-System ermöglicht deshalb eine mehr physiologische Verteilung der auf die Fraktur wirkenden Kräfte.

Um die Wirkung zu untersuchen, die diese auf die Behandlung von Frakturen haben könnte, wurde eine Serie von 50 Hochgeschwindigkeitstibiafrakturen studiert. Diese Gruppe beinhaltete 32 komplizierte Brüche; 23 Frakturen waren Polytraumen, und 38 Frakturen wurden durch offene Reposition behandelt. Die Infektionsrate betrug 6%, die Pinkanalinfektionsrate betrug 2,8%, die Pseudarthroserate 2%, und die verzögerte Knochenheilung trat in 20% der Fälle auf.

Betrachtet man die Natur der Tibiafraktur in dieser Gruppe von Patienten, hat man das Gefühl, daß sich die Pseudarthrosenrate deutlich bessert, wenn die

Th Stuhler (Ed)
Fixateur externe – Fixateur interne
© Springer-Verlag Berlin Heidelberg 1989

Kräfteverteilung bei Frakturbehandlung mehr physiologisch ist, während die Drehung der Pins die Kolbenbewegung der Pins durch die Haut reduziert und damit zu einer niedrigeren Pinkanalinfektionsrate beiträgt.

Literatur

1. Kempson GE, Campbell D (1980) The comparative stiffness of external fixation frames. Injury 12:297–304

Teil III

Fixateur externe:
Extremitäten – Verlängerungen – Korrekturen

Die Indikation der operativen Gliedmaßenverlängerung

H. Wagner

Krankenhaus Rummelsberg, Orthopäd. Klinik, Wichernhaus, D-8501 Schwarzenbruch

Einleitung

Eine Beinlängendifferenz beinhaltet empfindliche Funktionsstörungen, die v. a. gekennzeichnet sind durch das bekannte Verkürzungshinken, durch die seitliche Verbiegung der Wirbelsäule und durch die Beckenneigung nach der verkürzten Seite, die die Hüftkopfüberdachung auf der Gegenseite reduziert (Abb. 1).

Diese Funktionsstörungen, v. a. die Seitenverbiegung der Wirbelsäule und die veränderte Orientierung der Hüftgelenkpfanne, sind in ihrer langfristigen Auswirkung so erheblich, daß sie eine Korrektur erfordern. Abhängig von der Beckenbreite sind u. U. bereits geringe Verkürzungsbeträge korrekturbedürftig (Abb. 2). Bei einem breiten Becken ist der Abstand der beiden Hüftgelenke voneinander größer als bei einem schmalen Becken. Bei diesem wird daher der gleiche Verkürzungsbetrag eine stärkere Beckenneigung hervorrufen. Bei flachen Gelenkpfannen kann die Beinverkürzung zu einer sehr mangelhaften Überdachung des Hüftkopfes auf der Gegenseite führen, was hinsichtlich der erforderlichen Beinlängenkorrektur die Toleranzbreite sehr einengt.

In der Orthopädie gibt es die Faustregel, daß Beinlängendifferenzen bis zu 1,5 cm vernachlässigt werden können. Dies stimmt sicher in vielen, aber durchaus

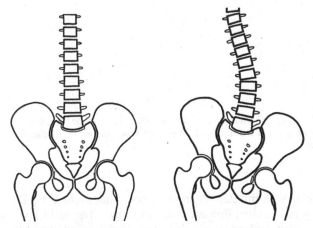

Abb. 1. Durch die Beckenneigung bei der Beinlängendifferenz wird die Hüftkopfüberdachung auf der nichtverkürzten Seite reduziert

Th Stuhler (Ed)
Fixateur externe – Fixateur interne
© Springer-Verlag Berlin Heidelberg 1989

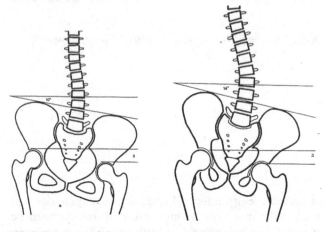

Abb. 2. Das Ausmaß der Beckenneigung bei der Beinlängendifferenz hängt auch von der Becken-breite, d. h. vom Abstand der Hüftgelenkdrehpunkte ab. Bei gleicher Beinlängendifferenz kommt es beim schmalen Becken zu einer stärkeren Beckenneigung

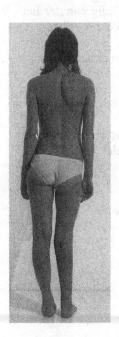

Abb. 3. Varusfehlstellung des nichtverkürzten Beines, die bei einer nicht korrigierten Beinlängendifferenz im Wachstumsalter häufig auftritt

nicht in allen Fällen. Vor allem während des Wachstums sollte man sehr sorgfäl-tig darauf achten, daß keine strukturellen Folgeschäden auftreten. Die nicht kor-rigierte Beinlängendifferenz führt außerdem zu einer Varusbeanspruchung des Kniegelenkes auf der Gegenseite, die im Laufe der Zeit durch asymmetrisches Wachstum, gelegentlich auch gleichzeitig mit einer Lockerung des Bandappara-tes, zu einer Varusfehlstellung führt (Abb. 3).

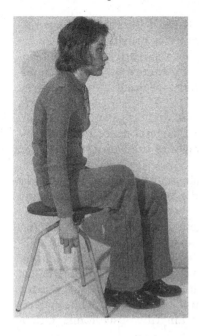

Abb. 4. Unterschiedliche Höhe der Kniegelenke beim orthetischen Ausgleich einer Oberschenkelverkürzung

Indikation

Wenn eine Korrektur der Beinlängendifferenz erforderlich ist, wird man zunächst in erster Linie an einen technischen Ausgleich denken. Bei dem heutigen Stand der orthopädischen Technik stehen zahlreiche, teilweise recht elegante Möglichkeiten zur Verfügung. Es gibt allerdings ein Problem, welches der technische Längenausgleich nicht lösen kann, nämlich die unterschiedliche Höhe der Kniegelenke beim Ausgleich einer Oberschenkelverkürzung. Da der technische Ausgleich immer nur unterhalb des Fußes angreifen kann, wird die Beinverkürzung gewissermaßen durch eine künstliche Verlängerung des Unterschenkels korrigiert. Liegt die Verkürzung im Oberschenkel, so steht nun das Kniegelenk höher als auf der Gegenseite. Dies führt zu einer asymmetrischen Schrittlänge und zu einem ästhetisch störenden Aspekt, v. a. im Sitzen (Abb. 4).

Wahl des Operationsverfahrens

Bei der Planung einer Korrektur der Beinlängendifferenz wird häufig die Alternative zwischen einem technischen und einem operativen Ausgleich diskutiert. Dies ist nur theoretisch richtig. Bei realistischer Betrachtung wird man sehen, daß viele Patienten den vorhandenen technischen Ausgleich gar nicht benutzen. Es ist beeindruckend, wie geschickt v. a. junge Frauen selbst stärkere Längendifferenzen kaschieren, indem sie mit einer Spitzfußhaltung und einer Beckenneigung auf der

Seite der Verkürzung und einer Beugehaltung des Kniegelenkes auf der Gegenseite relativ unauffällig laufen. Die tatsächliche Alternative bei vielen Patienten besteht daher in einer Nichtkorrektur oder einer operativen Korrektur der Beinlängendifferenz. Vor diesem Hintergrund wird man oft dem operativen Längenausgleich den Vorzug geben, auch wenn ein technischer Ausgleich zufriedenstellend möglich wäre.

Wenn der Entschluß zu einer operativen Längenkorrektur gefaßt ist, muß entschieden werden, ob das betroffene kürzere Bein verlängert oder das gesunde längere Bein verkürzt werden soll. Für beide Wege gibt es Indikationen, mit ihren typischen Vor- und Nachteilen.

Der unbestrittene Vorteil der operativen Verlängerung besteht darin, daß die Operation am betroffenen Bein stattfindet und die Deformität direkt korrigiert wird, was meist zu einer Restitutio ad integrum führt. Die Körpergröße und die Körperproportionen werden erhalten. Die Nachteile bestehen darin, daß die Verlängerung relativ aufwendig ist: In der Verlängerungsphase erhöht sich vorübergehend die Spannung der Muskulatur, weshalb eine tägliche sorgfältige Krankengymnastik eine ausreichende Beweglichkeit der benachbarten Gelenke erhalten muß. Außerdem müssen die Patienten längere Zeit das Bein mit Unterarmstützen entlasten, bis die Verlängerungsstrecke knöchern überbrückt ist. Schließlich erfordert die Verlängerung mindestens 3 operative Eingriffe: Osteotomie, Osteosynthese und Metallentfernung.

Der Vorteil der operativen Verkürzung des gesunden Beines ist dadurch gekennzeichnet, daß die Behandlung nur kurze Zeit beansprucht und bereits nach 6 Wochen das Bein wieder voll belastungsfähig ist. Außerdem sind nur 2 operative Eingriffe erforderlich: die Osteotomie mit Osteosynthese und die Metallentfernung. Demgegenüber sind die Nachteile nicht unerheblich. Bereits die Entscheidung zu einer Operation am gesunden, bis dahin intakten Bein bedarf begreiflicherweise eines besonderen Entschlusses. Bei der operativen Verkürzung wird die Deformität nicht korrigiert, sondern symmetrisch verdoppelt und die Körpergröße um den Verkürzungsbetrag verkleinert. Bei kleinwüchsigen Patienten schafft die Verkürzung daher zusätzliche Probleme. Größere Verkürzungsbeträge führen zu einem übermäßigen Spannungsverlust der Muskulatur und zu einer Proportionsstörung zwischen Ober- und Unterschenkel und zwischen Rumpflänge und Beinlänge. Die operative Verkürzung ist am Oberschenkel einfach und sicher, am Unterschenkel technisch schwierig und risikoreich.

Bei der Abwägung zwischen einer operativen Verlängerung und Verkürzung muß auch noch berücksichtigt werden, daß bei mehr als der Hälfte der Patienten zusätzliche Deformitäten, wie Achsenabweichungen und Gelenkfehlstellungen, bestehen, die ebenfalls korrekturbedürftig sind. Bei der operativen Verlängerung erfolgen alle Eingriffe am betroffenen Bein. Bei der Verkürzung des gesunden Beines müssen beim Vorliegen von Begleitdeformitäten beide Extremitäten in die operative Therapie einbezogen werden.

Bei der operativen Beinverlängerung sollte schließlich auch das geeignete Operationsverfahren ausgewählt werden: Die einseitige Beinverlängerung, bei der die osteotomierten Fragmente während des Eingriffs instrumentell auseinandergezogen und in der Distanz des Verlängerungsbetrages durch eine Osteosynthese gegeneinander stabilisiert werden, ist mit hohen Risiken behaftet und sollte auf Ausnahmefälle mit kleinen Verlängerungsbeträgen und ausschließlich auf das Femur beschränkt bleiben.

Diaphysäre Verlängerungsosteotomie

Das eigene Verfahren der diaphysären Verlängerungsosteotomie mit kontinuierlicher Distraktion erfordert den größten operativen Aufwand, hat jedoch auch die geringsten Risiken und ist in seinem zeitlichen Ablauf sicher zu überblicken: Der Verlängerungsapparat, der aus einem Vierkantteleskop besteht, wird mit je 2 Schanz-Schrauben in der proximalen und distalen Methaphyse des Röhrenknochens verankert (Abb. 5). Danach wird die Diaphyse in Schaftmitte, nach Dekortikation und Vorbohren, mit Hammer und Meißel quer durchtrennt. Am Oberschenkel liegt der Apparat an der Außenseite, am Unterschenkel an der Innenseite. Durch diese Position werden keine wichtigen Weichteilstrukturen von den Schanz-Schrauben perforiert, so daß schon am ersten postoperativen Tag Bewegungsübungen der benachbarten Gelenke beginnen können. Die Verlängerung wird durch Drehen des Rändelknopfes entgegen dem Uhrzeigersinn herbeigeführt. Es ist, v. a. aus psychologischen Gründen, sehr wichtig, daß der Patient den Rändelknopf selbst betätigt. Die tägliche Verlängerungsstrecke beträgt 1,5 mm und wird durch eine volle Umdrehung des Rändelknopfes erreicht. Dies entspricht einem Verlängerungsbetrag von ca. 1 cm pro Woche (Abb. 6 und 7).

Die Distraktion kann fortgesetzt werden, solange die Beweglichkeit des Kniegelenkes mindestens 60° und die des oberen Sprunggelenkes mindestens 20° beträgt. Nimmt durch die Weichteilspannung die Beweglichkeit weiter ab, so muß mit der Distraktion pausiert oder die Verlängerung ganz abgebrochen werden.

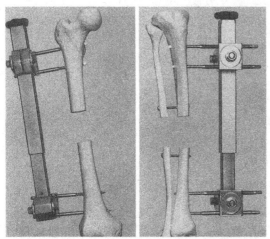

Abb. 5. Position des Verlängerungsapparates: Am Oberschenkel lıegt der Verlangerungsapparat an der Außenseite, am Unterschenkel an der Innenseıte. Zum Schutz des proximalen und ınsbesondere des dıstalen tıbıofibularen Gelenkes wırd beı der Unterschenkelverlängerung zwıschen der Fibula und der Tıbıa proximal und distal von der Querosteotomıe je eine Stellschraube eıngesetzt. Dadurch werden beı der Dıstraktion die Fıbulafragmente von den Tıbıafragmenten mitgezogen und eine Dıslokatıon der genannten Gelenke verhındert

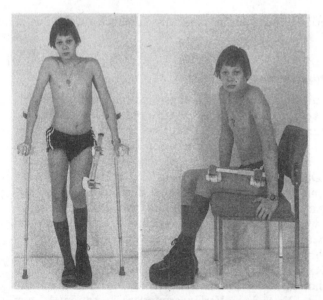

Abb. 6. 13jähriger Patient während der Oberschenkelverlängerung

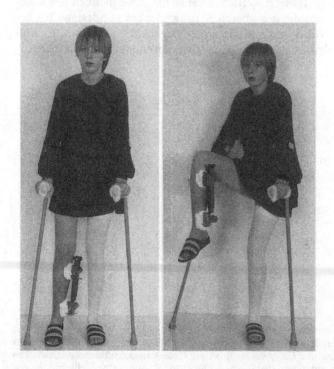

Abb. 7. 14jährige Patientin während der Unterschenkelverlängerung

Zeigt der Röntgenbefund bei Beendigung der Verlängerung eine lebhafte Kallusbildung, die eine schnelle Spontankonsolidierung erwarten läßt, so wird der Verlängerungsapparat ohne weitere Distraktion belassen und unter Röntgenkontrolle und zunehmender Teilbelastung die Konsolidierung abgewartet. In der überwiegenden Mehrzahl der Fälle ist es jedoch vorteilhaft, nach Erreichen des Verlängerungsbetrages sogleich eine Überbrückungsosteosynthese mit Spezialplatten und, falls erforderlich, eine Spongiosaanlagerung durchzuführen und den Verlängerungsapparat dann zu entfernen. Diese Handhabung kürzt die Behandlung wesentlich ab und macht die operative Verlängerung zeitlich berechenbar. Nach der Wundheilung wird der Patient aus der Behandlung entlassen, und unter Teilbelastung wird der röntgenologische Nachweis der knöchernen Konsolidierung abgewartet.

Wenn bei einem noch wachsenden Patienten eine erneute Verkürzung eintritt oder bei der ersten Verlängerung nicht die volle Längenkorrektur erreicht worden ist, kann nach der Konsolidierung eine erneute Verlängerung an gleicher Stelle durchgeführt werden. Der neugebildete Röhrenknochen verhält sich genauso wie der Röhrenknochen bei der ersten Operation.

Epiphysäre Verlängerung

In neuerer Zeit ist in der medizinischen und auch in der Laienpresse viel und teilweise sehr spektakulär über die epiphysäre Verlängerung berichtet worden. Es handelt sich um ein Verfahren, bei dem durch Distraktion die Epiphysenfuge aufgerissen wird und die Verlängerung durch Abziehen der Epiphyse von der Metaphyse direkt im Fugenspalt erfolgt. Dabei kommt es schon nach kurzer Zeit zu einer eindrucksvollen, sehr lebhaften Kallusbildung auf der ganzen Breite der Metaphyse. Die belastungsfähige Spontanstabilisierung nimmt jedoch lange Zeit in Anspruch, und der Distraktionsapparat muß entsprechend lange belassen werden. Die Behandlungsdauer ist daher nicht voraussehbar und kann länger als 1 Jahr betragen.

Die epiphysäre Verlängerung hat schwerwiegende Nachteile, die ihre Indikation begrenzen sollten. Der wichtigste Nachteil ist die Durchtrennung des Knochens und die Verankerung des Distraktionsgerätes in unmittelbarer Gelenknähe. Häufig kommt es zu einer dauernden Bewegungseinschränkung der Gelenke, die Übungsbehandlung ist während der Distraktion sehr eingeschränkt, und bei Komplikationen ist ein Ausweichen auf eine extraartikuläre Osteosynthese, wie etwa bei der diaphysären Verlängerung, nicht möglich. Das Verfahren ist auch nur bei noch offener Wachstumsfuge durchführbar, während viele Verkürzungen ja gerade durch einen vorzeitigen Verschluß der Epiphysenfuge entstehen. Schließlich muß noch berücksichtigt werden, daß nach einer Epiphysenfugenverlängerung die Wachstumsfuge häufig verödet und hier kein weiteres Wachstum mehr stattfindet.

Kallotase

In den letzten Jahren ist auch wiederholt über die Kallotase berichtet worden. Es handelt sich um ein Verlängerungsverfahren, das auf einem an sich schon seit lan-

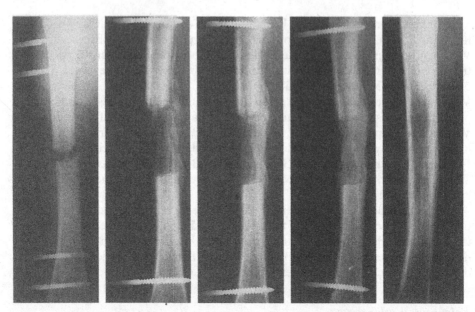

Abb. 8 a–e. Spontankonsolidierung nach operativer Oberschenkelverlängerung bei 13jährigem Patienten. **b** 7 Wochen postoperativ, **c** 10 Wochen postoperativ, **d** 14 Wochen postoperativ. Nach Bildung einer ausreichend kräftigen Kallusbrücke wird mit dem Verlängerungsapparat Kompression ausgeübt. **e** Normale Knochenstruktur 2 Jahre postoperativ

gem bekannten Phänomen beruht: Nach Anlegen des Verlängerungsapparates und Durchtrennung der Diaphyse werden die Fragmente zunächst in Kontakt belassen, und die Distraktion beginnt erst nach 3 Wochen, nachdem sich an der Osteotomiestelle bereits Kallus gebildet hat. Bei der Verlängerung wird also der Kallus in die Länge gezogen, und es entsteht keine Lücke zwischen den Fragmenten. Das Verfahren, welches auf die Spontankonsolidierung abzielt, hat den Vorteil, daß mehr Kallus gebildet wird als bei der sofortigen diaphysären Distraktion (Abb. 8). Die Verlängerung muß jedoch langsamer erfolgen, damit die sich dehnende weiche Kallusbrücke nicht zerreißt, etwa 0,5–1 mm täglich. Die Verlängerung nimmt also mehr Zeit in Anspruch, und die anschließende Spontankonsolidierung ist langwierig und zeitlich nicht sicher abzuschätzen. Durch die entsprechend längere Verweilzeit des Verlängerungsapparates sind die Bewegungsübungen der Gelenke erschwert. Das Verfahren umgeht jedoch die Osteosynthese. Gelegentlich kommt es in den ersten 3 Wochen vor der Distraktion bereits zu einer so festen Konsolidierung der Fragmente, daß eine Verlängerung nicht möglich und eine erneute Trennung der Fragmente erforderlich ist.

Diskussion

Bei den verschiedenen Verfahren der Gliedmaßenverlängerung muß man die Handhabung des Knochens und die verschiedenen Konstruktionen der Verlängerungsapparate getrennt betrachten, beide haben nichts miteinander zu tun.

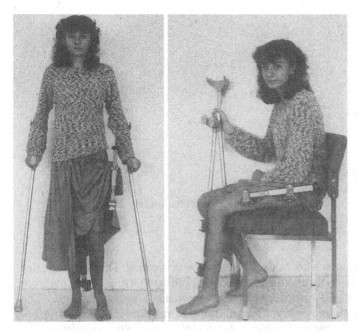

Abb. 9. 2 Verlängerungsapparate an einem Bein bei der Simultanverlängerung von Femur und Tibia bei 15jähriger Patientin

In den letzten 20 Jahren hat sich der unilaterale Teleskopdistraktor als Verlängerungsapparat weltweit durchgesetzt; mittlerweile sind viele Nachahmungen und Modifikationen im Gebrauch. Der Vorteil dieser Geräte liegt in ihrem kleinen Volumen und der technisch einfachen perkutanen Verankerung, ohne daß wichtige Weichteilstrukturen gefährdet werden. Die Stabilität der Fixation erlaubt den Patienten, mit Unterarmstützen zu gehen, und die Übungsbehandlung ist problemlos möglich. Wegen des kleinen Volumens können bei Mehrfachverlängerungen mehrere Apparate gleichzeitig angelegt werden (Abb. 9), die Körperpflege ist einfach und das Sitzen, insbesondere bei der Oberschenkelverlängerung, bereitet keine Schwierigkeiten.

In den letzten Jahren hat der 1942 von Wittmoser entwickelte Ringfixateur für die Gliedmaßenverlängerung eine gewisse Publizität erlangt. Bei diesem Verfahren werden in den einzelnen Gliedmaßenabschnitten gekreuzte Kirschner-Drähte eingesetzt, die in Metallringen, die die Gliedmaße gürtelartig umgeben, verspannt werden (Abb. 10). Die einzelnen Ringe sind durch Gewindestangen miteinander verbunden, über die auch die Distraktion erfolgt. Bei dem heutigen Stand der operativen Technologie stellt diese voluminöse Apparatur keinen Fortschritt dar, weil ihre Nachteile die Vorteile bei weitem überwiegen.

Die Vorteile bestehen darin, daß die unmittelbare operative Belastung für den Patienten sehr gering ist, weil nur einige Kirschner-Drähte eingesetzt werden. Außerdem können während der Distraktion gerissene oder gelockerte Drähte problemlos ausgewechselt werden.

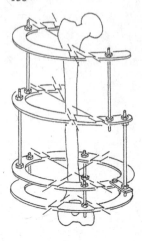

Abb. 10. Ringfixateur am Oberschenkel

Die Nachteile hingegen sind zahlreich und schwerwiegend: Die Montage der Apparatur ist sehr aufwendig und nimmt, auch bei geübten Operateuren, mehrere Stunden in Anspruch und erfordert eine entsprechend lange Anästhesie. Die Kirschner-Drähte durchbohren die Muskulatur und machen die Bewegungsbehandlung der Gelenke zu einem Problem. Auch Gefäß- und Nervenverletzungen durch die Kirschner-Drähte werden beobachtet. Wegen der mangelhaften Bewegungsmöglichkeit der Gelenke entwickelt die Muskulatur eine hohe Dehnungsspannung, die sich in eine permanente intraartikuläre Druckbeanspruchung überträgt. Dementsprechend sind häufig dauernd Bewegungseinschränkungen, gelegentlich auch Luxationen, zu verzeichnen (Abb. 11). Bei einer Oberschenkelverlängerung können die Patienten nicht auf der Rückfläche des Oberschenkels sitzen, und schließlich ist die tägliche Distraktion an den Gewindestangen zeitaufwendig.

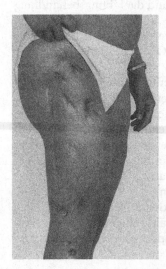

Abb. 11. Ausgedehnte Weichteilvernarbung nach Oberschenkelverlängerung mit dem Ringfixateur, mit Teilversteifung des Hüft- und Kniegelenkes

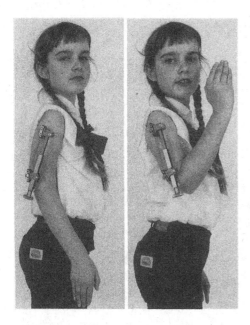

Abb. 12. 12jährige Patientin während der Verlängerung des rechten Oberarmes

Für die operative Gliedmaßenverlängerung gibt es demnach verschiedene Möglichkeiten, die Osteotomie und die Konsolidierung zu handhaben, und verschiedene Geräte für die Distraktion. Alle haben ihre Vor- und Nachteile. Der Operateur muß aufgrund seiner persönlichen Erfahrung und unter Berücksichtigung der individuellen Situation seines Patienten die richtige Auswahl treffen. Dabei müssen die eigenen technischen und operativen Möglichkeiten des Operateurs sachlich abgewogen werden. Ohne einschlägige Erfahrung sollte man als Arzt eine operative Gliedmaßenverlängerung nicht in Erwägung ziehen.

Die Indikationsstellung zur Gliedmaßenverlängerung bei einseitiger Beinverkürzung ist relativ einfach, weil hier ein echtes funktionelles Bedürfnis besteht und die unterlassene Korrektur zu Schäden führt. Schwieriger ist die Indikationsstellung bei einer Verkürzung an den oberen Gliedmaßen.

Es ist einleuchtend, daß man zum Gehen 2 gleichlange Beine braucht, zum Arbeiten jedoch nicht 2 gleichlange Arme. Daher hat die Längendifferenz an den oberen Gliedmaßen einen höheren ästhetisch-psychologischen Stellenwert als an den unteren Gliedmaßen.

Technisch ist die operative Verlängerung an den Armen nach den gleichen Prinzipien möglich, nur die Darstellung der Knochen ist, mit Rücksicht auf den Verlauf der Nerven und Gefäße, für den Operateur etwas anspruchsvoller. Für den Patienten ist das Verfahren sogar weniger belastend, weil ja keine Gehhilfen gebraucht werden und während der Verlängerung nur eine geringe Behinderung besteht (Abb. 12). Außerdem haben die Knochen der oberen Gliedmaßen eine bessere Heilungsneigung, und insbesondere der Humerus führt, selbst bei großen Verlängerungsbeiträgen, meist zur schnellen Spontankonsolidierung (Abb. 13).

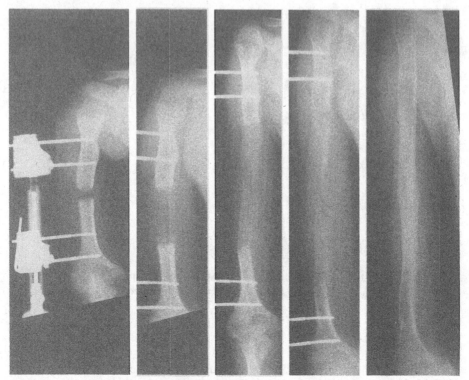

Abb. 13 a–e. Spontankonsolidierung des Humerus bei einer Verlängerung von 14 cm (gleiche Patientin wie Abb. 12). **a** Operationsbefund, **b** 4 Wochen postoperativ, **c** 3 Monate postoperativ, **d** 4 Monate postoperativ, **e** 6 Monate postoperativ

Am Unterarm müssen allerdings 2 Apparate angelegt werden, damit während der Distraktion Pro- und Supination geübt werden können und durch die Verlängerung kein Bewegungsverlust eintritt (Abb. 14).

Eine besondere Indikation zur operativen Verlängerung besteht bei den zweiknochigen Gliedmaßenabschnitten, also am Unterschenkel und am Unterarm, wenn nur einer der beiden Knochen verkürzt ist: Eine isolierte Verkürzung der Fibula führt zur Lateralisation oder Subluxation der Talusrolle, die Verkürzung der Tibia zur Klumpfußstellung, die isolierte Verkürzung der Ulna zur Ulnarabduktion der Hand oder zur Luxation des Radiusköpfchens, und schließlich führt die isolierte Verkürzung des Radius zur Klumphand. Bei diesen Deformitäten müssen dementsprechend die verkürzten Knochen einzeln verlängert werden. Diese Indikation ist besonders dringlich, weil es für die Korrektur dieser schweren Deformitäten keine Alternative zur operativen Verlängerung gibt.

Selten und sehr kritisch ist die Indikation der doppelseitigen Beinverlängerung zur Erhöhung der Körpergröße bei Kleinwüchsigen. Der operative Aufwand ist enorm. Die wichtigste Indikation ist der dysproportionierte Kleinwuchs, wo man mit der Gliedmaßenverlängerung auch die Störung der Körperproportionen korrigiert. Man muß jedoch berücksichtigen, daß bei fast allen Patienten auch eine Verkürzung der Arme besteht, die grotesk unterstrichen wird, sobald die doppel-

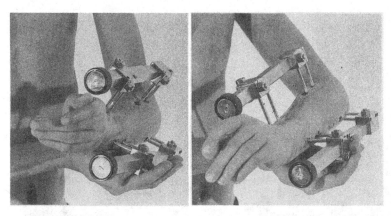

Abb. 14. Bei der Verlängerungsosteotomie des Unterarmes werden 2 Verlängerungsapparate verwendet, damit während der Distraktion Supination und Pronation geübt werden können

seitige Beinverlängerung durchgeführt worden ist und deshalb geradezu zwangsläufig auch eine operative Verlängerung der Arme nach sich zieht. Die Erhöhung der Körpergröße sollte mindestens 20 cm betragen, um ins Gewicht zu fallen (Abb. 15).

Diesen operativen Behandlungsaufwand und die damit verbundene Behandlungszeit vor Augen, sollte man gemeinsam mit seinem Patienten sachlich abwägen, ob eine solche Therapie überhaupt noch vertretbar ist und was sie dem Patienten für sein künftiges Leben tatsächlich bringen wird. Fotomontagen, die den erhofften Längengewinn und die Veränderung der Körperproportionen darstellen, und provisorische Schuherhöhungen, die die angestrebte Körpergröße veranschaulichen, können bei der Entscheidung hilfreich sein. Die Abwägung sollte geduldig und sachlich sein und berücksichtigen, daß bei den zahlreichen Operationen auch einmal eine Komplikation auftreten kann, mit einer erheblichen Verlängerung der erwarteten Behandlungsdauer. Keinesfalls sollte man sich von der gelegentlichen unsachlichen Berichterstattung in den Medien beeinflussen lassen.

Die Zeitplanung für die operative Gliedmaßenverlängerung sollte mehrere Gesichtspunkte berücksichtigen: Der Patient sollte jung genug sein, damit die Elastizität und Dehnbarkeit der Weichteile und die gute jugendliche Kallusbildung die Korrektur erleichtern. Er sollte aber auch über die nötige Reife und eine gute Motivation verfügen, damit er bei dem doch langwierigen Behandlungsverfahren seine partnerschaftliche Rolle übernehmen und die Übungsbehandlung planmäßig erfolgen kann. Die Behandlungsschritte sollten außerdem so eingeteilt werden, daß der Beginn der Berufsausbildung nicht verzögert wird. Schließlich muß man noch bedenken, daß die operativen Maßnahmen bei der Verlängerung am wachsenden Knochen ein zusätzliches Reizwachstum auslösen können, wie es nach Knochenbrüchen bei Kindern schon seit langem bekannt ist. Wird also die vorausberechnete Beinlängendifferenz zu frühzeitig vollständig korrigiert, so kann es vorkommen, daß im letzten Wachstumsschub eine Überlänge des operierten Beines auftritt.

Unter diesen Gesichtspunkten hat es sich bewährt, die Beinverlängerung im Skelettalter von 14–15 Jahren durchzuführen, weil dann kein nennenswertes

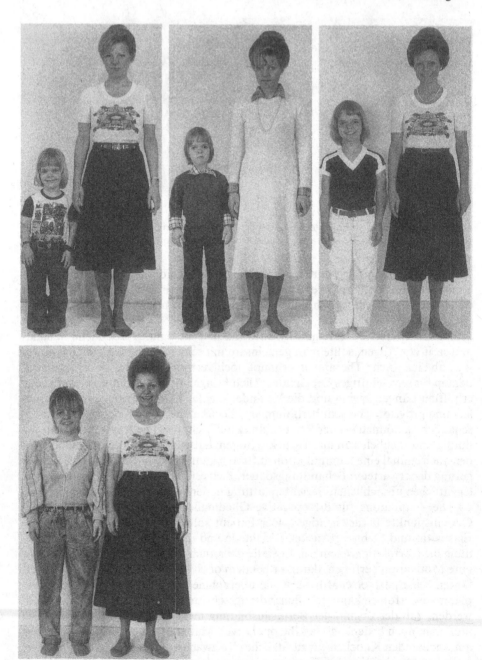

Abb. 15 a–d. Doppelseitige Gliedmaßenverlängerung bei Kleinwuchs. **a** 8jähriges Mädchen mit Achondroplasie, Körpergröße 98 cm. **b** Zustand nach doppelseitiger Beinverlängerung von 14 cm, deutliche Minderlänge der oberen Gliedmaßen. **c** Zustand nach doppelseitiger Oberarmverlängerung von 8 cm, ausgewogene Körperproportion. **d** Zustand nach erneuter doppelseitiger Beinverlängerung von 14 cm. Jetzt besteht eine erhebliche relative Minderlänge der oberen Gliedmaßen

Tabelle 1. Behandlungsplanung (Abschluß der Behandlung mit 18–20 Jahren!)

Vorausberechnete Verkürzung bis 7 cm 1malige Verlängerung mit 15 Jahren
Vorausberechnete Verkürzung bis 14 cm 2malige Verlängerung mit 12 und 15 Jahren
Vorausberechnete Verkürzung über 14 cm 3malige Verlängerung mit 8, 12 und 15 Jahren
Korrektur der *Begleitdeformitäten* vor der Verlängerung (Ausnahme: Lähmungshackenfuß)

Reizwachstum mehr zu erwarten ist. Eine Verkürzung von 7 cm pro Knochen kann man dann sicher korrigieren (Tabelle 1).

Ist die vorausberechnete Verkürzung größer, und muß man davon ausgehen, daß eine 2malige Verlängerung an gleicher Stelle erforderlich ist, so sollte die erste Verlängerung mit 11–12 Jahren und die zweite, abschließende Verlängerung mit 14–15 Jahren erfolgen. Handelt es sich um exzessive Verkürzungsbeträge, die gar eine dreimalige Verlängerung erfordern, so sollte die erste Verlängerung mit 8–9 Jahren beginnen.

Unterhalb des 8. Lebensjahres sollte man eine Verlängerung nicht in Erwägung ziehen, weil die Kinder dann noch keine Motivation haben und unter der Behandlung nur leiden.

Die Planung der einzelnen Behandlungsschritte, einschließlich für die Begleitdeformitäten, sollte allerdings schon möglichst frühzeitig stattfinden, damit lange Krankenhausaufenthalte durch Mehrfachoperationen vermieden und auch die Schulferien ausgenutzt werden können. So wird auch die Schulausbildung nicht verzögert.

Zwischen dem 18. und 20. Lebensjahr sollte die Beinverlängerung abgeschlossen sein. Nach diesem Alter wird die Verlängerung mühsamer und zeitraubender. Außerdem müssen sich die jungen Leute in diesem Alter um ihr berufliches Fortkommen kümmern, und langwierige Behandlungsmaßnahmen würden ihre berufliche und soziale Entwicklung empfindlich stören.

Die den Patienten immer noch gegebene Auskunft, daß die Beinlängenkorrektur erst nach Beendigung des Wachstums möglich sei, ist falsch und betrüblich. Es ist immer wieder zu erleben, daß die Patienten mit 18–20 Jahren wegen einer Beinlängenkorrektur erstmals vorstellig werden. Die oft erheblichen Verkürzungsbeträge mit zahlreichen Begleitdeformitäten, die ein mehrjähriges Behandlungsprogramm beanspruchen, bringen dann Patient und Operateur in große Bedrängnis.

Zusammenfassung

Die operative Gliedmaßenverlängerung ist eine der dankbarsten Aufgaben der Orthopädie, weil sie eine Körperbehinderung beseitigt und meistens zu einer Restitutio ad integrum führt.

Das Prinzip der Verlängerung ist einfach, aber viele komplizierte Details müssen berücksichtigt werden, damit die Behandlung zum Erfolg führt. Die operative Gliedmaßenverlängerung erfordert Erfahrung des Operateurs und Kooperation des Patienten, damit v. a. die Übungsbehandlung während der Verlängerung planmäßig verläuft und keine Bewegungseinschränkung der Gelenke eintritt. Die Funktion hat einen höheren Stellenwert als die Länge, daher sollte man niemals die Gelenkbeweglichkeit der Länge opfern.

Operateur und Patient müssen Partner sein, die sich aufeinander verlassen können. Man sollte vor der Operation sehr sorgfältig prüfen, ob der betreffende Patient auch tatsächlich in der Lage ist, die erforderliche Mitarbeit aufzubringen und die Last der Behandlung zu ertragen, da sonst Mißerfolge und herbe Enttäuschung die zwangsläufigen Folgen sind.

Gliedmaßenverlängerung durch Callotasis

G. Trivella, G. De Bastiani, F. Lavini und S. Agostini

Instituto di Clinica Ortopedica e Traumatologica, Universita'Deglie Studi di Verona, Poloclinico di Borgo Roma, I-37134 Verona

Vor etwa 7 Jahren haben wir die ersten Erfahrungen bei Gliedmaßenverlängerungen von Beinlängendifferenzen gesammelt. In diesen Jahren wurden verschiedene Methoden angewandt, wobei mehrere Probleme und Komplikationen auftraten. Unser Ziel ist es immer gewesen, so weit wie möglich die Knochenvitalität und dadurch die Fähigkeit zur Knochenneubildung zu erhalten. Die Anzahl und die Schwere der Komplikationen sollten dabei reduziert und die Indikation zur Gliedmaßenverlängerung erweitert werden.

In den letzten Jahren haben wir eine Methode zur Diaphysenverlängerung, Callotasis genannt, angewandt. Dieses Verfahren besteht darin, den sich bildenden Knochenkallus einer langsamen kontrollierten Distraktion auszusetzen. Dies wurde durch eine Operation unter Verwendung eines Orthofix-Verlängerungsapparates und durch die subperiostale Osteotomie der oberen Diaphyse erreicht.

Zunächst wartet man 14 Tage ab (je nach Alter des Patienten), um eine Prokallusbildung zu erreichen. Nach dieser Zeit beginnt man mit der Distraktion von ca. 0,25 mm, 4mal amTag, um die gewünschte Länge zu erreichen. Dann folgt die Neutralisationsperiode ohne Distraktion, anschließend die Dynamisierungsperiode, wobei eine axiale Belastung des Knochensegments durch Freigabe der Teleskopbeweglichkeit des Fixateurs erfolgt. Nach klinischer und radiologischer Knochenheilung wird der Fixateur entfernt sowie die volle Belastung der operierten Extremität erlaubt.

Ergebnisse: Mehr als 270 Knochensegmente (40% bei Beinlängendifferenzen und 60% bei Achondroplasie), die mindestens seit 1 Jahr verheilt sind.

Th Stuhler (Ed)
Fixateur externe – Fixateur interne
© Springer-Verlag Berlin Heidelberg 1989

Verlängerungen an den Extremitäten mit dem Wagner-Distraktor unter Kontrolle der sensiblen Nervenleitgeschwindigkeit

W. Schilling, H. Theysohn und A. Karbowski

Orthopäd. Universitätsklinik, Albert-Schweitzer-Str. 33, D-4400 Münster

In einer Nachuntersuchungsreihe von 33 Patienten mit Beinlängendifferenzen trat während der Phase der Verlängerung 5mal eine Parese des Extensor hallucis longus auf. Bei 2 jungen Menschen hat sie sich nicht zurückgebildet. Diese hohe Komplikationsrate veranlaßte eine Änderung der Verfahrensweise, unter der in den letzten 6 Jahren keine neurologischen Komplikationen mehr aufgetreten sind.

Verfahren

Nach Feststellen einer Beinlängendifferenz bei einer ambulanten Untersuchung wird eine ätiologische Einordnung versucht. Immer gehört ein Röntgenbild der linken Hand zur Skelettalterbestimmung dazu. Mit einer zweiten Längenmeßaufnahme nach mindestens 6 Monaten wird die zu erwartende Längendifferenz nach Anderson abgeschätzt sowie unabhängig davon nach dem Verfahren von Moseley. Wird eine Indikation für eine Verlängerungsosteotomie mit dem Wagner-Distraktor gesehen, erfolgt die stationäre Aufnahme.

Vor der Operation ist eine EMG-Untersuchung obligatorisch. Das besondere Augenmerk gilt auch bei Femurverlängerungen den Fasern des N. peronaeus unterhalb des Kniegelenks, die besonders empfindlich auf Zug sind. Wir messen die sensible orthodrome Nervenleitgeschwindigkeit nach dem Verfahren von Ludin. Der Nerv wird auf dem Fußrücken mit Rechteckströmen gereizt (Amplitude 60–150 V, Dauer 0,2 ms, Frequenz 10 Hz, je nach Schmerztoleranz), die Ableitung der Nervenaktionspotentiale erfolgt mit Oberflächenelektroden im Bereich des Fibulaköpfchens (Empfangseinheit: ein handelsüblicher Myograph mit Signalaverager, um bioelektrische Signale geringer Amplitude gegenüber Störsignalen relativ zu verstärken). Die Orte der Ableitung werden mit wasserfester Farbe markiert. Große individuelle Schwankungen und der bei kongenitalen Fehlbildungen mitunter postoperativ nicht sicher bestimmbare Reizpunkt sprechen für dieses Vorgehen.

Während der Operation wird der Distraktor parallel zum zu verlängernden Knochen angebracht. Im Gegensatz zu früher durchgeführten Verfahrensweisen verzichten wir unter dem Eindruck des Ilisarov-Verfahrens auf eine primäre intraoperative Verlängerung, um eine intensive Knochenneubildung anzuregen. Al-

Th. Stuhler (Ed.)
Fixateur externe – Fixateur interne
© Springer-Verlag Berlin Heidelberg 1989

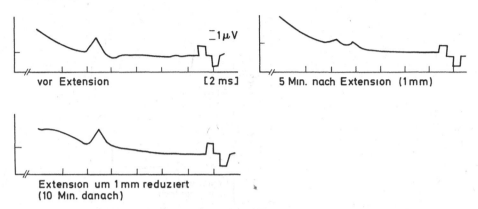

Abb. 1. Veränderungen der Nervenaktionspotentiale

lenfalls wird während der Operation passager extendiert, um sicher zu sein, daß durch die Bohrosteoklasie der Knochen vollständig durchtrennt wurde.

Für die erste Woche beträgt die Distraktionsstrecke 0 cm. Anschließend erfolgt die vorsichtige Verlängerung um 0,5 mm bis selten 1 mm 1- bis 2mal täglich in der EMG-Abteilung.

Aus der Voruntersuchung sind der Reizort, die Reizstärke und die zu erwartende Reizantwort bekannt.

Reizantworten werden nach ihrer Form eingeteilt (Abb. 2). Normal sind überwiegend monophasische, aber auch biphasische Formen. Die Nervenleitgeschwindigkeit liegt zwischen 40 und 60 m/s, mit großer individueller Streuung. Bei beginnender Läsion des N. peronaeus sind Signalveränderungen festzustellen, die in ihrer Wertigkeit eine Abstufung erlauben:

1. Neben einer regelrechten Reizantwort eine verlangsamte Komponente geringer Amplitude
2. Beginnende Polyphasie (mehrere verlangsamte Komponenten mit Verminderung der Amplitude der Hauptreizantwort)
3. Ausgeprägte Polyphasie und deutliche Amplitudenverminderung
4. Extreme Verkleinerung der Reizantwort bzw. keine sicher reproduzierbare Reizantwort

Die Messungen werden jeweils vor der beabsichtigten Verlängerung, 10 min nach der Verlängerung und 20 min nach der Verlängerung wiederholt, da die Untersuchungen gezeigt haben, daß sich die Signalantworten durch die Extension rasch verändern können.

Wenige Minuten nach der Verlängerung erkennt man pathologische Veränderungen des Nervenaktionspotentials (Abb. 1). In diesen Fällen wird die Extension sofort wieder zurückgenommen und nach kurzer Zeit ließen sich wieder regelrechte Potentiale registrieren.

Das Beispiel eines 15jährigen Mädchens mit einer Hemihypertrophie zeigt, daß der N. peronaeus nach einer Verlängerung der Tibia um 40 mm seine Adaptationsfähigkeit verloren hat. Nach täglicher Extension von 1 mm über 40 Tage veränderte sich die Aktionspotentiale und wurden polyphasisch. Tägliche Kontrollen zeigten nach 4 Tagen, in denen nicht weiter verlängert wurde, eine Erho-

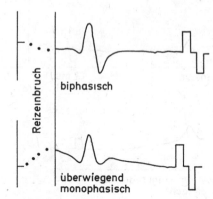

Physiologische Nervenaktionspotentiale

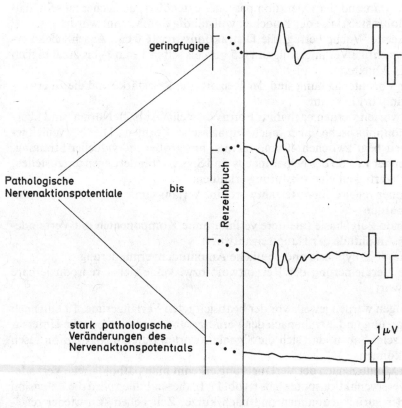

Abb. 2. Signalveränderungen bei beginnender Läsion des N. peronaeus

Abb. 3. 15jährige Patientin mit Hemihypertrophie Beinlängendifferenz 75 mm. Abbrechen der Distraktion nach 40 mm Verlängerung

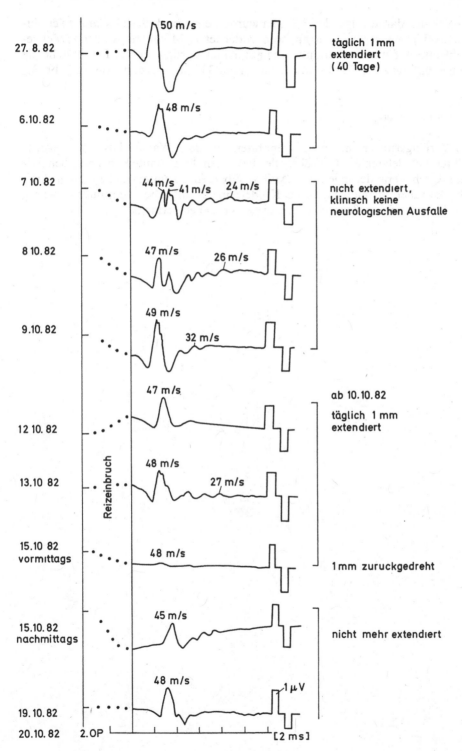

lung. In den darauffolgenden 3 Tagen wurde weiter extendiert. Es kam zu erneuten Erschöpfungserscheinungen, so daß der letzte Millimeter wieder zurückgedreht und auf weitere Verlängerung verzichtet werden mußte. Die bestehende Längendifferenz von 75 mm war lediglich auf 33 mm reduziert worden (Abb. 3).

Zusammenfassung

Bei Verlängerungen an den Extremitäten mit dem Wagner-Distraktor wurde während der letzten 6 Jahre bei $^2/_3$ der Patienten die geplante Extensionsbehandlung durch Veränderungen im EMG vorübergehend unterbrochen. Neurologische Ausfallerscheinungen, die bei Kindern in der Entstehung mitunter schwierig zu erkennen sind, ließen sich durch dieses Vorgehen vermeiden.

Das Verhalten der Epiphysenfuge bei verschiedenen Distraktionsmethoden

J. Kenwright und J. L. Cunningham

The Nuffield Orthopaedic Centre Headington, GB-Oxford OX3 7LD

Einführung

Heute wird die transphyseale Distraktion zur Korrektur von Beinlängendifferenzen im Wachstumsalter häufig angewandt. Die Methode ist von besonderem Wert bei der Korrektur von Beinlängendifferenzen, die zusammen mit Deformitäten nahe der Epiphyse auftreten [1]. Das Hauptinteresse der Methode gilt dem Einfluß der Distraktion auf das spätere Wachstum der distrahierten Epiphyse.

Die Verlängerung eines Knochens durch Distraktion einer Epiphysenfuge wurde zum ersten Mal in einem Experiment von Ring beschrieben [12]. Seither haben viele Untersuchungen gezeigt, daß die epiphyseale Distraktion zur Knochenverlängerung mit gleichzeitiger Fraktur der Epiphysenfuge führen kann. Die mechanischen Zustände, die dazu führen, sind genau unter experimentellen und klinischen Bedingungen [1, 2, 6–10, 13, 15] definiert worden.

Es wurden Versuche unternommen, den nicht ausgewachsenen Knochen zu verlängern, indem Distraktionskräfte angewandt wurden, die nicht die Epiphysenfuge frakturieren. Die ersten Untersuchungen [7, 11, 14] zeigten sehr unterschiedliche Ergebnisse. Aber sie demonstrierten, daß die Gliedmaße gering verlängert werden konnte und daß die Epiphysenfuge sich verbreiterte. Durch diese Methode konnten jedoch nur geringgradige Verlängerungen erzielt werden [7].

In letzter Zeit konnte gezeigt werden [3], daß das biologische Verhalten der Wachstumsfuge durch die Applikationsgeschwindigkeit der Distraktionskräfte beeinflußt werden kann. Bei sehr jungen Kaninchen kann eine Verlängerung ohne Fraktur der Wachstumsfuge auftreten. Dieser Vorgang wurde als Chondrodiatasis bezeichnet; es wurde behauptet, daß dies bei kleinen Kindern ebenfalls eintreten könne, wenn langsame Distraktionsgeschwindigkeiten von 0,5 mm/Tag angewandt würden [4]. Das folgende Wachstum nach dieser Verlängerung war weder unter klinischen noch unter experimentellen Bedingungen beeinträchtigt. Experimentell konnte noch gezeigt werden, daß die Schädigung der Wachstumsfuge bei Anwendung von schwachen Distraktionskräften gering gehalten werden konnte, auch wenn es zur Fraktur kam [5].

In der klinischen Praxis wird eine Beinverlängerungsoperation bei Patienten zwischen 13 und 15 Jahren durchgeführt, entweder weil die Längendifferenz jetzt vorhanden ist, oder weil eine genaue Vorhersage der späteren Längendifferenz erst in diesem Alter möglich ist. Die Reife der Epiphyse zu bestimmen, kann jedoch schwierig sein. Wenn die epiphyseale Distraktion zu früh durchgeführt wird,

Th Stuhler (Ed)
Fixateur externe – Fixateur interne
© Springer-Verlag Berlin Heidelberg 1989

ist ein Längenwachstumsverlust aufgrund der Fraktur der Wachstumszone die
Folge; erfolgt sie zu spät, müssen große, potentiell schädigende Distraktionskräfte angewendet werden [9]. Die Chondrodiatasis sollte also möglichst zur Zeit der
Knochenreife erfolgen. In den gegenwärtigen Untersuchungen wird das Verhalten der Wachstumszone gegenüber verschiedenen Distraktionsmethoden untersucht, kurz vor dem Wachstumsabschluß des Skeletts unter klinischen Bedingungen. Das Ziel dieser Studie war es, abzuschätzen, wie die Wachstumsfuge auf verschiedene Distraktionsmethoden mechanisch reagiert. Dabei sollte eine Methode
gefunden werden, bei der es zu einer signifikanten Verlängerung ohne Ruptur der
Epiphysenfuge kommt.

Methoden

Die epiphyseale Distraktion wurde bei Kindern angewandt, bei denen die Beinverkürzungen auf die unterschiedlichsten Ursachen zurückzuführen waren. Die
Distraktionen wurden im Alter zwischen 13 und 15 Jahren durchgeführt.

Es wurde ein unilateraler Fixateur externe (Dynabrace Fixator, Richards Me-
dical Company, U. K.) verwendet, wobei Schanz-Schrauben so angebracht wurden, daß Traktion entweder auf die proximale tibiale oder auf die distale femorale
Epiphyse ausgeübt werden konnte. Der Rahmen des Fixateurs wurde modifiziert,
so daß 2 Schrauben oberhalb der Epiphysenfuge senkrecht zur Längsachse des
Knochens eingebracht werden konnten. Verschiedene Traktionsmethoden wurden angewandt, und die axiale Traktionskraft wurde mit einer geeichten Meßein-
richtung am Fixateur befestigt, gemessen (Abb. 1). Die axiale Kraft wurde vor
und sofort nach jeder Erhöhung der Verlängerung gemessen. Mit der Distraktion
wurde 48 h nach Anlegen des Fixateurs begonnen.

Die Distraktion wurde entweder mit definierter Geschwindigkeit oder mit
konstanter Kraft angewendet. Bei konstanter Geschwindigkeit und Distraktion
betrug die Geschwindigkeit zwischen 0,5 mm und 1 mm/Tag, und bei konstanter
Kraft und Distraktion wurde die Geschwindigkeit so variiert, daß die vorher bestimmte Kraft konstant blieb.

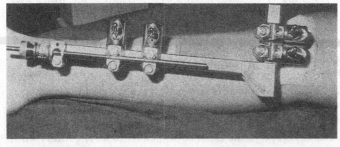

Abb. 1. Fixateur externe, der für eine epiphyseale Distraktion benutzt wird, die Kraftmeßeinrich-
tung ist am distalen Ende sichtbar

Ergebnisse

Bei einer Distraktionsgeschwindigkeit von 0,5 mm/Tag kam es jedesmal zu einem stetigen Ansteigen der Spitzenkraft (der Kraft, die sofort nach der Distraktion gemessen wurde) bis zu einem Maximum nach 24 Tagen, nach dem diese Kraft dann wieder abnahm (Abb. 2). Die Spitzenkraft, die bei Verletzung der Wachstumsfuge auftrat, lag je nach Skelettalter bei der proximalen tibialen Epiphyse zwischen 350 und 800 N. Ein solches Kräfteverhalten muß zu Frakturen führen, und Röntgenaufnahmen, die gleich nach dem Abfall der Kraft aufgenommen wurden, bestätigten eine Verbreiterung der Epiphysenfuge (Abb. 3a, b). Weitere Distraktion nach Verletzung der Wachstumszone erzeugt Kräfte, die mit der Zeit stetig zunehmen. Dies führt man einmal auf die Spannung der Weichteile zurück, zum anderen auf das Ausmaß der knöchernen Heilung der frakturierten Wachstumsfuge (Abb. 3c, d).

Bei der kraftkontrollierten Distraktion wurde die Distraktion so angewandt, daß die Spitzenkräfte unterhalb nahe der Kraft blieben, bei welcher es vorher bei anderen Patienten im gleichen Knochenalter zu Frakturen der Epiphysenfuge kam. Die Ergebnisse zeigten, daß es trotz dieser konstanten Kräfte, die alle unter einer bestimmten Grenze lagen, zu Frakturen kam.

Bei der Korrektur einer Deformität mit epiphysealer Brückenbildung (Abb. 4) wurden große Kräfte benötigt, um eine signifikante Verlängerung zu erzielen (Abb. 5). Die Brückenbildung konnte rupturiert und eine Korrektur erreicht werden (Abb. 6), vorausgesetzt, die Ausdehnung der Brücke betrug nicht mehr als

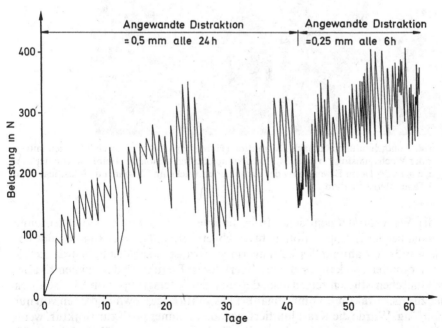

Abb. 2 Distraktionskraft, gemessen mit der Zeit bei einer initial konstanten Distraktionsgeschwindigkeit von 0,5 mm/Tag

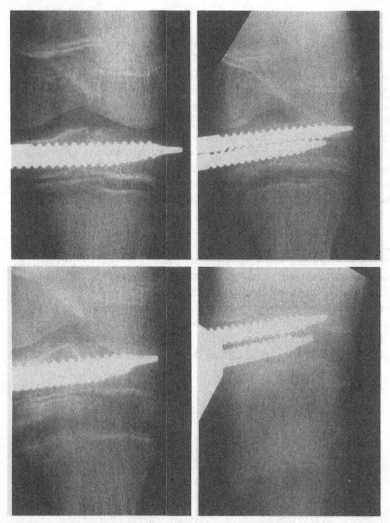

Abb. 3 a–d. Röntgenaufnahmen nach Distraktion (Patient von Abb. 2): **a** nach 27 Tagen initiale Fraktur der Wachstumsfuge; **b** nach 34 Tagen komplette Separation der Epiphyse von der Metaphyse; **c** nach 34 Tagen Erweiterung der distrahierten Lücke und beginnende Kalzification; **d** nach 73 Tagen Reossifikation

25% der Wachstumszonenfläche. In bestimmten Fällen wurde eine Osteotomie der Fibula bei der Erstoperation nicht durchgeführt, und das proximale Ende der Fibula wanderte während des Verlängerungsprozesses nach distal. Wurde die Fibula osteotomiert, so kam es zu einer merklichen Reduktion der axialen Kräfte. Diese klinischen Studien zeigen also, daß es in der Altersgruppe von 13–15 Jahren immer zu einer Fraktur kommt, sogar bei Distraktionsgeschwindigkeiten von nur 0,5 mm/Tag. Wurde die Kraft limitiert, so kam es immer noch zur Fraktur, wenn eine Verlängerung erreicht werden sollte. Frakturen traten gewöhnlich bei Kräften zwischen 350 und 800 N auf.

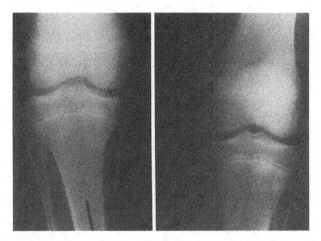

Abb. 4. Präoperatıve Röntgenaufnahmen, partıelle Brückenbildung der medıalen tıbialen Epıphyse des rechten Beines

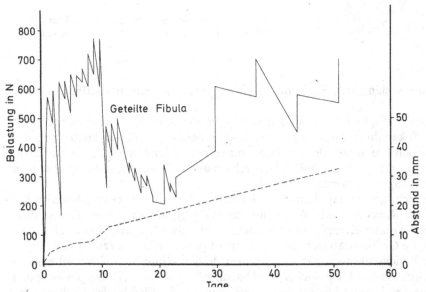

Abb. 5. Distraktıonskraft und Abstand, gemessen mıt der Zeıt, beı epiphysealer Brückenbildung (Kraft ———, Abstand ————)

Diskussion

Die epiphyseale Distraktion wird regelmäßig für die Korrektur von Beinlängendifferenzen benutzt, und eine verläßliche Verlängerung zwischen 3 und 6 cm kann mit einer geringen Häufigkeit von Komplikationen erreicht werden [9]. Erst kürzlich wurde diese Operation benutzt, um achondroplastische Patienten zu verlängern [4]. Diese epiphyseale Distraktion hinterläßt wenig Narben, die Infektions-

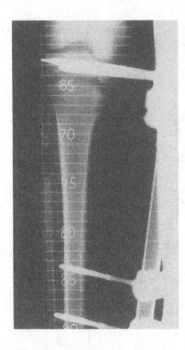

Abb. 6. Rontgenbild nach Distraktion. Fraktur der
Brücke und initiale Korrektur der Achsenabweichung

gefahr des verlängerten Segments ist gering, und das Segment ossifiziert immer
spontan.

Einige Komplikationen sind beschrieben worden; im Zusammenhang mit
Schraubenkanalinfektionen auftretende Verzögerungen der Belastbarkeit des
verlängerten Segments, Deformitäten, die während der Verlängerung auftreten,
und der Verlust von Wachstumspotential, der auf die Distraktion der wachsenden
Epiphysenfuge zurückzuführen ist [4, 9].

Die wichtigste Komplikation ist der schädliche Einfluß der epiphysealen Distraktion auf das folgende Wachstum des verlängerten Knochens. Das statisti-
sche Risiko dieser Komplikation ist nicht beschrieben worden, aber es gibt ohne
Zweifel die Gefahr, daß sich die wachsende Epiphysenfuge vorzeitig schließt. In
unserer Patientengruppe gab es in einigen Fällen Hinweise auf ein gehemmtes
Wachstum. Andere Untersucher [8, 9] haben auf diese Gefahren hingewiesen und
die späte epiphyseale Distraktion empfohlen, um die Gefahr des Verlustes des
Wachstumspotentials zu vermeiden. Bei Operationen zu diesem Zeitpunkt können die folgenden Komplikationen auftreten: Das Wachstumspotential kann besonders bei abnormen Epiphysen falsch abgeschätzt werden; die Distraktion
kann entweder zu früh durchgeführt werden, so daß zukünftiges Wachstum gehemmt wird, oder zu spät, so daß die Distraktion nicht erreicht werden kann; die
notwendigerweise sehr großen Kräfte können den Knochen im Bereich der
Schrauben schädigen.

Viele Experimente haben auch verschiedene Ergebnisse über das Wachstum
nach epiphysealer Distraktion gezeigt [3, 5, 6, 8, 10, 13]. Die meisten Untersuchungen zeigen ein variables Ausmaß der Wachstumshemmung der distrahierten

Epiphysenfuge [8, 9], obwohl gezeigt werden konnte [5], daß das Risiko der Wachstumsstörung von der Distraktionsgeschwindigkeit abhängig ist. Auch die Wachstumshemmung kann durch niedrige Distraktionsgeschwindigkeiten vermieden werden, selbst wenn Frakturen auftreten.

Diese Wachstumshemmung wird auf die Fraktur zurückgeführt [8, 9], obwohl experimentell nachgewiesen werden konnte, daß sie durch die hypertrophische Zone der Epiphyse geht, ohne die germinativen Schichten mit einzubeziehen [15]. Der exakte Mechanismus der Wachstumshemmung ist aus diesen Gründen noch nicht klar.

Man glaubt, daß die Gefahr einer späteren Wachstumsstörung geringer ist, wenn die Distraktion der Epiphyse ohne Fraktur gelingt. Die Chondrodiatasis führt im Experiment zu großen Verlängerungen (16,5%) ohne Fraktur, wenn eine langsame Distraktionsgeschwindigkeit von 0,5 mm/Tag in gleichen Schritten angewandt wird [3]. Diese Ergebnisse zeigen auch, daß das weitere Wachstum der distrahierten Epiphyse nicht gehemmt wird. Ähnliche Distraktionsmethoden wurden bei kleinen Kindern angewandt; in nahezu allen Fällen, wenn auch nicht immer, wurde das weitere Wachstum nicht beeinflußt [4]. Jedoch war es nicht möglich nachzuweisen, daß die Verlängerung nach dieser Methode bei diesen Kindern ohne Fraktur vor sich ging.

In der vorliegenden Studie wurden mehrere Distraktionsmethoden bei Kindern kurz vor Wachstumsabschluß durchgeführt, und die mechanische Antwort der Wachstumszone auf diese Distraktion durch Messung der axialen Distraktionskräfte aufgezeichnet. Es kam immer zu einem großen Verlust der Spitzenkraft über der Epiphyse, der nur durch eine Fraktur zu erklären ist. Dies war bei allen Distraktionsmethoden der Fall, sogar bei langsamen Distraktionsgeschwindigkeiten, die bei Chondrodiatasis empfohlen wurden. Eine Fraktur der Wachstumszone kam auch bei sehr kleinen Distraktionsgeschwindigkeiten (0,25 mm/Tag) bei ungefähr gleichaltrigen Kindern vor [2]. Kraftkontrollierte Distraktion wurde auch in der vorliegenden Studie angewandt, in welcher die Kräfte niedriger lagen als in der Gruppe mit Frakturen. In dieser Altersgruppe war ein signifikanter Längenzuwachs in keinem Fall möglich, ohne ein Frakturmuster der Kraft-Zeit-Beziehung zu erzeugen.

Deformität ist eine häufige Komplikation nach epiphysealer Distraktion. Es werden verschiedene Muster von Funktionsstörungen der Epiphysenfuge gezeigt. Manchmal kam es in 2 Stadien zu Störungen, was zu der Annahme einer frühen Funktionsstörung mit Verbreiterung der Fraktur durch die Wachstumszone führt. Es kann zu einer Deformierung kommen, die korrigiert werden muß. Bei Distraktionen der oberen tibialen Epiphyse kommt es zu entgegengesetzten Kräften, die durch die intakte Epiphyse der Fibula bedingt sind. Um eine Deformierung zu vermeiden, wird die Fibulaosteotomie am besten bei der Erstoperation durchgeführt.

Die bei der Ruptur der Wachstumsfuge auftretende Kraft wurde bestimmt; sie variiert mit dem Skelettalter des Kindes und der Erkrankung. Bei einer Brückenbildung der Epiphyse waren hohe Kräfte notwendig, bis es zu einer Ruptur kam. Durch die Messung der axialen Kraft war es möglich, jeden Tag die Kraft in kleinen Schritten zu erhöhen und die Resultate aufzuzeichnen. Die Distraktionsgeschwindigkeit kann dann in dem Zeitpunkt reduziert werden, wenn man an der erreichten Spitzenkraft abschätzen kann, ob eine Ruptur bevorsteht. Dadurch kann theoretisch die Schädigung der Wachstumszone klein gehalten werden [5]. Man könnte phasenweise die entsprechende Kraft an der Epiphyse während der Distraktion anwenden, so daß es nicht zu einer Fraktur der Epiphysenfuge, sondern zu einer optimalen Längenzunahme kommt. Beim heutigen Wissensstand ist eine solche Distraktionsmethode bei Kindern nicht bekannt; es muß angenommen werden, daß Frakturen besonders beim älteren Kind auftreten. Daraus folgt, daß bei der Anwendung von epiphysealer Distraktion die Gefahr einer Störung des epiphysealen Wachstums besteht. Beim älteren Kind ist es deshalb sehr wichtig, das Skelettalter genau zu schätzen, so daß die epiphyseale Distraktion nicht zu früh und nicht zu spät angewandt wird.

Literatur

1. Canadell J, de Pablos J (1985) Breaking bony bridges by physeal distraction: a new approach. Int Orthop 9:223
2. Crawford EJP, Jones CB, Dewar ME, Aichroth PM (1987) Distraction forces in children undergoing epiphyseal leg lengthening. Orthop Trans 11:302
3. de Bastiani G, Aldegheri R, Renzi Brivo L, Trivella G (1986) Limb lengthening by distraction of the epiphyseal plate. J Bone Joint Surg [Br] 68:545
4. de Bastiani G, Aldegheri R, Renzi Brivo L, Trivella G (1986) Chondrodiatasis – controlled symmetrical distraction of the epiphyseal plate. J Bone Joint Surg [Br] 68:550
5. de Pablos J, Villas C, Canadell J (1986) Bone lengthening by physial distraction: an experimental study. Int Orthop 10:163
6. Fishbone BM, Riley LH (1978) Continuous transphyseal distraction: experimental observations. Clin Orthop 136:120
7. Hert J (1969) Acceleration of the growth after decrease of load on epiphyseal plates by means of spring distractors. Folio Morphol 17:194
8. Letts RM, Meadows L (1978) Epiphysiolysis as a method of limb lengthening. Clin Orthop 133:230
9. Monticelli G, Spinelli R (1981) Distraction epiphysiolysis as a method of limb lengthening. Clin Orthop 154:254
10. Peltonen J, Alitalo I, Karaharju E, Helio H (1984) Distraction of the growth plate: experiments in pigs and sheep. Acta Orthop Scand 55:359
11. Porter RW (1978) The effect of tension across a growing epiphysis. J Bone Joint Surg [Br] 60:252
12. Ring PA (1958) Experimental bone lengthening by epiphyseal distraction. Br J Surg 46:169
13. Sledge CB, Noble J (1978) Experimental limb lengthening by epiphyseal distraction. Clin Orthop 136:111
14. Smith WS, Cunningham JB (1957) The effect of alternating distracting forces on the epiphyseal plates of calves; a preliminary report. Clin Orthop 10:125
15. Spriggins AJ, Woods C, Kenwright J (1987) Effects of distraction loads on the growth plate of the tibia: an experimental study. Trans Orthop Res Soc 12:492

Die Technik der Extremitätenverlängerung nach Ilisarov

J. Correll

Orthop. Kinderklinik, Postfach 11 40, D-8213 Aschau i. Chiemgau

Die Verlängerung verkürzter Gliedmaßen mit der Methode nach Ilisarov erlaubt es, mit einem einzeitigen Verfahren Extremitätenverlängerungen und/oder gleichzeitige Korrekturen von Fehlstellungen durchzuführen. Ein Ringfixateur externe wird mit gekreuzt gebohrten Kirschner-Drähten an der Extremität befestigt. Die tägliche Verlängerungsstrecke beträgt ca. 1 mm, die tägliche Winkelkorrektur ca. 1–2°. Nach der gewünschten Korrektur- bzw. Distraktionsphase folgt die Konsolidierungsphase, während der das ossäre Autoregenerat aushärtet. Am Ende dieser Phase wird der Fixateur externe abgenommen.

Die Methode der Extremitätenverlängerung nach Ilisarov bietet in Verbindung mit dem Ringfixateur externe gegenüber monolateralen Fixationssystemen den Vorteil, daß eine extreme Konstruktionsvariabilität der Apparateanordnung möglich ist. Es können neben der reinen Verlängerung auch gleichzeitig Korrekturen von Achsenfehlstellungen oder Gelenkdeformitäten erfolgen. Die geringe Traumatisierung während des gesamten Verfahrens erlaubt gewebeschonendes Arbeiten und ermöglicht auch große Verlängerungen in einem Verlängerungsverfahren [1, 2, 4, 5].

Es handelt sich vorzugsweise um Patienten mit Kleinwuchs (z. B. Achondroplasie) und Patienten, bei denen aus unterschiedlichen Gründen einseitige Extremitätenverkürzungen vorgelegen haben (Tabelle 1 und Abb. 1).

Beim Kleinwuchs führen wir generell eine bilaterale simultane Verlängerung durch. Der Vorteil dieser Maßnahme ist die Möglichkeit, bei Schwierigkeiten auf einer Seite das Verfahren insgesamt an der schlechteren Seite zu orientieren. So kommt es nicht zur iatrogenen Beinlängendifferenz. Ein weiterer Vorteil der Methode ist, daß der Patient beim Laufen beide Beine gleichmäßig belastet.

Tabelle 1. Ursachen von Extremitätenverkürzungen

A. Einseitige Extremitätenverkürzung von 3 cm und mehr, verursacht durch
   1. Angeborene Wachstumsstörung
   2. Poliomyelitis
   3. Knochen- und Gelenktuberkulose
   4. Septische Koxitis und Osteomyelitis
   5. Posttraumatische Deformationen
B. Deformitäten der Extremitäten
C. Kleinwuchs (z. B. Achondroplasie)

Th Stuhler (Ed)
Fixateur externe – Fixateur interne
© Springer-Verlag Berlin Heidelberg 1989

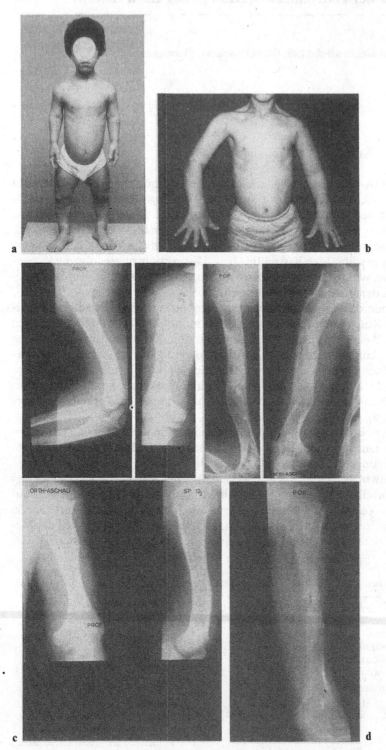

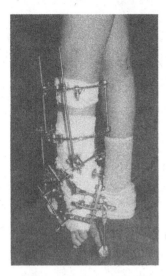

Abb. 2. Patient Ö. D., 14 Jahre, longitudinaler Strahldefekt. Klinisches Beispiel für eine gelenk-überspringende Montage bei einer Beinverkürzung von 13,5 cm

Bei den einseitigen Verlängerungen versuchen wir in aller Regel, den Beinlängenausgleich sowie eine evtl. notwendige Korrektur in einem Verfahren durchzuführen. Die Variabilität des Fixateur externe ermöglicht es auch in Extremfällen, die Extremität sicher zu fassen und die gleichzeitige Korrektur und Verlängerung zu steuern. Gelenküberspringende Montagen erlauben unter gleichzeitiger Distraktion die Erhaltung der Gelenkfunktion (Abb. 2).

Wir verwenden eine selbstentwickelte Modifikation der Ilisarov-Kompaktotomie. Diese induziert eine kräftige ossäre Autoregeneratbildung. Die im Laufe der letzten 12 Monate durchgeführten 40 Verlängerungen mit und ohne Korrekturen hatten in allen Fällen eine zeitgerechte Autoregeneratbildung zur Folge. In 2 Fällen (Oberarm) kam es zu einer vorzeitigen Konsolidierung, so daß eine Rekompaktotomie erforderlich wurde [1].

Unabdingbare Voraussetzung für den Erfolg des Verfahrens ist die intensive krankengymnastische Behandlung, die täglich über mehrere Stunden gehen muß. Außerdem müssen die Patienten die operierte Extremität belasten. An den Beinen wird dies durch Gehübungen erreicht, an den Armen sind neben der krankengymnastischen Behandlung beschäftigungstherapeutische Maßnahmen notwendig.

Den zahlreichen Vorteilen der Methode stehen einige Nachteile gegenüber: Die teilweise sehr zeitaufwendige Montage der Apparatur und die besonders bei sehr kurzen Extremitäten manchmal kaum mögliche Röntgendarstellbarkeit des Extremitätenabschnittes. (Aus diesem Grund setzen wir in bestimmten Fällen auch einen monolateralen Fixateur externe ein.) Bei ungenügender Kooperationsfähigkeit des Patienten ist das gesamte Verfahren gefährdet.

Abb. 1 a–d. Patient S. P., 13 Jahre, Achondroplasie. Oberarmverlängerung beidseits simultan um 8,5 cm. **a** Patient präoperativ klinisch, **b** postoperativ klinisch, **c** präoperativ röntgenologisch, **d** postoperativ röntgenologisch

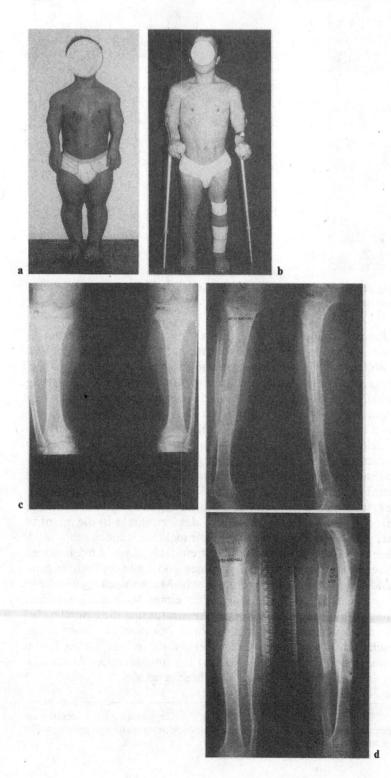

Tabelle 2. Komplikationen

	N	%
Operationsverfahren	40	
Drähte pro Operation	10,3	
Gesamtdrahtzahl	422	
(Austrittsstellen)	844	
Infektionen		
Oberflächlich	31	7,4
Weichteil	5	1,2
Knochen	0	
Beobachtungszeit (durchschnittlich)	4,5 Monate	

Der maximale Längengewinn bei synchroner bilateraler Verlängerung betrug bisher bei einem Patienten mit einer Achondroplasie 14 cm durch eine operative Sitzung. Die Apparate wurden 9 bzw. 11 Monate am Patienten belassen (Abb. 3).

An Komplikationen traten bisher lokale entzündliche Erscheinungen an den Drahtaustrittsstellen auf. Diese konnten in aller Regel durch besondere lokale Behandlung beseitigt werden. In einigen Fällen war eine antibiotische Behandlung notwendig, eine ossäre Beteiligung hat sich bisher bei keinem Patienten gezeigt. In wenigen Fällen kam es zu Drahtbrüchen, wobei die Drähte teilweise zwischen Ringfixateur und Haut brachen, so daß sie wieder gefaßt und unter Spannung gesetzt werden konnten. Bis auf eine Ausnahme wurden neue Drähte – soweit dies noch notwendig war – in örtlicher Betäubung gebohrt (Tabelle 2).

Aus unseren ca 5jährigen Erfahrungen – davon 40 in der Orthopädischen Klinik in Aschau durchgeführte Verlängerungsverfahren – läßt sich eine Reihe von Indikationen für das Verlängerungsverfahren finden [3].

Wir verlängern bei einer Beinverkürzung von 3 cm und mehr. Die Beinverkürzung kann unterschiedliche Ursachen (angeborene Wachstumsstörung, Poliomyelitis, Knochen- oder Gelenktuberkulose, septische Koxitis oder Osteomyelitis) haben sowie posttraumatisch entstanden sein. Gleichermaßen läßt sich das Verfahren bei gleichzeitiger Korrektur von Achsenfehlstellungen (Varus- und Rotationsdeformitäten) durchführen. Die letzte Krankheitsgruppe kann auch isoliert behandelt werden.

Natürlich gibt es bei dem Verfahren auch eine Reihe von Kontraindikationen, die unbedingt beachtet werden müssen. Im Vordergrund stehen ausgeprägte Durchblutungs- und Innervationsstörungen im Bereich der verkürzten Extremität, eine Subluxation oder Luxation im Hüft-, Knie- oder Sprunggelenk, Weichteilentzündungen und rezidivierende Osteomyelitiden (Tabelle 3).

Während des gesamten Verfahrens besteht eine Reihe von Risiken und Komplikationsmöglichkeiten, die eine intensive Überwachung des Patienten erforderlich machen. Es ist nicht auszuschließen, daß ein Verlängerungsverfahren wäh-

Abb. 3a–d. Patient R.B., 16 Jahre, Achondroplasie. Simultane Unterschenkelverlängerung von 14 cm. **a** Patient präoperativ klinisch, **b** postoperativ klinisch, **c** präoperativ rontgenologisch, **d** postoperativ röntgenologisch

Tabelle 3. Kontraindikationen zur Operation

Dysplasie, Subluxation oder Luxation im Knie-, Hüft- oder Sprunggelenk
Durchblutungs- und Innervationsstörungen der verkürzten Extremität
Chronische oder floride Infekte

rend der Prozedur abgebrochen werden muß. Dies war bei unseren Patienten bisher noch nicht erforderlich. Die Schwierigkeiten und die große Anzahl von Komplikationsmöglichkeiten machen es erforderlich, die Indikation zur Verlängerung sehr zurückhaltend zu stellen. Verlängerungsverfahren sind Eingriffe, die in das Leben der betroffenen Patienten sehr einschneiden. Sie sollten deshalb nur gemacht werden, wenn absolute Vertrautheit mit den Vor- und Nachteilen der Methode besteht. Vor einer breiten Anwendung muß gewarnt werden [2, 3, 6, 7].

Literatur

1. Correll J (1988) Die operative Verlängerung/Korrektur durch Fixateur externe bei angeborener oder erworbener Gliedmaßendeformität. Med Orth Tech 108:135–143
2. Correl J (1988) Operative Korrektur verkurzter oder deformierter Gliedmaßen mit der Ilisarov-Methode. Kinderarzt 19:1261–1277
3. Ilisarov C (1954) Ein neues Prinzip einer Osteosynthese mit Ringen und gekreuzten Drähten. Kurgan (Medizinisch-wissenschaftliche Arbeiten, 145)
4. Wasserstein I, Correll J (1984) Die Distraktions-Kompressions-Methode zur Verlängerung verkürzter Extremitäten mit homologen zylindrischen Knochen Orthop Tech 35:425–428
5. Wasserstein I, Correll J, Niethard FU (1986) Die geschlossene Distraktionsepiphyseolyse zur Beinverlängerung und Beinachsenkorrektur bei Kindern. Z Orthop 124·743–750
6. Wittmoser R (1950) Diskussionsbemerkung Langenbecks Arch Klin Chir 264:531
7. Wittmoser R (1953) Zur Druckosteosynthese. Langenbecks Arch Klin Chir 276·229

Beinverlängerung bei achondroplastischen Zwergen

A. Memeo, A. Paronzini, R. Facchini und G. Peretti

Via G. Rovani 59, 20099 Sesto San Giovanni, Milano, Italien

Einleitung

Zur operativen Behandlung des achondroplastischen Zwergwuchses ist es von Nutzen, auf die neuesten Erfahrungen aus Tierexperimenten [8] und aus Operationen schwerer Formen von Gliedmaßenlängendifferenzen [1] zurückzugreifen. Mit diesen Erfahrungen wurde eine neue Behandlungsmethode entwickelt, die einige Verbesserungen der Gliedmaßenverlängerungen erzielt. Daher wurden Pädiater, Psychologen und Physiker miteinbezogen [7].

Patienten und Methoden

Seit 1979 wurden 90 Knochensegmente verlängert, 11 Patienten hatten eine Achondroplasie, wobei 34 Knochensegmente verlängert wurden.

Das Durchschnittsalter bei der ersten Operation betrug 5 Jahre.

Bei der ersten Operation im Alter von 5 Jahren wurde das Femur verlängert, im Alter von 6 Jahren die Tibia. Das Verfahren wurde mit 10 und 12 Jahren wiederholt, hintereinander auf beiden Seiten.

Tabelle 1. Die 4 Stufen der Verlängerung bei einem achondroplastischen Zwerg (*M* männlich, *W* weiblich)

Name	Geschlecht	Diagnose	Femur (1. Operation mit 4 Jahren)	Tibia (1. Operation mit 5 Jahren)	Femur (2. Operation mit 10 Jahren)	Tibia (2. Operation mit 11 Jahren)
C.I.	W	Rachitis	*			
C.A.	W	Achondroplastie	*	*		
G.M.	M	Achondroplastie	*	*		
G C.	W	Achondroplastie	*	*		
M.N.	M	Achondroplastie	*			
C A.	W	Achondroplastie	*			
S.A.	M	Achondroplastie	*	*		
S.A.	M	Dischondroplastie	*	*		
S.S.	W	Dischondroplastie		*		
S G.	W	Dischondroplastie	*			
S.T.	W	Rachitis		*		

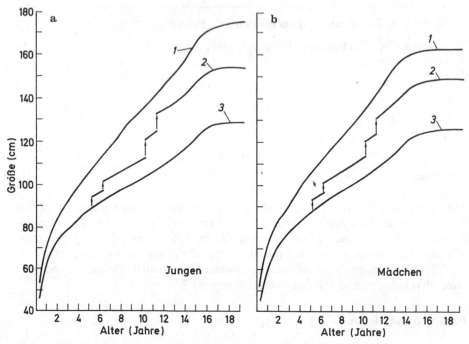

Abb. 1 a, b. Theoretisches Wachstum eines achondroplastischen Zwerges nach den 4 Stufen der Verlängerung. **a** Jungen, **b** Mädchen. *1* 50. Perzentile der Wachstumskurve von normalen Kindern. *2* Achondroplastischer Patient mit den 4 Stufen der Verlängerung. *3* Wachstumskurve von achondroplastischen Kindern

Während der Operation wurde unter Schonung der Knochenmarkzirkulation eine Kortikotomie durchgeführt. Dann wurden die beiden Knochenfragmente 2mal am Tag um 0,5 mm auseinander gezogen [5, 6].

Für die Femurverlängerung wurde ein axialer Fixateur externe benutzt, für die Tibiaverlängerung ein zirkulärer Fixateur externe (E. C. S.) [3, 4, 9].

Diese Behandlung beginnt am ersten postoperativen Tag. Die Dauer richtet sich nach dem Ausmaß der Knochenverlängerung. Die maximale Verlängerung betrug $^1/_3$ der ursprünglichen Knochenlänge [8].

Der Krankenhausaufenthalt lag zwischen 40 und 60 Tagen, die Knochenverlängerung dauerte zwischen 8 und 12 Monaten, wobei die Knochenstabilisierung zwischen 6 und 13 Monaten variierte, mit Unterschieden in den 4 Knochensegmenten. Die Physiotherapie begann sofort postoperativ und wurde noch 30 Tage nach dem Abschluß der Knochenverlängerung weitergeführt.

Zusammenfassung

Wir schlagen eine chirurgische Technik zur Gliedmaßenverlängerung des achondroplastischen Kindes vor.

Es gibt 4 Stufen: Die erste im Alter von 5 Jahren, die folgenden bei 6, 10 und 12 Jahren. Bei dieser Art der Behandlung werden die Komplikationen reduziert, die normalerweise im Erwachsenenalter auftreten. Wir konnten auch feststellen, daß das Spontanwachstum stimuliert wird.

Literatur

1. Arosio B, Catalano PA (1983) Il trattamento chirurgico delle dismetrie degli arti inferiori. Policlin Sez Chir 90/5:24–29
2. Bianchi Maiocchi A (1983) L'osteosintesi transossea secondo Ilizarov, vol I. Medı Surgical Video, Milano, p 322
3. De Bastiani G, Aldigheri R, Renzi Brivio L, Trivella G (1986) Chondrodiatasis – controlled symmetrical distraction of the epiphyseal plate. J Bone Joint Surg [Br] 68/4:550–556
4. Ilizarov GA, Soblemann IM (1969) Some clinical and experimental data concerning bloodless lengthening of the lower extremities. Eksp Khıev Anesthesiol 4:27
5. Mezheina EP, Roulla EA (1984) Methods of lımb elongation with congenital inequality in children. Pediatr Orthop 4:201–207
6. Monticelli G, Spinelli R (1981) Distraction epıphysiolysıs as a method of lımb lengthenıng. Clin Orthop 154:254–285
7. Peretti G, Morandı A, Catalano PA (1985) Il trattamento chirurgıco deı nanısmi, una scelta difficile. Riv Med Prat 133:1–13
8. Perettı G, Facchini R, Paronzini A, Memeo A (in press) Lengthening of the lower extremities by means of external cırcular stabilızer. Sperri, Udine
9. Wagner H (1978) Operative lengthening of the femur. Clin Orthop 136:125–142

Extremitätenverlängerung im Kindesalter mit dem Ilisarov-Verfahren unter Verwendung eines röntgennegativen Fixateur externe

O. Badelon, H. Bensahel und D. Leroux

Chirurgie et Orthopédie Réparatrice de l'enfant, Hôpital Robert Debré,
48, boulevard Sérurier, F-75019 Paris

Das Ilisarov-Verfahren ist vor kurzem von italienischen Orthopäden in Europa eingeführt worden [1, 2]. Es ist vor mehr als 30 Jahren vom Erstbeschreiber in Sibirien entwickelt worden [4, 5].

In Frankreich[3] wurde es speziell bei Erwachsenen und Adoleszenten mit dem Original-Ilisarov-Apparat angewandt. In der Kinderchirurgie machten wir die Erfahrung, daß die Metallringe bei der Röntgenkontrolle störten. Es war schwierig, auf dem gleichen Röntgenbild den Diaphysenabschnitt, die Kallusdistraktion und die Epiphysenfugen zu sehen. Deshalb verwenden wir seit 2 Jahren röntgennegative Ringe, die in unserer Klinik hergestellt werden.

Patienten und Methoden

Bei Patienten im Alter zwischen 3 und 15 Jahren, im Durchschnitt 9 Jahre, wurden 16 Verlängerungen von August 1985 bis Dezember 1986 durchgeführt. Die Ätiologie war in 10 Fällen kongenital, in 6 Fällen erworben (Poliomyelitis: 1 Fall; Osteomyelitis: 5 Fälle). Die Knochenabschnitte, die verlängert wurden, waren: Tibiae (12mal), Femur (2mal), Metatarsale (1mal) und Metakarpale (1mal) (Abb. 1–3).

Die Operationstechnik wurde der Originalmethode von Ilisarov angeglichen [4, 5]. Für die axiale Beinverlängerung wurde der Apparat mit 2–3 Ringen vor der Operation zusammengebaut. Die vordere Stange wurde parallel zur Tibiavorderkante ausgerichtet, um die Nägel exakt rechtwinklig zur Diaphysenachse einzubringen. Große Sorgfalt wurde darauf verwandt, daß zwischen den Nägeln und der proximalen und distalen Epiphysenfuge ein Abstand war. Die Kortikotomie wurde in Höhe der proximalen Metaphyse oder Diaphyse über einen anterioren subperiostalen Zugang durchgeführt. Gleichzeitig war die Fibula offen osteotomiert worden.

In 6 Fällen wurde eine kombinierte axiale Korrektur während der Operation durchgeführt. Es wurde darauf geachtet, daß der obere Ring parallel zur Flexionsebene des Knies stand. Dann wurde jeder Ring senkrecht zur Beinachse ausgerichtet. Die Reposition der Knochenfragmente gelang, indem man die Ringe

→

Abb. 1 a–d. 5jähriges Kind. **a** Agenesie der Fibula mit 10 cm Beinlängendifferenz. **b** Röntgenaufnahmen, die die Position der Nägel und des Apparates vor (*links*) und nach (*rechts*) der Kortikotomie zeigen

Th Stuhler (Ed)
Fixateur externe – Fixateur interne
© Springer-Verlag Berlin Heidelberg 1989

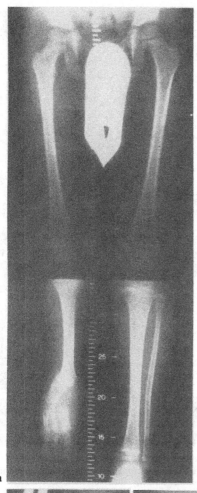

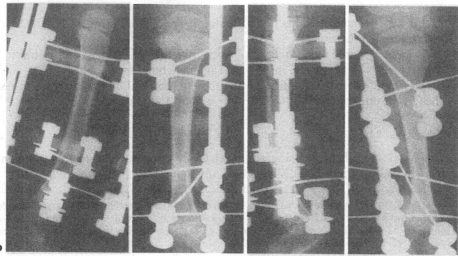

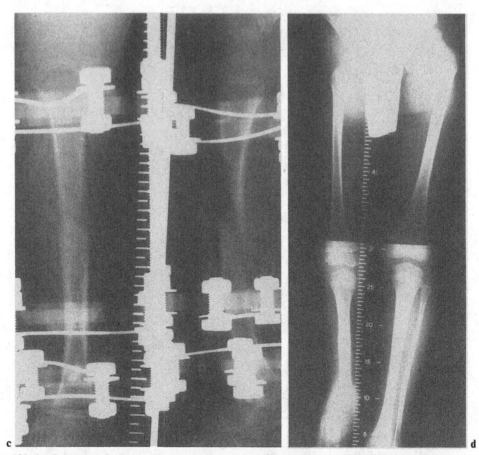

c   d

Abb. 1 c. Röntgenaufnahmen, die 35 mm Längenzunahme nach 22 Tagen zunehmender Verlängerung aufweisen. **d** Röntgenaufnahmen mit 7 cm verbleibender Längendifferenz nach 10 Monaten

nach Kortikotomie der Tibia und Osteotomie der Fibula, in einem Fall in 2 Höhen, zusammenfügte.

Belastung wurde am 2. oder 3. postoperativen Tag versucht, die Distraktion wurde am 8. Tag begonnen, mit 1 mm/Tag, manchmal auch mehr.

Der Fixateur externe wurde entfernt, wenn der Kallus radiologisch ausreichend war, und durch einen Gehgips für weitere 1–2 Monate ersetzt.

Ergebnisse

Die durchschnittliche Verlängerung betrug 33 mm und lag zwischen 10 und 60 mm, das entsprach einer Korrektur von minimal 12% bis maximal 30%.

Abb. 2 a–d. 10jähriges Mädchen. **a** Großer Defekt der Tibia nach Osteomyelitis mit Ankylose des oberen Sprunggelenks und Beinlängendifferenz. **b** Röntgenaufnahmen, die die Kallusdistraktion nach Kortikotomie der oberen Synostose zeigen. **c** Die Kallusdistraktion erreichte 4 cm Längenzuwachs nach 1 Monat **d** Röntgenbilder 6 Monate später

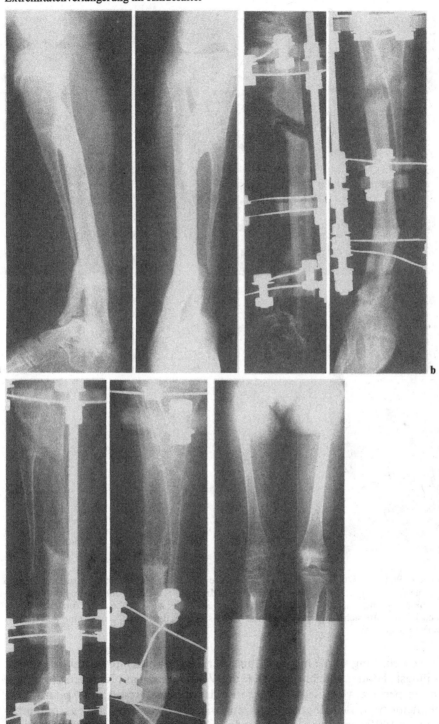

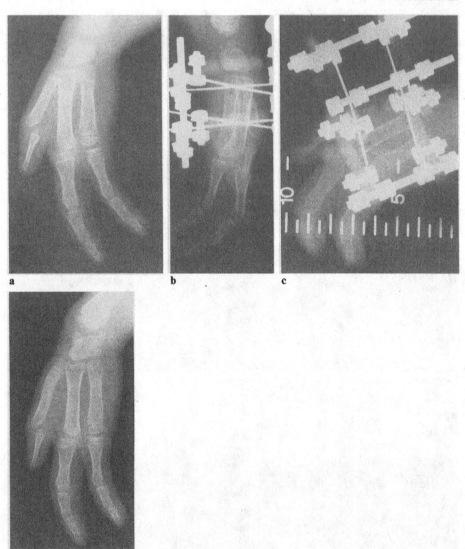

a　　　　b　　　　c

d

Abb. 3 a–d. 9jähriges Kind. **a** Die anfängliche Länge des ersten Metakarpale betrug nur 2 cm. **b** Röntgenaufnahmen zeigen die Osteotomie in der Mitte des Knochens und die Position der Nägel, dank der Röntgennegativität der Halbringe. **c** Der Längenzuwachs betrug 8 mm in 20 Tagen. **d** Nach 1 Jahr hatte sich die Greiffunktion so verbessert, daß die Patientin noch eine weitere Verlängerung wunschte

Eine Belastung wurde nur bei Kindern erlaubt, die älter als 9–10 Jahre waren. Das jüngste Kind mußte bis zum Ende der Verlängerung mit Krücken gehen. Die Fixationsperiode, vom Tag der Operation bis zur Entfernung des Apparats, lag bei Patienten mit Beinlängendifferenzen zwischen 50 und 200 Tagen, im Durchschnitt bei 100 Tagen. Die Schutzperiode mit Gips nach Entfernung des Fixateurs lag zwischen 30 und 60 Tagen.

Eine axiale Fehlstellung trat während der Distraktion in keinem Fall auf.

Eine postoperative Peronäuslähmung mit kompletter sekundärer Erholung trat einmal auf.

Gelenkkontrakturen traten trotz krankengymnastischer Behandlung konstant auf. Die Beugekontraktur des Knies, im Durchschnitt 20°, verschwand nach der Entfernung des Fixateurs. Eine Spitzfußstellung mußte in 3 Fällen durch Achillessehnenverlängerung während der Distraktion korrigiert werden.

Oberflächliche Infektionen kamen nur in 3 Fällen an einem Nagel vor; sie konnten durch einfachen Wechsel des Nagels behandelt werden.

Die beiden Femurverlängerungen wurden nicht ohne Komplikationen toleriert: Einen Monat nach Entfernung des Fixateurs trat einmal eine Fraktur im verlängerten Kallus auf. Diese Fraktur konsolidierte mit 20° Flexion nach Extension und Gips für 2 Monate.

Diskussion

Pennecot [6] hat den Zusammenhang zwischen Verlängerungsdruck und dem späteren Wachstum gezeigt. Deshalb lag die maximale prozentuale Verlängerung in dieser Serie bei weniger als 15–20% in der Kindheit, um auf das spätere Wachstum der Epiphysenfugen Rücksicht zu nehmen.

Die Komplikationen waren außer bei den beiden femoralen Verlängerungen nicht bedeutend. Wir hatten diese Methode am femoralen Abschnitt sofort aufgegeben. Im tibialen Abschnitt war das Einbringen der Nägel bei Kindern aufgrund der Lage der Epiphysenfugen und der Schonung der Muskulatur, besonders des M. tibialis anterior, kompliziert.

Eine Belastung bei jüngeren Kindern darf nicht vor Ende der Verlängerung erlaubt werden, um Folgen für die Konsolidierung zu vermeiden. In diesem Alter ist die Konsolidierung des Distraktionskallus immer eher etwas zu schnell.

Andererseits haben die röntgennegativen Ringe die Beurteilung der Röntgenaufnahmen erleichtert. Für verschiedene Anwendungen bei Hand- und Fußoperationen kann ein Minifixateur mit röntgennegativen Halbringen benutzt werden.

Literatur

1 Bıanchi-Maiocchı A, Benedettı GB, Catagni M, Cattaneo R, Tentorı L, Vılla A (1983) Introduzıone alla conoscenza delle metodıche di Ilisarov Medi Surgıcal Vıdeo, Milano
2. Dal Monte A, Donzelli O (1987) Tıbıal lengthenıng accordıng to Ilısarov ın congenital hypoplasıa of the leg. J Pedıatr Orthop 7:135–138
3. Glorıon B et al. (1987) Forum sur la Méthode d'Ilısarov. Annual meetıng of the SOFCOT, Nov. 1986. Rev Chir Orthop [Suppl 2] 73 29–63
4. Ilısarov GA (1968) Transosseous compressıon osteosynthesıs wıth author's apparatus Thesıs, Kourgam
5. Ilısarov GA (1971) Basıc principles of transosseous compression and dıstractıon osteosynthesıs. Ortop Travmatol Protez 32:7–15
6. Pennecot GF, Herman S, Poulıquen JC (1983) Petentıssement de l'allongement progressıf sur le cartilage de croıssance. Rev Chir Orthop 69:623–627

Fixateur externe bei Umstellungsosteotomien der Varus-Valgus-Gonarthrosen

J. Wasserstein

Kurt-Schumacher-Allee 17, D-2800 Bremen

Der dynamische Ringfixateur externe (Metall- oder Kunststoffringe ohne Löcher) hat im Vergleich zu anderen Ringapparaten (Hempel, Bittner, Wittmoser, Ilisarow, Kalnbers u. a.) 3 prinzipielle Unterschiede. Die Verbindungsstellen zwischen den Ringen und den Gewindestäben sind teleskopisch gekreuzte Scharniergelenke sowie justierbare Federn.

Diese ermöglichen die Einstellung einer exakt definierten Distraktions- oder Kompressionskraft (Abb. 1 und 2).

Die Varus- oder Valgusgonarthrose kann erfolgreich durch eine Umstellungsosteotomie im Tibiakopfbereich behandelt werden. Die intrakondyläre (oberhalb der Tuberositas tibiae) und die Fibulaosteotomie haben große Bedeutung; sie erlauben den Circulus vitiosus von Arthrosen und Fehlstellungen zu durchbrechen.

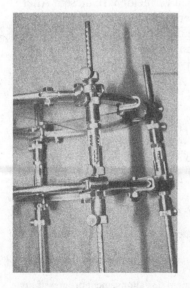

Abb. 1. Titan-Kunststoff-Ringapparat mit distanzgekreuzten Drähten, Kardangelenken und dynamischen Federn

Th Stuhler (Ed)
Fixateur externe – Fixateur interne
© Springer-Verlag Berlin Heidelberg 1989

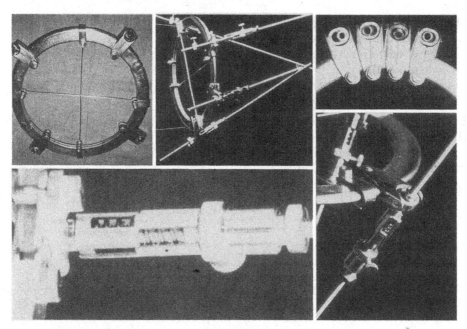

Abb. 2. Ring ohne Bohrungen, mit frei beweglichen Kardangelenken und Gewindestäben

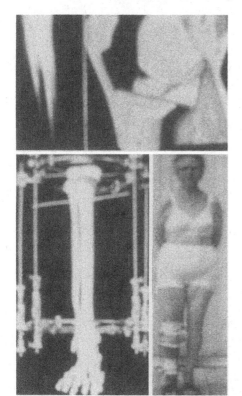

Abb. 3. Varusgonarthrose und Retropatellarar-throse. Intrakondyläre Osteotomie mit Latera-lisation und Vorverlagerung des distalen Teils der Tibia

Die Operation hat eine 3fache Wirkung:
- Überkorrektur der Fehlstellung,
- konvexe oder konkave seitgelegene Achsenkorrektur (mit Lateralisation oder Medialisation),
- distale Tibiaventralisation – eine leichte zusätzliche Verschiebung der Tibia nach vorne – bei Femuropatellaarthrosen.

Leichte Vorverlagerung des distalen Teils der Tibia, mit Lig. patellae proprium (Bandi-Effekt) (Abb. 3).

Der Bandapparat und die Oberschenkelmuskulatur können wieder die Stabilisierung des Kniegelenks übernehmen.

Das Tibialis-anterior-Kompartmentsyndrom als Komplikation nach subkapitaler Tibiaosteotomie im Vergleich verschiedener Fixationsmethoden

W. Tischer und J. Breitenfelder

Orthopäd. Klinik, St. Vincenz-Hospital, D-3492 Brakel/Westf.

Einleitung und Problemstellung

Das Tibialis-anterior-Kompartmentsyndrom stellt eine wesentliche, z. T. noch zu wenig beachtete, unterschätzte oder fehlgedeutete Folgekomplikation nach operativen Eingriffen im Bereich der Tibiakopfregion dar. Klinisches Erscheinungsbild und pathophysiologische Grundlagen sind uns aus den Untersuchungen von Volkmann [11], Thomas [10], Murphy [9] und Harman [5] seit langem bekannt, so daß heute eine klare Definition des Kompartmentsyndroms gegeben werden kann. Es handelt sich um einen Zustand, in dem ein erhöhter Gewebedruck innerhalb eines geschlossenen, von einer Faszienhülle begrenzten Raums zu einer Minderperfusion des Gewebes und damit zu vorübergehenden oder dauerhaften Störungen der neuromuskulären Funktion führt [6, 8].

Die Voraussetzungen für das Zustandekommen des Tibialis-anterior-Kompartmentsyndroms sind somit per definitionem vorgegeben. Zum einen finden wir in der Tibialis-anterior-Loge einen geschlossenen osteofaszialen Raum vor, in dem ein erhöhter Gewebedruck eine Verminderung der Gewebedurchblutung bewirkt, zum anderen wird im Zuge des operativen Vorgehens bei der Durchführung einer subkapitalen Tibiaosteotomie in Abhängigkeit von der angewandten Fixationsmethode durch Gewebetraumatisierung mit nachfolgender Ödembildung, Hypoxie, Azidose und schließlich resultierender Gewebeischämie die Voraussetzung für eine Volumen- und Druckzunahme im Kompartment geschaffen und auf diese Weise ein Circulus vitiosus in Gang gesetzt (Abb. 1) [2].

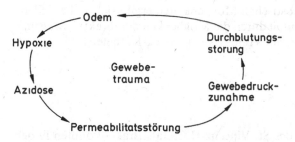

Abb. 1. Der Circulus vitiosus beim Tibialis-anterior-Kompartmentsyndrom

Th Stuhler (Ed)
Fixateur externe – Fixateur interne
© Springer-Verlag Berlin Heidelberg 1989

Klinische Symptomatik und Diagnose

Entscheidend für eine rechtzeitig einsetzende kausale und damit erfolgreiche Therapie des Tibialis-anterior-Kompartmentsyndroms ist die möglichst frühzeitige Erfassung charakteristischer klinischer Symptome und damit die sichere Diagnosestellung. Kennzeichnend für das Tibialis-anterior-Kompartmentsyndrom ist ein Spannungsgefühl im Verlauf des M. tibialis anterior. Hinzu treten akut einsetzende brennend-bohrende Schmerzen, teils krampfartig mit zunehmender Tendenz, wobei die passive Dehnung der Muskulatur zu einer Verstärkung der Schmerzsymptomatik führt. Bereits nach kurzer Zeit tritt zwischen I. und II. Zehenstrahl eine Sensibilitätsstörung im Sinne eines Taubheitsgefühls auf. Danach ist, je nach Ausprägungsgrad, eine motorische Schwäche des M.-extensor digitorum longus festzustellen [12]. Zumeist ist das Syndrom ab dieser Phase irreversibel (Abb. 2).

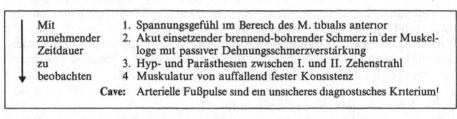

Mit zunehmender Zeitdauer zu beobachten
1. Spannungsgefühl im Bereich des M. tibialis anterior
2. Akut einsetzender brennend-bohrender Schmerz in der Muskelloge mit passiver Dehnungsschmerzverstärkung
3. Hyp- und Parästhesien zwischen I. und II. Zehenstrahl
4 Muskulatur von auffallend fester Konsistenz

Cave: Arterielle Fußpulse sind ein unsicheres diagnostisches Kriterium!

Abb. 2

Die arteriellen Fußpulse sind beim Tibialis-anterior-Kompartmentsyndrom nicht als eindeutiges diagnostisches Kriterium zu verwerten. Sind sie tastbar, gibt es keine Sicherheit, daß das Tibialis-anterior-Kompartmentsyndrom nicht bereits entwickelt ist. Andererseits beweisen abgeschwächte oder fehlende Fußpulse das Kompartmentsyndrom keineswegs.

Im Rahmen der postoperativen Überwachung stellt bei bewußtseinsklaren Patienten der passive Dehnungsschmerz der verschiedenen Muskeln der Tibialis-anterior-Loge eines der sichersten und verläßlichsten Anzeichen für ein beginnendes Tibialis-anterior-Kompartmentsyndrom dar. Hinzu treten charakteristische sensible und motorische Ausfälle.

Eine Erweiterung der diagnostischen Möglichkeiten ergibt sich insbesondere bei bewußtseinsgetrübten Patienten durch die Möglichkeit der direkten Messung des subfaszialen Gewebedrucks mit Hilfe des sog. Wick-Katheters, wie er von Mubarak [7] entwickelt wurde.

Eigene Untersuchungsergebnisse

In der Orthopädischen Klinik des St. Vincenz-Hospitals Brakel konnten in der Zeit vom 2. 6. 1977–20. 8. 1987 45 Fälle, bei denen unter Verwendung verschiedener Fixationsmethoden subkapitale Tibiaosteotomien durchgeführt wurden, im Hinblick auf die postoperative Komplikation eines Tibialis-anterior-Kompart-

Tabelle 1. Nach unterschiedlichen Methoden durchgeführte Tibiaosteotomien

$n=45$	Fixationsmethode	Kompartment-syndrome ($n=11$)
5	Subkapitale Tibiaosteotomie mit AO-Platte	0
19	Subkapitale Tibiaosteotomie mit Fixateur externe	11
19	Subkapitale Tibiaosteotomie nach der Methode von Coventry	0
2	Subkapitale Tibiaosteotomie mit der Modifikation nach Coventry	0

mentsyndroms analysiert werden. Hierbei wurde in 5 Fällen eine AO-Winkelplatte verwendet, in 19 weiteren Fällen erfolgte die Fixation unter Verwendung eines äußeren Spannapparats, in 19 Fällen kam die Originalmethode von Coventry zur Anwendung, in 2 weiteren Fällen benutzten wir eine Modifikation der von Coventry [1] beschriebenen Methode, auf die noch näher eingegangen wird (Tabelle 1).

Hierbei zeigten sich, in Abhängigkeit von der angewandten Fixationsmethode, deutliche Inzidenzunterschiede hinsichtlich des Tibialis-anterior-Kompartmentsyndroms. Während nach subkapitaler Tibiaosteotomie unter Verwendung einer AO-Platte in unserem Krankengut kein Kompartmentsyndrom auftrat, fanden wir in 11 von 19 Fällen einer Fixateur-externe-Verwendung ein mehr oder weniger ausgeprägtes Tibialis-anterior-Kompartmentsyndrom. Bei den nach der Coventry-Methode, bzw. deren Modifikation, operierten 21 Patienten konnte in keinem einzigen Fall ein Tibialis-anterior-Kompartmentsyndrom gefunden werden. Die relativ große Zahl von Tibialis-anterior-Kompartmentsyndromen bei Verwendung des Fixateur externe ist sicherlich in erster Linie durch die operative Zugangstechnik erklärbar. So ist hier, wie auch bei der Plattenfixation, ein relativ großflächiges Ablösen des M. tibialis anterior erforderlich, das infolge der hieraus resultierenden ausgedehnten Gewebetraumatisierung zur pathophysiologischen Grundlage eines sich postoperativ entwickelnden Tibialis-anterior-Kompartmentsyndroms werden kann. Die von Coventry beschriebene Methode vermeidet diese Traumatisierung der Tibialis-anterior-Loge weitgehend; bei der von uns jetzt verwendeten Modifikation erfolgt nur die Durchtrennung der tibiofibularen Bandstrukturen, die Fibula selbst wird nicht osteotomiert, der M. tibialis anterior muß nur proximal auf einer Länge von 5 cm subperiostal abgehoben werden. Außerdem läßt sich dieser Eingriff relativ schnell in ca. 15–20 min durchführen. Dies ist insofern von Bedeutung, als auch dem Zeitfaktor eine nicht unerhebliche Bedeutung im Hinblick auf die Entwicklung eines Tibialis-anterior-Kompartmentsyndroms zukommen dürfte.

Schlußfolgerung

Zusammenfassend kann festgestellt werden, daß in Abhängigkeit von der bei der subkapitalen Tibiaosteotomie verwendeten Fixationsmethode, einer gewebeschonenden Operationstechnik sowie der Zeitdauer des Eingriffs in unterschiedlicher

Häufigkeit ein Tibialis-anterior-Kompartmentsyndrom erwartet werden kann. Am häufigsten sahen wir diese Komplikation bei Verwendung des Fixateur externe. Die von Coventry beschriebene Technik, hier insbesondere die besonders wenig traumatisierende Modifikation, tangiert die Tibialis-anterior-Loge nicht nennenswert, so daß hier bislang noch kein Kompartmentsyndrom gesehen wurde.

Literatur

1. Coventry MB (1965) Osteotomy of the upper portion of the tibiae for degenerative arthritis of the knee. J Bone Joint Surg [Am] 47:984–990
2. Echtermeyer V, Oestern HJ (1983) Kompartment-Syndrom. Ätiologie, Pathophysiologie, Lokalisation, Diagnostik, Therapie. Hefte Unfallheilkd 162:75
3. Hargens AR et al. (1977) Tissue fluid states in compartment syndromes. Rec Adv Bone Microvasc Res 15:108
4. Hargens AR et al. (1978) Fluid balance within the canine anterolateral compartment and its relationship to compartment syndromes. J Bone Joint Surg [Am] 60:499
5. Harmann JW (1948) The significance of local vascular phenomena in the production of ischemic necrosis in sceletal muscle. Am J Pathol 24:625
6. Matsen FA (1980) Compartmental syndromes. Grune & Stratton, New York London Toronto Sidney San Francisco
7. Mubarak SJ, Owen CA, Hargens AR et al. (1978) Acute compartment syndromes: diagnosis and treatment with the aid of the Wick catheter. J Bone Joint Surg [Am] 60:1091
8. Mubarak SJ et al. (1981) Compartment syndromes and Volkmann's contracture. Saunders, Philadelphia London Toronto
9. Murphy JB (1914) Myositis. J Am Med Assoc 63:1249
10. Thomas JJ (1909) Nerve involvement in the ischaemie paralysis and contracture of Volkmann. Ann Surg 49:330
11. Volkmann R (1981) Die ischämischen Muskellähmungen und -kontrakturen. Zentralbl Chir 8:51
12. Yücel M (1987) Kompartmentsyndrome nach Verletzungen der unteren Extremitäten. Z Klin Info Krankenhausarzt 60:497–504

Teil IV

**Fixateur externe:
Frakturen im Kindesalter**

Externe Fixationen bei Frakturen im Kindesalter

H. Wagner

Krankenhaus Rummelsberg, Orthopäd. Klinik, Wichernhaus, D-8501 Schwarzenbruck

Bei Frakturen im Kindesalter ist die knöcherne Konsolidierung nicht das Problem. Blount hat einmal gesagt, daß Frakturen bei Kindern immer heilen, vorausgesetzt, daß beide Fragmente sich im gleichen Zimmer befinden.

Es gibt nur wenige Frakturen bei Kindern, die operiert werden müssen. Das sind v. a. die epiphysären oder Gelenkfrakturen und einige besonders stark dislozierte oder instabile Frakturen.

Das Problem bei Frakturen im Kindesalter ist die Handhabung während der Konsolidierung. Hier kann die externe Fixation bedeutungsvoll sein, insbesondere die externe Fixation mit dem Verlängerungsapparat.

Der Vorteil des Verlängerungsapparates besteht in dem kleinen Volumen des Gerätes, wodurch der Patient in seinen Funktionen nur wenig behindert wird (Abb. 1). Aus dem gleichen Grund können bei Polytraumatisierten mehrere Ap-

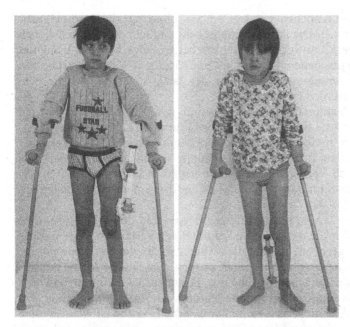

Abb. 1. Externe Fixation mit dem Verlängerungsapparat am Ober- bzw. am Unterschenkel. Das kleine Volumen des Apparates führt nur zu einer geringen Behinderung des Patienten

Th Stuhler (Ed)
Fixateur externe – Fixateur interne
© Springer-Verlag Berlin Heidelberg 1989

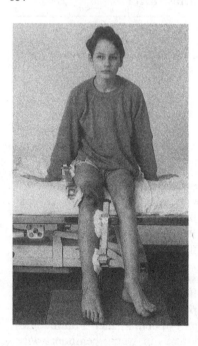

Abb. 2. Polytraumatisierter Patient mit 2 Verlänge-
rungsapparaten am rechten Bein

parate an verschiedenen Knochen angelegt werden, ohne daß eine Immobilisation erforderlich ist (Abb. 2). Die Applikation ist sehr einfach, es müssen lediglich
4 Schanz-Schrauben perkutan verankert werden, bei größeren Kindern kann dies
oft in Lokalanästhesie geschehen. Es werden keine wichtigen Weichteilstrukturen
penetriert, so daß die Bewegungsübungen an den benachbarten Gelenken problemlos durchgeführt werden können.

Beim Anlegen des Verlängerungsapparates muß das Teleskop um etwa 2 cm
geöffnet werden, damit nachher eine Längenkorrektur nicht nur im Sinne der Distraktion sondern auch im Sinne der Kompression möglich ist. Durch Verschieben der Schanz-Schrauben in den Schraubenhaltern ist eine Korrektur ad latus
möglich (Abb. 3). Durch Verdrehen der Schraubenhalter kann eine Achsenkorrektur im Varus-Valgus-Sinne (Abb. 4) und im Sinne der Anterekurvation herbeigeführt werden (Abb. 5).

In den vergangenen Jahren hat es auf Kongressen und in der Literatur eine
lebhafte Diskussion über die mangelhafte Stabilität des Verlängerungsapparates
(unilateraler Fixateur) gegeben, und nur die voluminöse dreidimensionale externe
Fixation ist als ausreichend stabil bezeichnet worden. Die Diskussion ist mittlerweile verstummt. Die damalige Auffassung war darauf zurückzuführen, daß man
die externe Fixation als eine konkurrierende Methode zur Osteosynthese betrachtet hat, was sie tatsächlich nicht sein kann. Die externe Fixation ist vielmehr eine
Alternative zum Gipsverband und zur Drahtextension; daraus ergibt sich auch
ihr Anwendungsbereich.

Die *Indikation* für die externe Fixation mit dem Verlängerungsapparat sind
Frakturen, bei denen eine Osteosynthese nicht erforderlich ist, die jedoch im

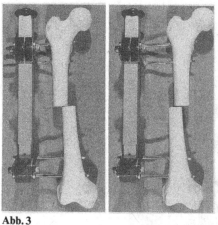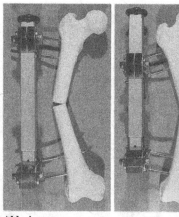

Abb. 3   Abb. 4

Abb. 3. Durch Verschieben der Schanz-Schrauben im Schraubenhalter wird die Korrektur ad latus herbeigeführt

Abb. 4. Durch Verdrehen der Schraubenhalter wird die Achsenkorrektur im Varus-Valgus-Sinne herbeigeführt

Gipsverband oder in der Drahtextension nur schwer zu handhaben wären. Dies sind v. a. instabile diaphysäre Frakturen bei jungen Patienten. Eine besonders dankbare Indikation ist die Tibiaschrägfraktur bei intakter Fibula (Abb. 6). Es ist bekannt, daß dieser Frakturentyp auch bei Kindern schwer zu handhaben ist, da die Fibula sperrt und die Tibia in eine instabile Varusstellung abweicht, dadurch ist die knöcherne Konsolidierung stark verzögert. Mit der externen Fixation wird die Fehlstellung der Tibia korrigiert, und die intakte Fibula stellt dann ein wichtiges stabilisierendes Element dar. Auch die Monteggia-Fraktur ist eine Indikation für diese Behandlung.

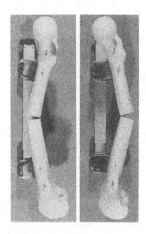

Abb. 5. Durch Kippen der Schraubenhalter erfolgt die Achsenkorrektur im Sinne der Antekurvation und Rekurvation

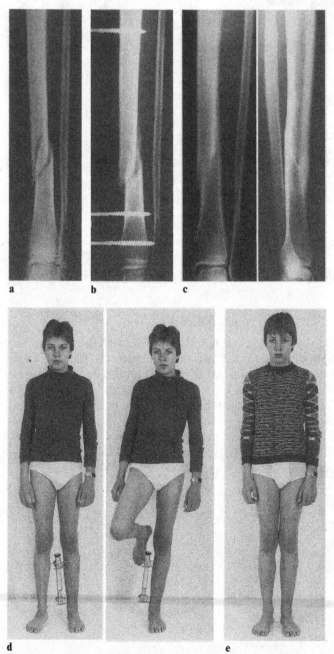

Abb. 6 a–d. a Tibiaschrägfraktur mit Varustendenz bei intakter Fibula bei 15jährigem Jungen.
b 4 Wochen nach externer Fixation mit dem Verlängerungsapparat. **c** 8 Jahre nach der Fraktur.
d 7 Wochen nach externer Fixation. **e** 13 Monate nach der Fraktur

Ein großer Vorteil der externen Fixation ist auch die Vermeidung von Rotationsfehlstellungen, was v. a. bei Femurfrakturen eine große Rolle spielt und bei der Gipsbehandlung oft sehr schwierig ist.

Ein wichtiger Gesichtspunkt für die externe Fixation bei Kindern und Jugendlichen ist auch die Vermeidung der Immobilisation. Bei dem geringen Aufwand für die Verankerung des Verlängerungsapparates ist es günstiger, die jungen Patienten sofort zu mobilisieren und mit liegendem Apparat in die Schule zu schikken, als sie im Gipsverband oder in der Extension wochenlang ruhigzustellen. Bei Frakturen, bei denen auch im Gipsverband eine Mobilisation möglich ist, wird man natürlich nicht an eine externe Fixation denken.

Eine weitere wichtige Indikation besteht schließlich beim polytraumatisierten Patienten mit mehreren Frakturen, die oft nicht alle gleichzeitig operiert oder konservativ versorgt werden können, insbesondere wenn Begleitverletzungen auf dem neuro-, thorax- und abdominalchirurgischen Gebiet vorliegen. Hier können die Frakturen mit der einfachen externen Fixation mit dem Verlängerungsapparat, ggf. auch mehrere Frakturen mit mehreren Apparaten, schnell stabilisiert werden. Dies ermöglicht oder erleichtert die weitere Diagnostik, den Transport zur Behandlung von Begleitverletzungen, die Pflege, die Mobilisation und die Krankengymnastik.

Eine sehr überzeugende Indikation sind Frakturen mit schwerem Weichteilschaden. Hier kommen v. a. Verbrennungen oder ausgedehnte Weichteilwunden, die eine Versorgung mit dem Gipsverband erschweren oder ausschließen und andererseits auch eine Osteosynthese nicht zulassen, in Betracht. Die gleichen Aspekte bestehen bei der infizierten Fraktur, die eine operative Behandlung erfordert, bei der man jedoch nur ausnahmsweise eine Osteosynthese anlegt, die Behandlung im Gipsverband jedoch unbefriedigend ist.

Ein weiterer Vorteil der externen Fixation ist schließlich, daß ein Reizwachstum selten vorkommt und bei den wenigen Fällen die Überlänge geringfügig ist.

Ergebnisse

In der Zeit von 1974–1984 wurden bei Kindern und Jugendlichen 55 Frakturen bei 53 Patienten durch externe Fixation mit dem Verlängerungsapparat behandelt. Es überwog das männliche Geschlecht mit 43:10, das Durchschnittsalter betrug 14 Jahre (6–18 Jahre) (Tabelle 1).

Tabelle 1. Zahl der behandelten Patienten

53 Patienten mit 55 Frakturen	
Weibliche Patienten	10
Männliche Patienten	43
Jüngster Patient	6 Jahre
Ältester Patient	18 Jahre
Durchschnittsalter	14 Jahre

Tabelle 2. Lokalisation der Frakturen

Oberschenkelfrakturen		28
davon offene	4	
Unterschenkelfrakturen		27
davon offene	12	
Gesamtzahl		55
davon offene	16	

Tabelle 3. Unfallursachen

Zweiradunfall	20
Fußball	7
Fußgänger (Auto)	7
Skiunfall	6
Sturz	6
PKW-Unfall	3
Reitunfall	3

Tabelle 4. Behandlungsdauer in Wochen

Stationäre Behandlungsdauer	
Minimum	2
Maximum	28
Im Durchschnitt	7,75
Verweilzeit des Verlängerungsapparates	
Minimum	6
Maximum	51
Im Durchschnitt	19,73

Tabelle 5. Frakturtypen

Oberschenkelschaftbrüche	28
Tibiafrakturen bei intakter Fibula	9
Trümmer- und Mehretagenbrüche	10
Frakturen bei Polytrauma	19
Offene Frakturen	16

Tabelle 6. Probleme

Schraubenbruch	3
Schraubenverbiegung	3
Schraubenlockerung	6
Impetigoartige Hautveränderung	2

Tabelle 7. Komplikationen

Kleine Knochensequester im Bohrkanal	2
Abszeßbildung im Schraubenkanal	1
Refraktur nach vorzeitiger Apparatenentfernung	1
Infektion an der Frakturstelle	0

Bei den 55 Frakturen gab es 16 offene. 28 Frakturen betrafen den Oberschenkel, 4 davon waren offene Frakturen. 27 Frakturen betrafen den Unterschenkel, wobei es sich 12mal um offene Frakturen handelte (Tabelle 2). Die meisten Frakturen (20) ereigneten sich bei einem Unfall mit dem Fahrrad, danach folgten in der Häufigkeit Verletzungen beim Sport (16) und im Straßenverkehr (Tabelle 3) (10).

Die Dauer der stationären Behandlung war im wesentlichen abhängig vom Ausmaß der Verletzung und der Begleitverletzungen; es ist jedoch bemerkenswert, daß alle Patienten spätestens 3 Wochen nach dem Unfall mit Unterarmstützen selbständig gehfähig waren. Ebenso war die Verweilzeit des Verlängerungsapparates vom Schweregrad der Verletzung abhängig, insbesondere vom Ausmaß der Begleitverletzungen und des Weichteilschadens, während eine Störung der knöchernen Konsolidierung bei diesen jungen Patienten erwartungsgemäß nicht beobachtet wurde (Tabelle 4).

Die behandelten Frakturen zeigten eine große Vielfalt und teilweise erhebliche Schweregrade (Tabelle 5), dennoch waren Probleme und Komplikationen relativ selten, und in keinem Fall sind dramatische Komplikationen aufgetreten (Tabelle 6 und 7).

Zusammenfassung

Das Problem der Frakturen im Kindesalter ist nicht die knöcherne Heilung, sondern die Handhabung während der Konsolidierung.

Die externe Fixation mit dem Verlängerungsapparat erfordert einen geringen operativen Aufwand und erlaubt eine frühzeitige Mobilisation und ambulante Behandlung. Die externe Fixation kommt auch als Notversorgung in Betracht und kann später, falls erforderlich, problemlos sowohl in eine Osteosynthese als auch in eine Gipsbehandlung umgewandelt werden.

Beim polytraumatisierten Patienten und bei Frakturen mit schwerem Weichteilschaden werden die Behandlung der Begleitverletzungen, die Pflege und die Mobilisation wesentlich erleichtert.

Die externe Fixation mit dem Verlängerungsapparat ist nicht eine Alternative zur Osteosynthese, sondern eine funktionelle Alternative zu Gipsverband und Drahtextension.

Fixateur-externe – Stabilisation offener Extremitäten- und Beckenfrakturen bei Kindern und Jugendlichen

C. Ulrich[1], O. Wörsdörfer[2] und R. Neugebauer[3]

[1] Unfallchirurg. Abt., Klinik am Eichert, Postfach 660, D-7320 Göppingen
[2, 3] Abt. f. Unfallchirurgie, Hand-, Plastische u. Wiederherstellungschirurgie, Universität Ulm, Postfach 3880, D-7900 Ulm

Die Häufigkeit offener Extremitäten- und Beckenfrakturen im Kindesalter wird zwischen 5% [5] und parallel zum Altersanstieg am Unterschenkel bis zu 52% [6] angegeben. Während die geschlossenen kindlichen Frakturen eine Domäne der konservativen Behandlung sind [1, 2], wird für zweit- und drittgradig offene Frakturen dieser Altersgruppe i. allg. die Indikation zu einer operativen Stabilisierung gesehen [2, 3].

Zur Nachprüfung dieser Indikationsstellung haben wir uns einen Überblick über eine große Zahl von operativ versorgten Frakturen bei Kindern mit nachfolgender Verlaufsdokumentation verschafft; dazu haben wir aus dem Krankengut der Arbeitsgemeinschaft für Osteosynthesefragen 637 Kinder und Jugendliche bis 16 Jahren mit 674 offenen Frakturen ermittelt und retrospektiv die dazugehörigen Umstände und Ergebnisse ausgewertet und neben die Behandlungsergebnisse aus unserer Klinik gestellt. Die Dokumentation bei der AO erfolgte über einen Zeitraum von 10 Jahren, während wir die Behandlungs- und Nachuntersuchungsergebnisse von 3 Jahren überblicken.

Da erstgradig offene Frakturen dieses Lebensalters nach Wundausscheidung oder Primärnaht konservativ behandelt werden, sind sie bei der Beschreibung unseres Krankengutes nicht weiter berücksichtigt worden.

Erfaßt wurden 44 (637)[1] Kinder mit 55 (674) zweit- und drittgradig offenen Frakturen, bei einer Geschlechtverteilung von 71 (75) (männlich), zu 39 (25) (weiblich). Das Durchschnittsalter der Kinder lag bei 11,6 (12,9) Jahren mit einem Altersgipfel von 15 (15) Jahren. Das Verhältnis von zweit- zu drittgradig offenen Frakturen betrug 50:49 (35:23), wobei die Verteilung des Schweregrades der Verletzungen auf die Altersgruppen dadurch gekennzeichnet ist, daß die 11- bis 16jährigen bezüglich der offenen Frakturen das Feld mit 59 (78)% anführen, während die 6- bis 10jährigen zu 34 (17)% in diesem Krankengut vertreten sind. An der Spitze der Unfallursachen stehen Verkehrsunfälle mit 79 (67)%; davon ereigneten sich über 76% mit dem Zweirad. Die Frakturlokalisation zeigt durch das häufige direkte Trauma einen Gipfelwert im Bereich der unteren Extremität, und zwar am Unterschenkel mit 40 (50)%.

Zur Osteosynthese war in 51 (46)% eine kurze Platte bei zweitgradig offenen Verletzungen, und nur zu 8 (25)% bei drittgradig offenen Verletzungen gewählt

---

[1] Im folgenden erscheinen die Zahlen aus dem AO-Kollektiv in Klammern hinter den Zahlen, die wir anhand unseres Krankengutes ermittelt haben.

Th Stuhler (Ed)
Fixateur externe – Fixateur interne
© Springer-Verlag Berlin Heidelberg 1989

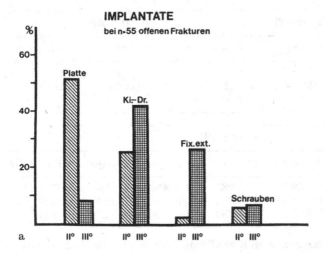

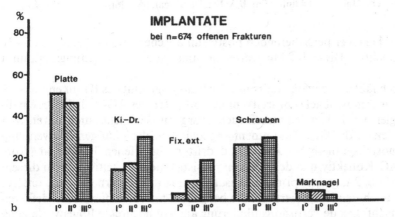

Abb. 1 a, b. Wahl der Implantate. **a** Unfallchirurgische Universitätsklinik Ulm, **b** AO international. (Aus [6])

worden, während Kirschner-Drähte zu 28 (17)% bei zweitgradig offenen und zu 42 (27)% bei drittgradig offenen Frakturen zur Anwendung kamen. War abzusehen, daß ein Implantat nicht ausreichend mit vitalen Weichteilen gedeckt werden konnte, wurde primär der Fixateur externe eingesetzt; bei zweitgradig offenen Frakturen in 4 (7,1)% der Fälle und bei drittgradig offenen Frakturen in 27 (19)% der Fälle.

Die Indikation zu einer Weichteil-Muskel-Plastik sahen wir bei zweitgradig offenen Frakturen in 3,5 (1,6)% der Fälle und bei drittgradig offenen in 23 (2,6)% der Fälle.

Bei der Nachuntersuchung fanden wir bei zweitgradig offenen Frakturen in 3,4% Varus-Valgus-Fehlstellungen und bei drittgradig offenen in 7,7 (9,5)%, wobei z. T. Mehrfachkorrekturen über mehrere Jahre vorgenommen werden mußten. An Komplikationen waren postoperativ in 7,7 (7,4)% passager lokale Infekte

	II° (n=29)		III° (n=26)	
	Passager	Persistieren	Passager	Persistieren
Osteitis	0	0	2 (7,7%)	→ 0
Fehlstellung	4 (13,8%)	→ 1 (3,4%)	4 (15,4%)	→ 2 (7,7%)
Pseudarthr.	0	0	0	0

a

	I° (n=302)		II° (n=224)		III° (n=148)	
	Passager	Persistieren	Passager	Persistieren	Passager	Persistieren
Osteitis	8 (2,6%)	→ 2 (0,6%)	6 (2,7%)	→ 1 (0,4%)	11 (7,4%)	→ 8 (5,4%)
Fehlstellung	14 (4,6%)	→ 5 (1,6%)	7 (3,1%)	→ 10 (4,5%)	8 (5,4%)	→ 14 (9,5%)
Pseudarthr.	5 (1,6%)	→ 2 (0,6%)	7 (3,1%)	→ 1 (0,4%)	3 (2,0%)	→ 2 (1,3%)

b

Abb. 2 a, b. Festgestellte Komplikationen im Behandlungsverlauf und bei der Nachkontrolle **a** Unfallchirurgische Universitätsklinik Ulm. **b** AO international. (Aus [6])

aufgetreten, bei einer persistierenden posttraumatischen Osteitisquote von 5,4% im AO-Kollektiv. Diese Infekte waren bei uns zum Untersuchungszeitpunkt blande.

Natürlich läßt sich sowohl aufgrund der Inhomogenität des Krankengutes als auch des längeren Beobachtungszeitraumes von seiten des AO-Kollektives ein direkter Vergleich zwischen den verschiedenen Ergebnissen nicht durchführen. Wir sehen aber einen direkten Zusammenhang zwischen der häufigen Verwendung der Plattenosteosynthese bei zweit- und drittgradig offenen Frakturen (Abb. 1 a, b) im AO-Kollektiv und der höheren persistierenden Osteitisquote in diesem Kollektiv (Abb. 2 a, b). Der primäre Einsatz des Fixateur externe ist nach unserer Erfahrung auch damit indiziert, daß es bei größeren Weichteilsubstanzdefekten durch die nachfolgende Perfusionsminderung auch ohne direkte Fugenverletzung zu wachsenden Fehlstellungen kommen kann [4]. Die frakturfern eingebrachte Schanz-Schraube übt natürlich eine geringere biologische Störwirkung auf die Frakturzone aus als ein Implantat. Demnach lassen sich u. E. in Kenntnis der vorliegenden Erfahrungen über den Einsatz des Fixateur externe bei offenen Frakturen im Kindes- und Wachstumsalter [2, 3] folgende für die Klinik relevante Rückschlüsse ziehen:

Die Frakturstabilisierung bei offenen Frakturen im Kindesalter sollte wie beim Erwachsenen mit einem Fixateur externe vorgenommen werden, um mit dem Knochen auch die Weichteile ruhigzustellen und damit die bestmögliche Infektprophylaxe zu betreiben. Die Problemtrias devaskularisierter Knochen/ Weichteilschaden/Fehlwachstum kann durch den primären Einsatz des Fixateur externe, am Unterschenkel bevorzugt als unilaterale Montage, beherrscht werden, da er

1. eine geringe biologische Störwirkung auf die Frakturzone durch die frakturfernen Pins ausübt,
2. Sekundäreingriffe ohne Rücksicht auf ein versenktes Implantat möglich sind,
3. sekundäre Korrekturen möglich sind,

4. die primär plastische Deckung freiliegenden Knochens durch vitale Weichteile durch ihn am wenigsten behindert wird.

Literatur

1. Böhler J (1976) Behandlung offener Frakturen im Kindesalter. Zentralbl Chir 101:140
2. Burri C, Rüter A (1976) Die offene Fraktur im Kindesalter. Langenbecks Arch Chir 342:305
3. Engert J (1982) Indikation und Anwendung des Fixateur externe im Kindesalter. Z Kinderchir 136:133
4. Laer L v (1986) Frakturen und Luxationen im Wachstumsalter. Thieme, Stuttgart New York
5. Schwarz N (1981) Die Häufigkeit offener Frakturen bei Kindern. Aktuel Traumatol 11:133
6. Ulrich C, Burri C, Wörsdörfer O (1987) Offene Frakturen bei Kindern und Jugendlichen – Vergleichende Studie zur Verfahrenswahl. In: Hofmann-v. Kap-herr S (Hrsg) Operationsindikationen bei Frakturen im Kindesalter. Fischer, Stuttgart New York, S 319

Einsatz des Fixateur externe bei Frakturen im Kindesalter

H. Burchhardt [1], P. Stanković [2], A. Böhme [3] und W. Lange [4]

[1, 3, 4] Klinik f Allgemeinchirurgie, Universität Göttingen, D-3400 Göttingen
[2] Klinik u Poliklinik f. Allgemeinchirurgie, Universität Göttingen,
Robert-Koch-Str. 40, D-3400 Göttingen

Einleitung

In der Zeit vom 1969–1986 wurden an der Chirurgischen Universitätsklinik Göttingen insgesamt 18 Frakturen bei Kindern mit dem Fixateur externe behandelt. In demselben Zeitraum wurden die äußeren Spanner etwa 260mal bei Erwachsenen eingesetzt. Schon diese Zahlen belegen, daß der Fixateur externe im Kindesalter nicht als alltägliches Osteosynthesemittel angesehen werden kann [4]. Als Indikation für seine Anwendung gilt in erster Linie die Fraktur mit begleitendem Weichteilschaden, wenn andere Verfahren schwierig oder nicht durchführbar sind [2, 4–9]. Bei diesen komplizierten kindlichen Frakturen ist die Sanierung der Weichteilverletzung vorrangig, da sie die Voraussetzung für weitere osteoplastische Maßnahmen ist. Eine mangelnde oder unzureichende Ruhigstellung bildet ein hohes Infektionsrisiko und ist häufig für sekundäres Fehlwachstum verantwortlich [5, 7, 8].

Eigene Ergebnisse

Bei Betrachtung der Unfallursachen unserer Patienten ist deutlich zu erkennen, daß die meisten Kinder als Teilnehmer am Straßenverkehr verunglückt sind, überwiegend waren sie mehrfachverletzt, einige sogar polytraumatisiert (Tabelle 1).

Die Begleitverletzungen demonstriert die Tabelle 2. Am häufigsten lag zusätzlich ein Schädel-Hirn-Trauma bzw. eine weitere Extremitätenfraktur vor.

Das Durchschnittsalter unserer Patienten betrug zum Zeitpunkt des Unfalles 12 Jahre. Besonders häufig betroffen waren die 13- bis 15jährigen (Tabelle 3). Durch die vermehrte Teilnahme am Straßenverkehr und die Zunahme der sportlichen Betätigung stieg mit zunehmendem Alter auch die Häufigkeit von Frakturen mit begleitendem Weichteilschaden, davon war in unserem Patientengut der Unterschenkel in über 90% der Fälle betroffen (Tabelle 4).

$2/3$ der Verletzungen waren offene Frakturen, aber auch geschlossene Frakturen mit ausgedehntem Décollement und drohendem Kompartment bildeten die Indikation für die Fixateur-externe-Osteosynthese (Tabelle 5). Problematisch sind gerade diese Verletzungen, da oftmals durch Quetschung der Haut und der

Th Stuhler (Ed)
Fixateur externe – Fixateur interne
© Springer-Verlag Berlin Heidelberg 1989

Tabelle 1. Unfallursache bei 16 Kindern mit Fixateur-externe-Osteosynthese (1969–1986)

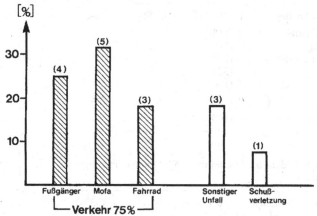

Tabelle 2. Begleitverletzungen bei insgesamt 9 Kindern (56,25%) mit Fixateur-externe-Osteosynthese

Begleitverletzung	Häufigkeit
Schädelhirntrauma	6
Schädelfraktur	4
Weitere Extremitätenfraktur	4 (untere: 3) (obere: 1)
Becken-/Wirbelfraktur	1/2
Gesichtsschädelfraktur	2
Claviculafraktur	1
Knieverletzung	4 (Kreuzbandruptur: 2)
Fußsohlenverletzung	1
Nervenverletzung (N. peroneus)	1

Tabelle 3: Alters- und Geschlechtsverteilung bei 16 Kindern mit Fixateur-externe-Osteosynthese (1969–1986)

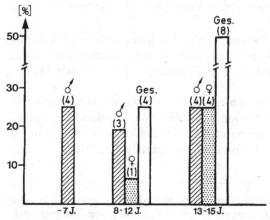

Durchschnittsalter : 12 J.

Tabelle 4. Frakturlokalisation

Oberschenkel	Mittleres Drittel	1	(5,5%)	1 (5,5%)
Unterschenkel	Oberes Drittel	2	(11%)	
	Übergang	2	(11%)	
	Mittleres Drittel	4	(22%)	
	Übergang	6	(33%)	
	Unteres Drittel	3	(16,5%)	
Unterschenkel	gesamt	17	(94,5%)	
Summe aller Knochenverletzungen:		18	(100%)	

Tabelle 5. Ausmaß des Weichteilschadens bei 18 kindlichen Knochenverletzungen mit Fixateur-externe-Osteosynthese

Geschlossen mit III. grad. Weichteilschaden	6	(33%)		6 (33%)
Offen: Grad I	1	(5,5%)		12 (67%)
Grad II (+ Decoll.)	6	(33%)	(2)	
Grad III	5	(27,5%)		
Summe: 18 (100%)				

Tabelle 6. Anwendungszeitpunkt der Fixateur-externe-Osteosynthese in der Behandlungsfolge

Primär am Unfalltag	10 (55%)
Primär verzögert (1–4 Wo n. U.)	6 (33%)
Sekundär n. Platte (5 Wo. n. U)	2 (11%)

Weichteile der Weichteilschaden in seiner Beurteilung schwieriger ist als bei offenen Frakturen mit gleicher Verletzungsschwere [6].

Beispiel: 6jähriger Junge, vom Pkw als Fußgänger angefahren. Geschlossene Unterschenkelfraktur, die primar mit einem Fixateur externe versorgt wird, der noch 6½ Wochen entfernt wird. 15 Wochen nach dem Unfall ist die Fraktur in leichter Valgusfehlstellung knöchern fest verheilt (Abb. 1 a–c).

Wenn immer möglich, wurden die Patienten primär von uns versorgt. Die Mehrzahl der primär verzögert oder sekundär mit dem Fixateur externe behandelten Patienten wurde uns nach auswärtiger Primärversorgung zugewiesen (Tabelle 6).

Die Sanierung des begleitenden Weichteilschadens demonstriert die Tabelle 7. Überwiegend verlangten die Verletztungen eine offene Wundbehandlung mit sekundärem Wundverschluß. Einen primären Wundverschluß konnten wir in $1/3$ der Fälle erreichen, davon 3mal nach zusätzlichem Entlastungsschnitt.

Abb. 1 a–c. a Geschlossene Unterschenkelquerfraktur mit begleitendem Décollement. **b** Primare Versorgung mit Fixateur externe. Zur Schonung der Epiphyse Plazierung eines Steinmann-Nagels durch den Kalkaneus **c** Reizlose Weichteile bei Zustand nach Spalthautdeckung

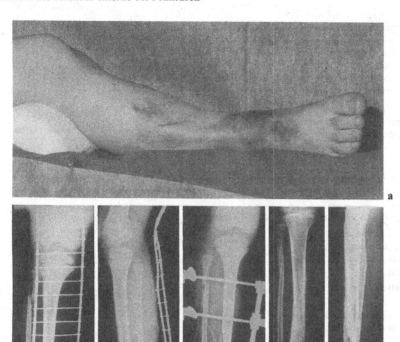

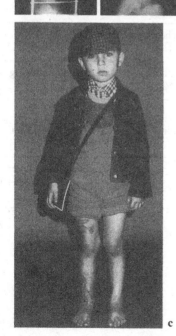

Tabelle 7. Versorgung des Weichteilschadens bei 18 kindlichen Frakturen

Primärer Wundverschluß	7 (38,5%)	
Nur Débridement		4 (22%)
Nach Fasziotomie		2 (11%)
Nach Hautentlastungsschnitt		1 (5,5%)
Sekundärer Wundverschluß	11 (60,5%)	
Durch Spalt-/Vollhauttransplantation		9 (49,5%)
Durch Gastroknemiusplastik		2 (11%)

Tabelle 8. Sekundärmaßnahmen bei der Behandlung von 18 kindlichen Frakturen mit Weichteilschaden und Fixateur-externe-Osteosynthese

Nekrosektomie von Weichteilen und/oder Knochen	17×
Spalthauttransplantation	17×
Schwenkklappenplastik	2×
Gastroknemiusplastik	2×
Sekundärnaht	1×
Spongiosaplastik	9×
Osteoplastik	4×
Umsetzen des Fixateur externe	
Wegen Osteo-/Myo-plastik	4×
Wegen Fehlstellung	1×
Revision eines Bohrkanalinfektes	4×
Revision einer Narbenkontraktur	3×
Summe aller Sekundärmaßnahmen	64

Tabelle 9. Knochen-Weichteil-Befund bei Entfernung des Fixateur externe

Knochen voll belastbar	Knochen noch nicht belastbar	Knochen belastbar
Weichteile saniert 10 (55,5%)	Weichteile saniert 4 (22%)	Weichteile noch behandlungsbedürftig 4 (22%)

Tabelle 10. Dauer der Fixateur-externe-Behandlung bei 18 kindlichen Frakturen mit Weichteilschaden

–2 Mon.	3–4 Mon.	5–6 Mon.	7–8 Mon.	>8 Mon.	Mittlere Dauer
5 (27,5%)	6 (33%)	3 (16,5%)	1 (5,5%)	3 (16,5%)	4,41 Mon.

Tabelle 11. Montageformen des Fixateur externe

11 (60,5%)	**3** (16,5%)	**1** (5,5%)	**3** (16,5%)

Insgesamt waren 64 Folgeeingriffe bei den von uns behandelten Patienten erforderlich, wobei etwa $^2/_3$ aller Sekundärmaßnahmen auf weichteilplastische Eingriffe entfielen, die in Tabelle 8 im Detail wiedergegeben sind.

In der Tabelle 9 sind die Ergebnisse bei Entfernung des Fixateur externe aufgeführt. In der Mehrzahl der Fälle konnten wir einen vollen Erfolg der Behandlung feststellen, in den übrigen Fällen waren Knochen bzw. Weichteile so weit saniert, daß man auf alternative Verfahren übergehen konnte.

Die mittlere Dauer der Fixateur-externe-Behandlung betrug 4,41 Monate. In der Mehrzahl der Fälle war die Behandlung spätestens nach 4 Monaten jedoch abgeschlossen. In 3 Fällen waren Fixationszeiten von mehr als 8 Monaten wegen osteoplastischer Meßnahmen bei posttraumatischer Osteomyelitis erforderlich (Tabelle 10).

Standardmontage in früherer Zeit war in unserer Klinik die Rahmenmontage, in neuerer Zeit haben wir dieses Vorgehen zugunsten der ventralen Verspannung als Monofixateur geändert (Tabelle 11).

Diskussion

Die zusammenfassende Ergebnisübersicht zeigt die Tabelle 12. Als Domäne für den Einsatz des Fixateur externe bei Kindern gilt die Unterschenkelfraktur mit begleitendem Weichteilschaden. Solche Verletzungen sollten primär operativ stabilisiert werden, da dieses einen positiven Einfluß auf Wund- und Knochenbruchheilung hat [3, 5–8]. Minimalosteosynthesen sind wegen zu hohen Infektionsrisikos und der Gefahr von sekundären Fehlstellungen abzulehnen. Interne Osteosynthesen sind oft nicht durchführbar, da sie nicht ausreichend mit Weichteilen gedeckt werden können [6]. In diesen Fällen kann – wie das auch unsere Ergebnisse zeigen – der Fixateur externe erfolgreich eingesetzt werden. Weichteil- und osteoplastische Maßnahmen lassen sich individuell an den Heilungsverlauf anpassen. Einige wesentliche Nachteile besonders im Kindesalter, wie zu hohes Gewicht und erschwerte Röntgendetailerkennbarkeit, konnten bei den neueren Fixateuren durch Anwendung von Kunststoffbauelementen vermieden werden.

Tabelle 12. Ergebnisübersicht der Behandlung von 18 kindlichen Frakturen mit Weichteilschaden und Fixateur-externe-Osteosynthese

Durchschnittsalter der Kinder	12 Jahre
Verletzung durch Verkehrsunfall	75%
Weitere Begleitverletzungen	56,25%
Unterschenkelfrakturen	94,5%
Offene Frakturen	67%
Primäre Fixateur-externe-Osteosynthese	55%
Sekundärer Wundverschluß	60,5%
Mittlere Dauer der Fixateur-externe-Behandlung	4,41 Monate
Posttraumatische Osteomyelitis	22%
Mittlere Gesamtbehandlungsdauer	8,2 Monate
Sanierung der Verletzung zu	100%

Literatur

1. Böhler J (1976) Behandlung offener Frakturen im Kindesalter. Zentralbl Chir 101:140–145
2. Burri C, Rüter A (1976) Die offene Fraktur im Kindesalter. Langenbecks Arch Chir 342:305–310 (Kongreßbericht 1976)
3. Ekkernkmp A, Müller KH (1986) Die juvenile posttraumatische Osteomyelitis. Unfallchirurg 89:183–195
4. Engert J (1982) Indikation und Anwendung des Fixateur externe im Kindesalter. Z Kinderchir 36:133–137
5. Sauer H-D, Dallek M, Mommensen M, Jungbluth K-H (1982) Therapie und Prognose schwerer Weichteilverletzungen im Kindesalter. Z Kinderchir 36:131–132
6. Tscherne H, Südkamp N (1985) Offene Frakturen bei Kindern. Z Orthop 123:490–497
7. Ulrich C, Wörsdörfer O, Burri C, Zehnder R (1985) Offene Frakturen bei Kindern und Jugendlichen. Z Orthop 123:497–501
8. Weise K (1985) Besondere Aspekte bei der Versorgung offener Frakturen im Kindesalter. Z Orthop 123:505–509
9. Woischke R, Walcher K (1986) Indikation zur Operation offener kindlicher Frakturen – Erfahrungsbericht über 10 Jahre. Unfallchirurg 89:170–175

Die Anwendung des Fixateur externe bei kindlichen Frakturen

G. Asche

Arbeitsbereich Handchirurgie, Kreiskrankenhaus, Postfach 380, D-7290 Freudenstadt

Immer wieder neu muß sich der Chirurg die Frage stellen, ob eine kindliche Fraktur operativ oder konservativ behandelt werden muß. Die Regel ist und wird, trotz allen Fortschrittes, die konservative Behandlung sein. Jedoch muß durch die Entwicklung neuer und risikoärmerer Operationsverfahren immer wieder der Standpunkt für die operative Behandlung neu festgelegt werden.

Folgende Anforderungen müssen an eine konservative Behandlungsmethode gestellt werden:
1. Konsolidierung der Fraktur unter nur leichter Verkürzung
2. Kleinstmögliche Achsenfehlstellung in allen Ebenen
3. Exakte Reposition unter Retention in bezug auf die Rotation
4. Da es sich in jedem Fall bei Oberschenkelfrakturen, gelegentlich auch bei Unterschenkelfrakturen, um mehrwöchige Krankenhausaufenthalte handelt, muß die Pflege des Kindes einfach und gefahrlos sein

Die Indikation zur Operation ist somit, was die Gesamtzahl der kindlichen Frakturen angeht, relativ selten zu stellen. Sie muß aber immer wieder von Zeit zu Zeit in Erwägung gezogen werden. Das in der Literatur angegebene, bisher übliche Verfahren der Stabilisierung kindlicher Frakturen ist die Plattenosteosynthese. Intramedulläre Osteosynthesen sind wegen der Gefahr der Schädigung von Wachstumsfugen nur selten möglich.

Da die Plattenosteosynthese bei kindlichen Oberschenkelfrakturen selten ohne die Gabe von wenigstens 1–2 Bluttransfusionen möglich ist, haben wir im Kreiskrankenhaus Freudenstadt seit 1981 operationsbedürftige Oberschenkelfrakturen und auch Unterschenkelfrakturen mit dem Fixateur externe behandelt.

Eigene Erfahrungen und operatives Vorgehen

Die Lagerung erfolgt immer auf dem Extensionstisch. Dies ist auch bei Kleinkindern möglich. Auf dem Extensionstisch läßt sich die Fraktur leichter reponieren und das Repositionsergebnis leichter mit dem Bildwandler kontrollieren als auf einem normalen Operationstisch.

Die distale und proximale Begrenzung der Fraktur wird mit einer langen Nadel markiert. Proximal und distal davon werden dann in die Mediolaterallinie nach Stichinzision Bohrhülsen bis auf den Knochen vorgeschoben und durch die-

Th Stuhler (Ed)
Fixateur externe – Fixateur interne
© Springer-Verlag Berlin Heidelberg 1989

se ein Bunnell-Nagel auf den Knochen aufgesetzt. Dieser wird mit der Handkurbel eingedreht. Für jede Gruppe sind nur jeweils 2 Bunnell-Nägel erforderlich. Auf diesen Nägeln werden die Stabkugelgelenke befestigt. Der Abstand zur Haut muß etwa eine Fingerbreite sein, damit die Eintrittsstelle zur Haut später gut gepflegt werden kann. Ein ventraler Gleitstab wird angebracht und die Fraktur mit Repositionshebeln geschlossen reponiert. Nach exakter, mit dem Bildwandler kontrollierter Reposition werden die Flügelschrauben angezogen und der zweite hintere Stab montiert.

Zur Anwendung kommt immer nur ein Klammerfixateur. Aufwendige Montagen sind bei Kindern auch am Oberschenkel nicht erforderlich. Bei frühzeitigem Entschluß zur Operation läßt sich die Fraktur immer geschlossen gut reponieren. Hierdurch entsteht während des operativen Eingriffes kein Blutverlust. Die Haut um die Nägel muß exakt nachgeschnitten werden, so daß kein Druck der Nägel auf die Haut entstehen kann. Dieses würde sich infektbegünstigend auswirken.

Behandlung

Die Kinder sind nur etwa 8–10 Tage in der Klinik. Regelmäßige Kontrollen der Nageleintrittsstellen sind besonders in den ersten Tagen erforderlich. Die Eltern werden in die Fixateurpflege eingeweiht. Ein Herausreißen der Kinder aus der Familie für längere Zeit ist somit nicht gegeben.

Nach 4 Wochen wird die dorsale Stange des Klammerfixateurs entfernt. Nach 6–8 Wochen wird je nach Frakturtyp die volle Belastung des Beines gestattet. Je nach Alter des Kindes und Konsolidierung der Fraktur kann bereits zu diesem Zeitpunkt der Fixateur externe wieder entfernt werden. Eine krankengymnastische Nachbehandlung erfolgt in der Regel.

Bohrlochinfekte haben wir bei den bisher 50 derart behandelten Kindern nur einmal gesehen. Der Infekt kam nach Entfernen des Nagels sofort zur Ruhe. Das seltene Auftreten von Bohrlochinfekten bei Kindern liegt an der relativ kurzen Liegedauer des Fixateur externe.

Beispiel 1: Der 4jährige Junge zog sich bei einem Verkehrsunfall eine subtrochantäre Oberschenkelfraktur zu. Diese ließ sich durch die Extension nicht drehgenau reponieren. In Narkose wurde auf dem Extensionstisch die Reposition achsengerecht durchgeführt, was erstaunlich leicht gelang. Die Stabilisierung erfolgte mit einem Klammerfixateur. Die proximale Nagelgruppe wurde so eingebracht, daß die Nägel außerhalb der Haut so weit auseinander standen, um ein Kugelgelenk anbringen zu können. Auf das Nichtberühren der Wachstumsfuge durch die Nagelspitzen wurde geachtet. Die stationäre Behandlung dauerte nur 8 Tage. Die Gesamtdauer der Ruhigstellung mit Fixateur externe betrug nur 6 Wochen. Danach konnte mit voller Belastung begonnen werden. Eine Nachuntersuchung nach 1 Jahr zeigte keine Längendifferenz des verletzten Beines.

Die frühzeitige Belastung gelingt bei Kindern erstaunlich gut. Kinder gewöhnen sich nach einigen Tagen sehr schnell an den Apparat, akzeptieren diesen und können sich damit sehr gut bewegen. Auch die Beweglichkeit im Kniegelenk wird durch diese Form der Montage bei Kindern wenig eingeschränkt. Die Entfernung des Fixateur externe ist nach knöcherner Durchbauung ambulant ohne Narkose problemlos möglich.

Beispiel 2: Bei einem 6jährigen Mädchen wurde beim Hineingreifen in die Wäscheschleuder der rechte Arm verdreht. Es kam zu einer schweren Quetschung und offenen Fraktur des rechten Unterarms. Aufgrund der schlechten Weichteilverhältnisse wurde die Fraktur mit einem Fixateur externe stabilisiert. Zur Infektionsprophylaxe wurden Gentamycin-PMMA-Ketten eingelegt Eine Faszienspaltung im Verlauf des ganzen Unterarms bei frühauftretendem Kompartmentsyndrom wurde ebenfalls erforderlich. Auch diese Fraktur heilte ohne zusätzliche rekonstruierende Maßnahmen folgenlos aus. Wegen der Stückfraktur mußte der Fixateur 8 Wochen belassen werden. Die anfangs vorhandenen Nervenschäden normalisierten sich im Verlauf der Behandlung.

Gleich gute Erfahrungen machten wir bei der Behandlung von Oberarmstückfrakturen und insbesondere von Unterschenkelstückfrakturen, die sich konservativ nicht achsengerecht halten ließen. In solchen Fällen ist die Behandlung mit dem Fixateur externe eher zum Bereich der konservativen Behandlungsmethoden zu rechnen als in den der operativen Behandlungen. Der Eingriff in die Weichteilsituation durch die Operation ist ausgesprochen gering. Die Sicherheit, das Repositionsergebnis zu erhalten, ist gegenüber der Gipsbehandlung ausgesprochen groß. Das Anlegen des Fixateur externe ist nicht zeitaufwendiger.

Behandlungsergebnisse

Bei den 50 mit Fixateur externe behandelten Kindern handelte es sich 20mal um Oberschenkelfrakturen, 22mal um Unterschenkelfrakturen und 8mal um Unter- und Oberarmfrakturen.

Bei den 20 behandelten Oberschenkelfrakturen wurde in keinem Fall, weder postoperativ noch präoperativ, eine Bluttransfusion benötigt. Bei den von uns vor dieser Zeit mit Plattenosteosynthesen behandelten Oberschenkelfrakturen war immer die Transfusion von 1–2 Blutkonserven notwendig. Diese Tatsache scheint uns in der heutigen Zeit der Gefahr von Krankheitsübertragungen durch Bluttransfusionen von besonderer Bedeutung.

Da die Frakturen mit dem Fixateur externe genau längengleich reponiert werden, haben wir nach 2 Jahren Nachuntersuchungen durchgeführt, um über die Längendifferenz eine Aussage machen zu können. Dabei fiel auf, daß bei keiner der 20 behandelten Oberschenkelfrakturen Beinverlängerungen oder Beinverkürzungen von mehr als 1 cm aufgetreten waren. Eine Erklärung für diese Tatsache könnte sein, daß niemals über längere Zeit an der Wachstumsfuge gezogen und damit kein Längenwachstumsreiz bewirkt wurde. Zum anderen könnte es daran liegen, daß wir mit dem Fixateur externe die Kinder wieder relativ früh belasten ließen, was zu physiologischer Belastung des Beines und der Wachstumsfuge führte.

Folgende Behandlungsvorteile haben sich aufgrund unserer bisherigen Erfahrungen, insbesondere bei Oberschenkelfrakturen, ergeben:
1. Es kommt nicht zu wesentlichen Beinlängendifferenzen.
2. Die Zahl der Bluttransfusionen wurde erheblich reduziert und meist sogar vermieden.
3. Die Dauer des stationären Aufenthaltes war ausgesprochen kurz.
4. Schulkinder konnten bereits wieder nach etwa 14 Tagen die Schule besuchen.
5. Eine Zweitoperation mit nochmaligem stationärem Aufenthalt entfällt.
6. Die Behandlungskosten kindlicher Frakturen konnten durch die genannten Behandlungsvorteile erheblich reduziert werden.

Das Verfahren ist gegenüber der bisher üblichen inneren Fixierung am Knochen, wie Plattenosteosynthese, Verschraubung, Spickung oder Marknagelung, in seiner Anwendung einfach und risikoarm.

Die Behandlung kindlicher Frakturen mit dem Fixateur externe nach R. Hoffmann

M. Echterhoff und H. Prinz

Chirurg. Abt., St. Barbara-Hospital, D-4390 Gladbeck

Bestärkt durch die guten Ergebnisse in der Therapie komplizierter Frakturen mit dem Fixateur externe nach Raoul Hoffmann sowie die Mitteilungen von Burny über die Behandlung unkomplizierter Unterschenkelfrakturen mit monolateralen Montagen nach Raoul Hoffmann, haben wir bei der Therapie der Unterschenkelfraktur die innere Fixierung zugunsten der äußeren durch Fixateur externe so gut wie völlig verlassen.

Daß die Therapie der kindlichen Frakturen – d. h. die Schaftfrakturen der unteren Extremität – eine vorrangige Domäne der konservativen Therapie ist, steht außer Zweifel – solange man sich nicht mit der Möglichkeit der äußeren Fixierung vertraut gemacht hat.

In der Zeit von 1982–1986 haben wir 9 Kinder und Jugendliche bis 14 Jahre mit Schaftfrakturen der unteren Extremitäten mit einem Klammerfixateur nach Raoul Hoffmann und de Bastiani behandelt. Das jüngste Kind war 3 Jahre alt.

Bei 5 dieser Patienten lag eine isolierte Femurfraktur vor, 4 Kinder hatten eine Unterschenkelfraktur, z. T. mit Kombinationsverletzungen. Ein polytraumatisiertes Kind war nicht dabei.

Bei den Femurschaftfrakturen handelte es sich bei 3 Kindern um unkomplizierte Frakturen im mittleren Schaftdrittel. Ein 5jähriger Junge hatte eine proximale Femurfraktur, welche verständlicherweise unter Extensionsbehandlung nicht gestellt werden konnte. Bei einem 12jährigen Mädchen kam es während der Extensionsbehandlung zu drittgradigen Hautschäden, welche zu einer äußeren Fixierung zwangen. Alle diese Kinder wurden mit dem Midifixateur nach Raoul Hoffmann als unilateralem Klammerfixateur behandelt. Bei den Unterschenkelfrakturen handelte es sich 2mal um eine geschlossene sprunggelenknahe Fraktur mit einem Weichteilschaden Grad I nach Tscherne u. Oestern. 2 Jungen hatten eine geschlossene Schaftfraktur im mittleren Drittel mit einem Weichteilschaden Grad I erlitten.

Alle 4 Fixateure am Unterschenkel wurden streng ventromedial als Monofixateur angebracht, selbstverständlich unter Beachtung der Epiphysenfugen.

Die 2 distalen Frakturen wurden mit dem Midifixateur nach Raoul Hoffmann stabilisiert. Hier zeigt sich die Dimension dieses Fixateurs als ideal, insbesondere bei der Behandlung von Kleinkindern.

Die Kinder wurden nach Anbringen des Fixateur externe frühfunktionell behandelt, wobei alle benachbarten Gelenke aktiv und passiv bewegt wurden.

Th Stuhler (Ed)
Fixateur externe – Fixateur interne
© Springer-Verlag Berlin Heidelberg 1989

Auffallend war, daß die Kinder in der frühfunktionellen postoperativen Phase ohne Schwierigkeiten alle benachbarten Gelenke aktiv bewegten. Entsprechend dem Prinzip einer axialen dynamischen Fixation wurden die Klammerfixateure nach etwa 14 Tagen dynamisiert, also deutlich früher als beim erwachsenen Patienten. Die durchschnittliche Knochenbruchheilung betrug 6 Wochen.

Alle Kinder, bis auf einen 3jährigen Jungen, konnten am nächsten Tag unter Zuhilfenahme von Gehstützen mobilisiert werden. Hierbei nahmen wir auch in Kauf, daß eine Teilentlastung der behandelten Extremität von den Kindern nicht durchgeführt wurde. Eine postoperative Redislokation der Frakturen hatten wir nicht zu beklagen.

Die typische und häufigste Komplikation der Behandlung einer Fraktur mit Fixateur externe ist der Weichteilinfekt um den Knochennagel sowie der Bohrkanalinfekt. Lediglich bei dem 12jährigen Mädchen mit dem Weichteilschaden nach Extension trat ein behandlungsbedürftiger Weichteilinfekt auf, welcher die Gesamttherapiedauer jedoch nicht verlängerte. Bei den anderen Kindern zeigten sich keinerlei Komplikationen.

Bei allen Kindern wurden die Knochenschrauben ambulant ohne Narkose entfernt.

Außer bei dem Mädchen mit den drittgradigen Weichteilschäden am Oberschenkel betrug die stationäre Verweildauer der Kinder zwischen 2 und 10 Tagen. Die Kinder gingen durchschnittlich 14 Tage nach Einbringen des Fixateurs wieder regelmäßig zum Unterricht.

Zusammenfassung

Außer bei den klassischen Indikationen für die Anwendung des Fixateur externe, nämlich bei Vorliegen von Weichteilschäden, beim Polytrauma und beim sehr unruhigen Schädel-Hirn-Trauma sollte man gerade beim Kind und Jugendlichen bei der unkomplizierten Fraktur auch aus schulischen und sozialen Gründen an die Anwendung eines Fixateur externe denken (Tabelle 1).

Tabelle 1. Unsere Indikationen für den Fixateur externe beim Kind

Weichteilschaden
Polytrauma
SHT (unruhig)
Proximale Femurfraktur
Femurfraktur nach konservativem Versuch
Soziale Indikation

Der Krankenhausaufenthalt kann auf ein Minimum reduziert werden, die operative Belastung ist vergleichsweise zu einer inneren Stabilisierung, z. B. an der proximalen Femurfraktur, sehr gering; unmittelbar postoperativ kann eine frühfunktionelle Behandlung aller Gelenke durchgeführt werden; Fehlzeiten in der Schule werden auf ein für ein Kind erträgliches Maß reduziert und die hygienische Pflege der Kinder kann optimal ohne Einschränkung durchgeführt werden.

Teil V

Fixateur externe: Untere Extremität

Grundlagen der Infektprophylaxe im Bereich der Haut des Patienten

A. A. Hartmann

Universitätshautklinik, Josef-Schneider-Str., D-8700 Würzburg

Eine suffiziente Infektprophylaxe im Bereich der Haut des Patienten ist ohne Kontaminationsprophylaxe nicht denkbar.

Hautdesinfektionsmittel sollen die Haut in einen Zustand versetzen, daß sie nicht mehr infizieren kann, d. h. Abtötung, Hemmung oder Entfernung aller pathogenen Mikroben der Haut.

Bis vor einigen Jahren wurde die residente Hautflora als apathogen angesehen. Im Rahmen der Fortschritte der Intensivmedizin, der Herzchirurgie und der Endoprothesenimplantate mußte erkannt werden, daß Bakterien der residenten Hautflora, insbesondere koagulasenegative Staphylokokken, durchaus schwerwiegende oder Nachoperationen notwendig machende und teils sogar letal endende Infektionen auslösen können. Teilweise konnten die Pathomechanismen für die Implantatbesiedlung durch Locci et al. [11] und Peters et al. [14] aufgedeckt werden.

Mittel zur Händedesinfektion sind nach den Richtlinien der Deutschen Gesellschaft für Hygiene und Mikrobiologie (DGHM) [2] in vivo auch gegen koagulasenegative Staphylokokken geprüft, aber eben nur im Bereich der Hände; dort besteht die residente Flora aus koagulasenegativen Staphylokokken, und zwar nur im Bereich der Hornschicht, dem Stratum corneum [13,15] und dazu noch in niedrigen Keimzahlen von 1×10^2 bis $1 \times 10^3/cm^2$ Hautoberfläche. Im Bereich von Stirn, Brust und Rücken, Oberarmen und Oberschenkeln sind nicht nur höhere Keimzahlen von 1×10^4 bis 1×10^5 anzutreffen, sondern die koagulasenegativen Staphylokokken siedeln dazu noch in tieferen Bereichen der Haut, dem Infundibulum der Talgdrüsen [17], die ein Desinfektionsmittel nicht mehr erreicht. Unter den genannten Bedingungen der fakultativen Pathogenität bei bestimmten die Kontinuität der Haut durchtrennenden Eingriffen wäre zur Erreichung der Desinfektion eine Sterilisation der Haut, d. h. eine völlige Keimfreiheit, anzustreben.

Eine Sterilisation der Haut ist in vivo nicht möglich, auch nicht nach wiederholter Anwendung von Desinfektionsmitteln [10].

Zur Frage der Tiefenwirksamkeit von Hautdesinfektionsmitteln haben wir den Stirntest [3] entwickelt (Abb. 1). Als Hautfloragewinnungsmethoden [4] werden nacheinander benutzt: die Detergenz-Scrub-Methode [16], die die Flora im Bereich des Stratum corneum und Akroinfundibulum erfaßt, gefolgt von der Zyanoakrylatmethode [8], die die Flora im Infrainfundibulum erfaßt. Darüber hinaus werden koagulasenegative Staphylokokken und Propionibacterium spp. getrennt isoliert und ausgewertet [3].

Th Stuhler (Ed)
Fixateur externe – Fixateur interne
© Springer-Verlag Berlin Heidelberg 1989

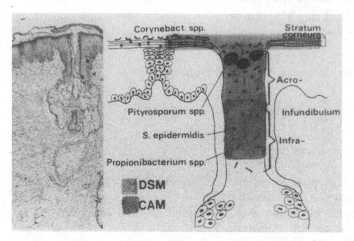

Abb. 1. Die Detergens-Schabe-Methode (*DSM*) sammelt die Flora vom Stratum-corneum-Acroinfundibulum-Bereich, und die Cyanoacrylat-Methode (*CAM*) vom Infrainfundibulum des Talgdrüsenfollikels

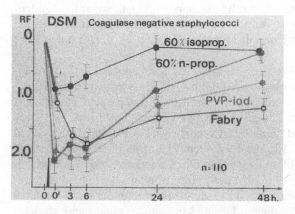

Abb. 2. Reduktionsfaktoren (*RF*) der KbE-Zahlen/cm² Hautoberfläche (*DSM*) der koagulasenegatıven Staphylokokken, 5 mın (*O'*), 3, 6, 24 und 48 h nach eınmalıger Anwendung von 60%ıgem Isopropanol, 60% n-Propanol, PVP-Jod-Lösung und Fabry-Spırıtus

Mit diesem Testverfahren (Abb. 2) wurde PVP-Jod-Lösung und 60%iges n-Propanol nach Vorwaschen der Haut mit PVP-Jod-Seife bzw. Kernseife untersucht [6].

Im Bereich der Hautoberfläche ist die Sofortwirkung von PVP-Jod und 60% iges n-Propanol gegen S. epidermidis mit einem Reduktionsfaktor von 2 zu den Zeiten 5 min, 3 und 6 h nach der Anwendung gleich; 48 h nach der Anwendung weist 60%iges n-Propanol keinen und PVP-Jod noch einen Reduktionsfaktor von 1 auf. Bei Verwendung von 60%igem Isopropanol und Fabry-Spiritus [7], 3% Salizylsäure — 1% Phenoli-liquefacti-haltiger 50%iger Isopropanol, ohne vorheriges Vorwaschen der Stirn, fällt auf: das Wirkprofil von Alkoholen ist gleich; maximale Sofortwirkung und keine Langzeitwirkung. Fabry-Spiritus hat eine Sofortwirkung im Ausmaß des Isopropanolanteils, aber seine antimikrobielle Wirkung nimmt mit zunehmender Einwirkzeit bis zu 6 h nach der Anwendung zu. Dies ist dem Salizylsäure- und Phenolgehalt zuzuschreiben.

Bei Ausgangswerten der Keimzahlen/cm^2 von S. epidermidis im Bereich der Hautoberfläche von 2–9 × 10^4 ist klar, daß trotz eines Reduktionsfaktors von 2 immer noch 2–9 × 10^2 Keimzahlen von S. epidermidis/cm^2 Hautoberfläche vorhanden sind. Die Haut ist also keinesfalls steril und unter den genannten strengen Kriterien noch nicht einmal desinfiziert.

Bei länger liegenden, die Haut perforierenden Materialien kommt dem *Wirkprofil* des Hautdesinfektionsmittels eine wesentliche Bedeutung zu, d. h. der Frage, ob nicht nur eine Sofort-, sondern auch noch eine Langzeitwirkung bis ca. 24 h nach einmaliger Anwendung vorhanden und damit bis zum nächsten Verbandwechsel die Wirksamkeit gewährleistet ist.

Hautdesinfektionsmittel unter Folienverbänden dürfen nur mit dafür eigens zugelassenen Desinfektionsmitteln benutzt werden, denn die hauttoxische Wirkung kann unter Folien um das 10fache potenziert werden. Zum anderen kommt es unter Okklusivfolien zu einem Anstieg der Keimzahlen der Bakterien um 4–6 Zehnerpotenzen [1, 5]. Aber auch der pH-Wert der Haut steigt von pH 4,5 auf pH 7,0 [1, 5]: Dies könnte für ionogene Hautdesinfektionsmittel bezüglich der Wirksamkeit nicht unerhebliche Folgen haben, die bis zur Wirkungslosigkeit reichen können. Die Gruppe um Kligman hat hierzu Testverfahren vorgestellt, so den Okklusionstest, den Expanded-flora-Test, den Persistance-Test, den Ecological-shift-Test und den Serum-inactivation-Test [9, 1, 12]. Die Tests werden im Bereich der Unterarmbeugeseite durchgeführt und unterliegen deshalb ähnlichen Einschränkungen wie die derzeitigen Tests der DGHM.

Bei länger liegenden, die Haut perforierenden medizinischen Materialien könnte der *kombinierte Einsatz* von Desinfektionsmitteln und lokal applizierten Antibiotika eine Methode der Infektprophylaxe im Bereich der Haut des Patienten darstellen. Dabei muß man sich darüber im klaren sein, daß die Antibiotika im Gegensatz zu den Desinfektionsmitteln z. T. eine erhebliche „Anlaufzeit" benötigen, bis sie wirken. Aus diesem Grund erscheint die kombinierte Anwendung Desinfektionsmittel gefolgt von Antibiotikum sinnvoll. Hier treten allerdings neue Probleme auf, so die Frage nach der allergenen Potenz und damit der Sensibilisierungsrate bei kutaner Applikation, die Frage nach dem Wirkungsspektrum des einzusetzenden Antibiotikums, die Frage nach der lokalen Resistenzentwicklung der Bakterien im Bereich der Haut. So können wir einerseits Breitspektrumantibiotika einsetzen oder eine Kombination aus 2 Schmalspektrumantibiotika, die im Bereich grampositiver und gramnegativer Bakterien wirksam sind.

Größtmögliche Sicherheit der Infektprophylaxe im Bereich der Haut des Patienten kann dann erreicht werden, wenn man die Prophylaxemaßnahmen der jeweiligen potentiellen Gefährdung während und nach einem operativen Eingriff anpaßt und insbesondere die notwendigen Einwirkzeiten von Desinfektionsmitteln beachtet, Folienverbände nur unter strengen Kautelen benutzt und Kontaminationen des gefährdeten Hautareals des Patienten durch geeignete Maßnahmen weitestgehend ausschließt.

Literatur

1. Aly R, Shirley C, Cunico B, Maibach HI (1978) Effects of prolonged occlusion on the microbial flora, pH, carbon dioxide and transepidermal water loss of human skin. J Invest Dermatol 71:378–381
2. Borneff J, Eggers HJ, Grün L, Gundermann KD, Kuwert E, Lammers TH, Primavesi CA, Rotter M, Schmidt-Lorenz W, Schubert R, Sonntag HG, Spicher G, Teubern M, Thofern E, Weinhold E, Werner HP (1981) Richtlinien für die Prüfung und Bewertung chemischer Desinfektionsverfahren. Teilabschnitt 1 (Stand 1.1.1981). Fischer, Stuttgart New York
3. Hartmann AA (1981) Zur in vitro- und in vivo-Untersuchung der Wirkung von Hautreinigungsmitteln auf die Residentflora der Haut des Menschen. Habil-Schrift, Med. Fakultät Universität Würzburg
4. Hartmann AA (1982) A comparative investigation of methods for sampling skin flora Arch Dermatol Res 274:381–385
5. Hartmann AA (1983) Effect of occlusion on resident flora skin-moisture and skin pH. Arch Dermatol Res 275:251–254
6. Hartmann AA (1985) A comparison of the effect of povidone-iodine and 60% n-propanol on the resident flora using a new test method. J Hosp Infect [Suppl A] 6:73–80
7. Hartmann AA, Pietzsch C, Elsner P, Lange T, Hackel H, Fischer P, Bertelt T (1986) Antibacterial efficacy of Fabry's tinctura on the resident flora of the skin at the forehead. Study of bacterial population dynamics in stratum corneum and infundibulum after single and repeated applications. Zentralbl Bakteriol Mikrobiol Hyg [B] 182:499–514
8. Holland KT, Roberts CD, Cunliffe KT, Williams CD (1974) A technique for sampling micro-organisms from the pilosebaceous ducts. J Appl Bacteriol 37:289–296
9. Leyden JJ, Stewart R, Kligman AM (1979) Updated in vivo methods for evaluating topical antimicrobial agents on human skin. J Invest Dermatol 72:165–170
10. Lilly HA, Lowbury EJL, Wilkins MD (1979) Limit to progressive reduction of resident skin bacteria by disinfectant. J Clin Pathol 32:382–285
11. Locci R, Peters G, Pulverer G (1981) Microbial colonization of prosthetic devices. III. Adhaesion of Staphylococci to lumina of intravenous catheters perfused with bacterial suspensions. Zentralbl Bakteriol Mikrobiol Hyg [B] 173:300–307
12. Marples RR, Kligman AM (1974) Methods for evaluating topical antibacterial agents on human skin. Antimicrob Agents Chemother 5:323–329
13. Montes LF, Wilborn WH (1969) Location of bacterial skin flora. Br J Dermatol 81 [Suppl 1]:23–26
14. Peters G, Locci R, Pulverer G (1981) Microbial colonization of prosthetic devices. II. Scanning electron microscopy of naturally infected intravenous catheters. Zentralbl Bakteriol Mikrobiol [B] 173:293–299
15. Röckl H, Müller E (1959) Beitrag zur Lokalisation der Mikroben auf der Haut. Arch Klin Exp Dermatol 209:13–29
16. Williamson P, Kligman AM (1965) A new method for quantitative investigation of cutaneous bacteria. J Invest Dermatol 45:498–503
17. Wolff HH, Plewig G (1976) Ultrastruktur der Mikroflora in Follikeln und Komedonen. Hautarzt 27:432–440

Das Anwachsen der Weichteile
in Weichteilkanälen beschichteter Knochenschrauben

H. Gerngroß [1], L. Claes [2], K. Kuglmeier [2], H. Meyer [1] und C. Zinman [1]

[1] Chirurg. Unfallchirurg. Abt., Bundeswehrkrankenhaus, Oberer Eselsberg, D-7900 Ulm
[2] Labor f. Experimentelle Traumatologie Universität Ulm, D-7900 Ulm

Die Infektion der Knochenschrauben beim Fixateur externe wird unterschiedlich häufig beobachtet. Nach neueren Erkenntnissen liegt sie zwischen 2 und 10% der eingebrachten transkutanen Schrauben [1, 2]. Vermutlich entsteht die Infektion nicht bei der Implantation, sondern durch sekundäre Kontamination, weil ein Spaltraum zwischen Schaftoberfläche und Weichteilkanal auf Dauer bestehen bleibt [1]. Untersucht wurde, ob die Beschichtung transkutaner Knochenschrauben zum Anwachsen der umgebenden Weichteile führt, dadurch eine Spaltbildung vermieden wird und damit die Infektionsrate zu vermindern ist.

Tierexperimentelles Modell und Untersuchungsmethoden

Es wurden 3 Versuchsserien mit je 8 Kaninchen durchgeführt. Die Kaninchen wurden in Ketanest-Rompun-Narkose nach Rasur der Beckenregion oder der lateralen Oberschenkelregion operiert. Die implantierten Knochenschrauben hatten einen Durchmesser von 2 mm, waren 50 mm lang und hatten ein selbstschneidendes Gewinde von 15 mm Länge. Sie wurden bis zum Anschlag des Schaftes in den Knochen nach Hautincision und Vorbohren eingedreht. Folgende Schrauben standen zur Verfügung: Serie A: Rostfreier Implantatstahl glatt, beschichtet mit Silastic, mit Polyurethan oder titanplasmabeschichtet. Serie B: Implantatstahl glatt, sandgestrahlt sowie Titan-anodisiert oder plasmabeschichtet (Institut Straumann, Waldenburg, Schweiz). Die Schrauben der Serie A wurden in den Beckenkamm bei Versuch 1, die Schrauben der Serie B in beide Trochanteren und Femurkondylen bei Versuch 2 und 3 implantiert. Bei Versuch 1 wurden die Kaninchen nach 4 bzw. 12 Tagen getötet, bei Versuch 2 wurden sie beim Auftreten eines Infektes, bei Versuch 3 einen Tag nach Kontamination mit Staphylococcus aureus getötet. Die Knochenschrauben wurden permutiert eingebracht, die Kaninchen während der Versuche in Einzelkäfigen unter normalen Futterbedingungen gehalten. Es erfolgte tägliche Wundkontrolle und Kontrolle der Schraubenverankerung. Nach der Tötung kamen folgende Untersuchungsmethoden zur Anwendung:

Versuch 1. Filtrierte Parkertinte wurde über 5 min an den Öffnungen der Hautdurchleitungen aufgebracht, anschließend die Kaninchen tiefgefroren. Danach erfolgte das Heraussägen eines kubischen Weichteilknochenblocks mit einer Kantenlänge von ca. 1,5 cm um die Knochenschraube. Dann wurde der Block in

Th Stuhler (Ed)
Fixateur externe – Fixateur interne
© Springer-Verlag Berlin Heidelberg 1989

2 Viertelsegmente und 1 Halbsegment aufgeteilt und das Vordringen von Tinte dokumentiert. Von den 4 Segmenten wurde eines in Glutaraldehyd für die Rasterelektronenmikroskopie, eines in 4%iges Formalin zur Paraffinhistologie und das Halbsegment in 4%iges Formalin für die Metakrylathistologie eingelegt. Ausgewertet wurde der Längsschnitt lichtmikroskopisch, die Kanaloberfläche rasterelektronenmikroskopisch und die Metakrylathistologie durch Serienschnitte parallel zur Knochenoberfläche durch Haut und Subkutangewebe nach Einbettung in Metakrylat.

Versuch 2. Nach Implantation wurden die Schrauben 10 mm über der Haut abgezwickt und mit einem Silikongummistopfen armiert, um eine Verletzung der Kaninchen an den Käfiggittern zu verhindern. Ein Verband wurde nicht angelegt. Es erfolgte tägliche Wundkontrolle. Am 3. postoperativen Tag wurde, nach Entnahme eines Abstrichs von der Hautdurchleitung, sterile Watte um die aus der Haut ragenden Schrauben gewickelt und mit dem Gummistopfen fixiert. Anschließend wurden 10^6 Keime Staphylococcus aureus in 0,3 ml Suspension in die Watte eingespritzt. Dieser Vorgang wurde alle 24 h wiederholt, bis es zu einer klinischen Infektion kam. Der Versuch wurde für ein Kaninchen durch Tötung beendet, wenn an einer oder mehreren Hautperforationen eine eitrige Sekretion auftrat.

Versuch 3. Die Kaninchen wurden 3 Tage nach Implantation der Schrauben mit Bakteriensuspension (10^6 Keime in 0,1 ml) einmalig kontaminiert und nach 24 h getötet. Nach Entnahme eines ca. 3 cm großen Haut-Knochen-Stückes um die Schraube wurde diese herausgedreht und anschließend die Weichteile vom Knochen steril entfernt. Das Weichteilstück wurde mit der Hautoberfläche nach unten auf eine sterile Plastikunterlage gelegt und mit einer Weichteilstanze ein Hautstück von 1,5 cm Durchmesser um den Schraubenkanal herum ausgestanzt. Anschließend wurde dieser Zylinder in der Mitte, parallel zur Hautoberfläche, geteilt, so daß ein Präparat die kontaminierte Hautoberfläche, das andere die Subkutanschicht und die dem Knochen angrenzenden Weichteile enthielt. Die Gewebestücke wurden homogenisiert, verdünnt und auf Blutagar ausgespatelt. Nach 24stündigem Bebrüten wurden die vorhandenen Staphylococcus-aureus-Kolonien ausgezählt.

Ergebnisse

Makroskopische Befunde

1. Versuch. Von denen am 4. Tag nach der Implantation getöteten 4 Kaninchen konnten insgesamt 6 Hautdurchleitungen von 8 ausgewertet werden. Makroskopisch fand sich in keinem Fall ein Infekt. Bei der Präparation wurden die Segmente von der Schraubenoberfläche abgezogen, wobei festgestellt werden konnte, ob die Weichteile angewachsen waren. Wenn Tinte bis auf den Knochen vorgedrungen war, wurde dies dokumentiert (Tabelle 1). Aus dem Ergebnis läßt sich ersehen, daß die glatten Schrauben (Stahl) in keinem Fall, die beschichteten Schrauben dagegen eingewachsen waren, was streng mit dem Herunterfließen von Tinte zum Knochen korrelierte. Bei den 12-Tage-Tieren ergaben sich nahezu identische

Tabelle 1. Ergebnisse nach Implantation verschiedener Knochenschrauben

Anwendung	Stahl poliert		Titanplasma		Silastik		Polyurethan	
	4 Tage	12 Tage	4 Tage	12 Tage	4 Tage	12 Tage	4 Tage	12 Tage
Auswertbare hautdurch-leitungen	2	2	1	2	1	2	2	2
Weichteile angewachsen	Nein Nein	Nein Nein	Ja	Ja Ja	Ja	Nein Ja	Ja Nein	Ja Ja
Durchlässig für Tinte	Ja Ja	Ja Ja	Nein	Nein Nein	Nein	Ja Nein	Nein Ja	Ja Nein

Ergebnisse (Tabelle 1): Die plasmabeschichteten Knochenschrauben und die polyurethanbeschichteten waren eingewachsen, bei der Silastikbeschichtung zeigte sich an einer Schraube eine Abscherung des Silastiküberzuges, was offensichtlich unbemerkt bereits bei der Implantation eintrat; bei dieser Schraube fand sich kein Einwachsen.

2. Versuch. Von den 32 implantierten Knochenschrauben konnten 16 ausgewertet werden. Es zeigte sich, daß bei den Schrauben mit Beschichtung 1 von 6 ($= 15\%$), bei den Schrauben ohne Beschichtung 8 von 10 ($= 80\%$) makroskopisch einen Infekt zeigten.

3. Versuch. 1 Tag nach der Kontamination (am Versuchsende) waren alle Eintrittsstellen makroskopisch ohne Infektzeichen.

Rasterelektronenmikroskopie (SEM)

Versuch 1. Die Rasterelektronenmikroskopie des Knochenkanals ergab bei der 4- und 12-Tage-Gruppe für den gleichen Schraubentyp keine Unterschiede. Erhebliche Unterschiede zeigten sich jedoch bei verschiedener Beschichtung. Während die beschichteten Schrauben eine rauhe Oberfläche des Schraubenkanals bewirkten, konnte bei poliertem Stahl eine glatte Oberfläche des Kanals gefunden werden. Der Kanal an der plasmabeschichteten Titanschraube zeigte eine rauhe noppige Struktur, die praktisch ein Negativabdruck der Plasmabeschichtung war. Die Oberflächen der Kanäle bei den Silastikschrauben wiesen teilweise Faserstrukturen auf, die vermutlich beim Herausdrehen der Schrauben im Gewebe verblieben sind. Die Kanaloberfläche, die dem Polyurethan anlag, zeigte eine schwammartige Struktur.

Histologie der Hautdurchleitungen

Die Paraffinhistologie zeigte, daß bei den Stahlhautdurchleitungen bereits am 4. Tag ein meist einlagiges Epithel in den Kanal vorwächst, unterbrochen von einigen bindegewebigen Vernarbungen an der Grenzlinie zwischen Weichteilen und Schraubenoberflächen. Die Grenzfläche der Weichteile zur Plasmabeschichtung

Tabelle 2. Ergebnisse der bakteriologisch-quantitativen Analyse von 22 Hautdurchblutungen

Bakteriendichtereduktion außen-innen	Stahl glatt	Stahl rauh	Titan glatt	Titan rauh
$> 10^2$	0	3	1	5
$< 10^2$	4	4	5	0

des Titans ließ teilweise multiple Titanfragmente an der Grenzfläche nachweisen. Es bestand dort eine mehrzellige Lage von Bindegewebezellen, die wie Zapfen in die Vertiefungen der Titanoberfläche eingewachsen waren. Bei den Weichteilkanälen der Silastik- und Polyurethangruppe konnte ein weniger stark ausgeprägtes Bindegewebe nachgewiesen werden. Die Auswertung der Metakrylathistologie mit noch liegenden Schrauben zeigte im Querschnitt durch die verschiedenen subkutanen Schichten bei Titan eine innige Verzapfung zwischen Gewebe und Beschichtung, bei den übrigen Oberflächen war dies nicht nachweisbar.

Bakteriologische Befunde

2. Versuch. Die abgenommenen Abstriche von der Hautoberfläche und der Knochenoberfläche im Schraubenkanal ließen keine Aussage im Hinblick auf implantatbedingte Unterschiede zu, da nur eine qualitative Erfassung der Keime durchgeführt werden konnte und alle Orte kontaminiert waren. Ursache dürfte die häufige Kontamination und die Dauer der Infektion gewesen sein.

3. Versuch. An allen auswertbaren Lokalisationen waren makroskopisch keine Infektzeichen zu finden. Auswertbar waren 22 Hautdurchleitungen, die Ergebnisse der bakteriologisch-quantitativen Analyse zeigt Tabelle 2.

Bewertet man eine Reduktion von 10^2 (100fache Verminderung) der Keime als suffizient, läßt sich eine Mehrfeldertafel aufstellen. Der hier durchführbare Mehrfelder-χ^2-Test zeigte eine signifikante Keimreduktion ($p < 0,05$) bei den Titanschrauben.

Diskussion

Die Infektion der Schanz-Schrauben ist eines der noch nicht befriedigend gelösten Probleme bei der Fixateur-externe-Osteosynthese. Nach unseren Ergebnissen ist es möglich, durch Beschichtung der Schraubenschäfte ein Anwachsen der umgebenden Weichteile zu erreichen. Von den untersuchten Beschichtungen erscheint die Plasmabeschichtung von Titanschrauben am günstigsten. Beschichtungen mit Polyurethan oder Silastik sind wegen der unsicheren Haftung auf der Knochenschraubenoberfläche weniger geeignet. Bei artifizieller Kontamination zeigten Knochenschrauben mit glatter Oberfläche signifikant höhere Infektionsraten. Die Untersuchung der Bakteriendichte ergab bei den glatten Pins eine Reduktion der Bakteriendichte unter 10^2 zwischen Hauteintritts- und Knocheneintrittsstelle, bei den beschichteten Pins meist über 10^2. Plasmabeschichtete Titanschrauben zeigten dabei die besten Ergebnisse. Erste klinische Anwendungen scheinen die im Experiment gefundenen Ergebnisse zu bestätigen.

Zusammenfassung

Fixateur-externe-Osteosynthesen können durch die Infektion der transkutanen Knochenschrauben gefährdet werden. Die Infektrate liegt dabei bei bis zu 10% der implantierten Schrauben. Die sekundäre Infektion scheint wegen eines persistierenden Spaltraums wahrscheinlicher als die Primärinfektion bei der Implantation. Tierexperimentell wurde untersucht, ob eine Beschichtung der Knochenschraubenoberfläche Vorteile bringt. Es konnte gezeigt werden, daß sich bei Titanplasmabeschichtung ein wasserdichter Abschluß des Weichteilkanals erreichen läßt und eine Reduktion von eingedrungenen Bakterien erfolgt.

Literatur

1. Burny FL (1978) Elastic external fixation of tibial fractures. Study of 1421 cases. In: Brooker AF, Edwards CC (eds) External fixation. Williams & Wilkins, Baltimore, USA
2. Green SA (1981) Complications of external skeletal fixation. Thomas, Springfield, USA

Transparenter Leichtbaufixateur –
Montage, Pflege, Infektionsprophylaxe

R. Heuwinkel

Unfallchirurg. Abt., Krankenhaus, Brunnenstr. 110, D-6750 Kaiserslautern

Das Indikationsspektrum des Fixateur externe hat sich in den letzten Jahren erheblich ausgeweitet. War er ursprünglich bei den schweren offenen bzw. infizierten Frakturen des Unterschenkels das Verfahren der Wahl, zeigen unsere Übersichten (Tabelle 1 und 2) aus den Jahren 1984–1987 eine zunehmende Differenzierung der Anwendung: Dominierend bleibt sie nach wie vor am Unterschenkel, entsprechend seiner Verletzungshäufigkeit, besonderen anatomischen Situation und Infektanfälligkeit, erfaßt aber auch mehr und mehr die übrigen Extremitätenabschnitte, bewährt sich bei Beckenfrakturen und in jüngerer Zeit auch beim Stiellappentransfer in der plastischen Weichteildeckung. Daraus lassen sich die heute wichtigsten Indikationen ableiten (Tabelle 3): lebensbedrohliche Verletzungen im Rahmen des Polytraumas, relevante Weichteilschäden bei Extremitätenfrakturen und ausgedehnte Schafttrümmerfrakturen mit Gefahr des Kompartmentsyndroms. Hier ist der Fixateur jeder Osteosynthese überlegen, weil er die Durchblutung der Fragmente am besten sichert und die normale Knochenheilung nicht behindert. Eine unzweckmäßige Plattenosteosynthese kann hier großen Schaden anrichten.

Die Vorteile des Fixateur werden auch gegenüber fixierenden Gipsverbänden offenkundig: Neben der Weichteilschonung vermeidet er Druckschäden, läßt freien Zugang zur Wunde, gewährt hohe Funktionsstabilität und beugt Dystrophie und Thrombose vor.

Durch die heutige Verwendung von kohlenfaserverstärkten Kunststoffstäben, Leichtmetallklemmelementen und Kunststoffunterlegscheiben ergeben sich bestmögliche Strahlentransparenz und eine 50%ige Gewichtsersparnis gegenüber den früheren Ganzstahlausführungen.

Auch die Montageform unterlag dem Wandel: Wurde früher unter dem Dogma höchstmöglicher Stabilität ein Fixateur in mindestens 2 Ebenen angelegt, hat sich heute die unilaterale Montage als meist ausreichend durchgesetzt. Die Erfahrung hat gezeigt, daß die geringe Instabilität sich durchaus kallusfördernd auswirkt, wenn unter zunehmender Belastung die Wechseldruckkräfte kontinuierlich auf den Knochen einwirken können. Als Garant einer naturgemäßen Knochenheilung hat der Fixateur seinen festen Platz zwischen operativer Osteosynthese und konservativem Gipsverband.

Unsere Übersicht über die durchschnittliche Verweildauer (Tabelle 4) des Fixateurs am Unterschenkel zeigt je nach Indikation durchaus zumutbare Behandlungszeiten. Erwartungsgemäß brauchen schwere offene Frakturen mit und ohne

Th Stuhler (Ed)

Fixateur externe – Fixateur interne

© Springer-Verlag Berlin Heidelberg 1989

Tabelle 1. Anwendung des Fixateurs (4/1984–8/1987)

Unterschenkel	23
Becken	5
Oberarm	5
Oberschenkel	4
Lappentransfer	2
Kniearthrodese	1
Umstellungsosteotomie	1
Ulna	1
Gesamt	42

Tabelle 2. Indikationen bei Verwendung des Fixateurs am Unterschenkel ($n = 23$)

Offene Fraktur	14
Osteomyelitis	4
Geschlossene Fraktur	7
Offenes Sprunggelenk	2
Kompartmentsyndrom	1
Gesamtdiagnosen	28

Tabelle 3. Indikation für den Fixateur externe

1. Offene Frakturen 2.–3. Grades (Schußbrüche)
2. Osteomyelitis
3. Geschlossene Trümmerfrakturen 2.–3. Grades (Weichteilschäden)
4. Polytrauma, SHT
5. Instabile Beckensprengung
6. Schwere Gelenkfrakturen (Überbrückung → Arthrodese)
7. Stiellappentransfer

Tabelle 4. Verweildauer im Unterschenkel bei verschiedenen Indikationen

	Monate
1. Offene Frakturen + Osteomyelitis	10,1
2. Offene Frakturen 2. Grades	8,8
3. Geschlossene Frakturen 2. Grades	7,0
4. Geschlossene Frakturen	6,8
5. Offene Frakturen 1. Grades	5,9
6. Umstellung	3,5
7. Arthrodese	3,0
8. Offene Sprunggelenkfraktur	1,5

Infekt die längste Zeit, gefolgt von der Gruppe der geschlossenen und erstgradig offenen, die zusammen etwa 6–7 Monate benötigen.

Beispiele:

1. 50jähriger Patient, frische proximale Tibiafraktur bei chronischer Osteomyelitis, Fixateur, Sanierung mit Ausräumung, Septopalkette, damals noch Silastik-Schaum, nicht ganz gelungenem Schwenklappen, Spalthauttransplantation; zufriedenstellendes Ergebnis nach 12 Monaten.
2. 42jähriger Patient, Stoßstangenverletzungen beider Unterschenkel mit geschlossenen Frakturen 2. Grades, Schädel-Hirn-Trauma, Fixateur rechts nach Stuhler-Heise, links nach Wagner, Ausheilung beidseits nach 5½ Monaten. Interessant ist die ausgeprägte Infektbildung mit Lockerung der dicken Schrauben im Knochen links.
3. 45jährige Patientin, Pistolenschußfraktur des Oberarmschaftes, Fixateur und Geschoßentfernung, Ausheilung nach 4 Monaten.

Die angesprochene Knochenschraubenosteitis ist ein erkennbarer Nachteil des Fixateurs. Das Risiko kann gering gehalten werden bei Beachtung folgender Hinweise: Vor der Plazierung Rasur, knappe, für die 3,2-mm-Bohrhülse eben passierbare Stichincision, entspannte Haut ohne Verziehung, Perforationsstelle mit Mercurochrom tränken, evtl. Metalline-Plättchen. Postoperative Pflege: täglich Krustenentfernung, Mercurochrom, nachwachsende Haare schneiden, äußerst sorgfältige Reinigung und Gesamtdesinfektion mit einem farblosen Desinfektionsmittel (z. B. Frekaderm oder Merfen farblos). Der Patient kann diese sorgfältige Pflege selbst erlernen und durchführen. Jodhaltige Desinfektionsmittel können zu Korrosionen an den metallischen Kontaktstellen und zu häßlichen rostbraunen Flecken an den Kohlenfaserstäben führen.

Bei derartiger Pflege liegt die Infektrate nach unserer Erfahrung bei 5–10% aller implantierten Schrauben. Glücklicherweise handelt es sich meist nur um Weichteilentzündungen, v. a. dann, wenn der Durchtritt zu groß gewählt oder mechanisch stark beansprucht war.

Nach z. T. 4jährigem Einsatz über mehrere Montagen zeigen die Leichtbauteile natürlich Gebrauchsspuren, sind aber noch verwendbar. Geringe Kerben weisen auch die Kohlenfaserstäbe auf, die sich aber nach Reinigung mit Isopropylalkohol oder Azeton in erstaunlich gutem Zustand präsentieren.

Zusammengefaßt ist festzustellen, daß uns mit dem Fixateur externe nach Stuhler-Heise auch in konsequenter Leichtbauausführung ein universell verwendbares Stabilisierungsgerät für Frakturen zur Verfügung steht, das sich auch als dauerhaft erwiesen hat. In einfacher, zweckmäßiger Montageform und unter sorgfältiger desinfizierender Pflege lassen sich damit zufriedenstellende und komplikationsarme Ausheilungen erzielen. Das geringe Gewicht bietet dem Patienten Tragekomfort, die hohe Strahlentransparenz dem Therapeuten jederzeit Einsicht.

Ventraler AO-Klammerfixateur bei offenen Unterschenkelfrakturen und Frakturen mit Weichteilschaden

P. R. Haupt [1] und W. Duspiva [2]

[1] II. Chirurg. Klinik, Krumenauerstr. 25, D-8070 Ingolstadt
[2] Chirurg.-Unfallchirurg. Abt., Klinikum, D-8070 Ingolstadt

Einleitung

Die Behandlungsgrundsätze bei offenen Unterschenkelfrakturen lassen sich mit dem Fixateur externe in günstiger Weise realisieren. Auch bei geschlossenen Frakturen mit schwerem Weichteilschaden wird vermehrt die Indikation zum Fixateur externe gestellt.

Die historische Entwicklung begann 1904 bei Lambotte [11] mit einem Klammerfixateur. Jedoch erst Jahrzehnte später setzte sich die Methode nach grundlegenden Arbeiten von Hoffmann 1938 [8], Müller et al. [12] u. Charnley 1952/1953 [4] im allgemeinen Aufschwung der operativen Knochenbruchbehandlung durch (Abb. 1).

Heute sind zahlreiche Typen und Modelle im Handel. Gebräuchliche Montageformen sind: frontaler Rahmenfixateur, dreidimensionale Zeltkonstruktion,

Klammer-Fixateur		Lambotte [11]	1904
		Stader [14]	1937
		Judet [9]	1956
	Wagner-Apparat	Wagner [16]	1977
	ventraler Mono-Fixateur	Kuner [10]	1980
	ventraler Mono-Fixateur	Gotzen [6]	1982
	sagittaler AO-Rohr-Fixateur	Behrens [1]	1982
	ventraler Hoffmann-Midi-Fixateur	Burny [2]	1982
Rahmen-Fixateur		Cuendet [5]	1936
	Hoffmann-Fixateur	Hoffmann [8]	1938
	Gewindestangen-Fixateur	Müller [12]	1952
		Charnley [4]	1953
	Doppel-Rahmen	Vidal [15]	1970
	AO-Rohrsystem	Mathys/Müller (zitiert nach [13])	1976
Rechtwinkel-Fixateur	V-Fixateur	Kuner [10]	1980
	Rechtwinkel-Fixateur	Burri [3]	1981
Zelt-Fixateur		Hierholzer [7]	1975
Ring-Fixateur		Wittmoser (zitiert nach [13])	1950
		Ilisarov (zitiert nach [13])	1970
		Monticelli u. Spinelli [11a]	1981

Abb. 1. Historische Entwicklung des Fixateur externe

Th Stuhler (Ed)
Fixateur externe – Fixateur interne
© Springer-Verlag Berlin Heidelberg 1989

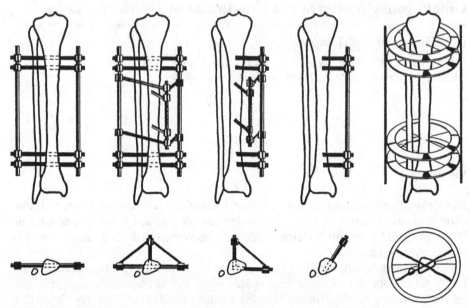

Abb. 2. Gebräuchliche Montageformen des Fixateur externe am Unterschenkel

ventromedialer Rechtwinkelfixateur, ventrale Klammersysteme und der Ringfixateur (Abb. 2).

Rahmen- und Zeltkonstruktion sind bei günstiger Stabilität mit dem Nachteil muskelperforierender Steinmann-Nägel behaftet. Die alternativen Montageformen des Rechtwinkel- und Klammerfixateurs werden dagegen unter optimaler Schonung der Weichteile von der muskelfreien Facies medialis aus eingebracht.

Beim Klammerfixateur ist der Materialaufwand auf ein Minimum reduziert. Sein Hauptnachteil ist die eingeschränkte Verwendbarkeit bei instabilen Trümmer- und Defektfrakturen.

Vorgehen

Seit Inbetriebnahme des Klinikums Ingolstadt im Juli 1982 wurden an der II. Chirurgischen Klinik bis Dezember 1986 114 offene Unterschenkelfrakturen behandelt. Die operative Stabilisierung erfolgte 25mal durch Plattenosteosynthese, 89mal durch Fixateur externe – zunächst mit einer Rahmenmontage. Unter dem Eindruck häufiger Spitzfußprobleme durch schmerzbedingte Einschränkung der Beweglichkeit und Infektionen an den Eintrittsstellen der Steinmann-Nägel wandten wir uns 1983 dem Klammerfixateur mit dem AO-Rohrsystem zu, der bis Ende 1986 bei 60 Fällen eingesetzt wurde (bei 57 Patienten, 3 mit beidseitigen Frakturen). Außerdem wurde der AO-Klammerfixateur bei 7 Patienten wegen geschlossener Unterschenkelfraktur mit schwerem Weichteilschaden verwendet.

Häufigste Verletzungsursache bei diesen 64 Patienten waren Verkehrsunfälle mit Schwerpunkt bei den Zweiradfahrern. Entsprechend hoch war der Anteil Polytraumatisierter. Die Problematik der Hochgeschwindigkeitsunfälle fand ihren Niederschlag in der Schwere des begleitenden Weichteilschadens und in der Ausdehnung der Knochenzertrümmerung.

Operationstechnik und Ergebnisse

Bei der Montage des AO-Klammerfixateurs ist die präliminäre Reposition unabdingbare Voraussetzung. Die Idealposition der Schanz-Schrauben ist die Mittellage zwischen Frontal- und Sagittalebene. Der Schraubenaustritt erfolgt in Höhe der Membrana interossea ohne Verletzungsgefahr für Muskeln, Nerven und Gefäße. Um genügend Halt im Knochen zu finden, müssen die Schanz-Schrauben sicher zentral liegen. Hierzu empfiehlt sich, mit den peripheren Schrauben zu beginnen und am Rohr vormontierte Backen mit durchgesteckter Bohrbüchse als Zielgerät zu benutzen. Zur Vermeidung von Hitzenekrosen werden die Schrauben nach Vorbohren von Hand eingedreht.

Größtmögliche Stabilität wird erreicht durch frakturnahe Lage der zentralen Schrauben, weite Frakturdistanz der peripheren Schrauben und geringen Abstand des ventralen Rohrs vom Knochen. Hilfsosteosynthesen mit interfragmentärer Verschraubung oder Fibulaverplattung kamen 15mal zur Anwendung; 7mal war eine gelenküberbrückende Montage notwendig.

Bei 21 offenen Frakturen III. Grades waren Nerven- und Gefäßnähte bzw. Veneninterponate erforderlich. Bei 16 Patienten wurde wegen drohendem oder manifestem Kompartmentsyndrom eine Fasziotomie angeschlossen.

Defektwunden wurden temporär mit Epigard versorgt und nach Konsolidierung des Wundgrundes mit Meshgrafthauttransplantaten gedeckt.

Eine Antibiotikatherapie erfolgte nach präoperativem Wundabstrich mit einem Zephalosporin der älteren Generation bis zum Eintreffen des bakteriologischen Untersuchungsergebnisses, das bei 12 Patienten positiv ausfiel. In diesen Fällen wurde die Therapie nach Maßgabe des Antibiogramms fortgesetzt.

Eine klinisch manifeste Infektion nach offener Unterschenkelfraktur trat bei 5 Patienten auf. Nach Infektsanierung mit offener Wundbehandlung wurde die Defektdeckung durch Gastrocnemiusmuskellappenplastik bzw. mit Radialislappen erzielt. Bei einem Patient – einem polytraumatisierten Motorradfahrer mit offener Fraktur III. Grades und schwerstem Weichteiltrauma mit nachfolgender Allgemeininfektion – blieb als einziger Ausweg die Unterschenkelamputation. Er verstarb wie 5 weitere Patienten an den Folgen eines schweren Schädel-Hirn-Traumas oder wegen eines Multiorganversagens im Rahmen des erlittenen Polytraumas.

Bei einem Patienten konnte primär keine Stabilität erzielt werden, so daß wir bereits nach 4 Wochen den Fixateur wieder entfernten und nach kurzfristiger Gipsbehandlung eine Nagelung durchführten.

54 Patienten kamen nach einer durchschnittlichen Tragezeit des Fixateurs von 14 Wochen mit anschließender Schutzgipsbehandlung für weitere 4–8 Wochen zur vollen Belastung. 12mal wurde eine Spongiosaplastik erforderlich. In 6 Fällen mußte wegen ausbleibender knöcherner Konsolidierung ½ Jahr nach dem Unfall eine Marknagelung erfolgen.

konservativ (Gips)   23
Fixateur externe   operativ (Nagelung)   7
                    Fixateur-Umbau   5
                    Spongiosaplastik   12
Frakturheilung mit Fixateur   14
Verstorben   6
                                         _____
                                         n = 67

Abb. 3. Methodenwechsel nach primärer Versorgung mit ventralem AO-Klammerfixateur bei offener und geschlossener Unterschenkelfraktur

1 Patient erlitt 9 Monate nach dem Unfall eine Refraktur durch ein Bagatelltrauma. Auch hier konnte die Nagelung die erwünschte Ausheilung bewirken (Abb. 3).

Diskussion und Zusammenfassung

Zusammenfassend läßt sich sagen, daß fixateurtypische Komplikationen mit dem vorgestellten ventralen AO-Klammerfixateur im Vergleich zu anderen Montageformen mit einem höheren technischen Aufwand nicht vermehrt auftreten. Während er bei instabilen Trümmer- und Defektfrakturen nur mit Zurückhaltung empfohlen werden kann, bietet er bei geeigneter Indikation erhebliche Vorteile:

1. Vermeidung einer zusätzlichen Weichteilschädigung durch muskelperforierende Steinmann-Nägel
2. Verminderung schmerzbedingter Muskelfunktionsstörungen und damit Senkung der Rate an Spitzfußkontrakturen
3. Wegfall der Weichteilunruhe an den Nageleintrittsstellen mit Reduzierung des Infektionsrisikos
4. Verbesserung der Stabilität durch Annäherung des äußeren Kraftträgers an die Knochenachse
5. Vereinfachung und Standardisierung der Montage mit Verkürzung der Operationszeit und somit besonderer Bedeutung bei Polytraumatisierten sowie bei extremitätenerhaltenden Eingriffen
6. Unproblematische Erweiterungsmöglichkeit zur gelenküberbrückenden Montage
7. Mitbenutzung eines in aller Regel vorhandenen und auch für andere Zwecke nutzbaren Fixateursystems und damit hohe Wirtschaftlichkeit
8. Ausdehnung des Indikationsspektrums auch auf geschlossene Unterschenkelfrakturen mit schwerem Weichteilschaden

Literatur

1. Behrens S, Searls K (1982) Unilateral external fixation experience with the ASIF "tubular frame". In: Uhthoff HK (ed) Current concepts of external fixation of fractures. Springer, Berlin Heidelberg New York

2. Burny F (1982) Hoffmann external half frame fixation. In: Uhthoff HK (ed) Current concepts of external fixation of fractures. Springer, Berlin Heidelberg New York
3. Burri C, Claes L (1981) Indikation und Formen der Anwendung des Fixateur externe am Unterschenkel. Unfallheilkd 84:177
4. Charnley J (1953) Compression arthrodesis. Livingstone, Edinburgh London
5. Cuendet S (1936) Procédé de réduction des fractures de la diaphyse des deux os de l'avant-bras à l'aide de l'appareil à broches jumelées. Livre Jubilaire Albin Lambotte. Vroment, Bruxelles
6. Gotzen L, Brudermann U (1984) Monofixateur-optimized unilateral external fixation. Med Focus 3:8
7. Hierholzer G (1975) Stabilisierung des Knochenbruches beim Weichteilschaden mit Fixateurs externes. Langenbecks Arch Chir 339:505
8. Hoffmann R (1938) Rotules à os pour la réduction dirigée, non sanglante, des fractures (ostéotaxis). Congrès Suisse de Chirurgie. Helv Med Acta 1938:844
9. Judet R, Judet J, Langrange L (1956) Traitement des pseudarthroses par la compression osseuse simple. Mém Acad Chir 82:402
10. Kuner E (1980) Unterschenkel und oberes Sprunggelenk. In: Baumgartl F, Kremer K, Schreiber W (Hrsg) Spezielle Chirurgie für die Praxis. Thieme, Stuttgart
11. Lambotte A (1908) Sur l'ostéosynthèse. Belg Med 15:231
11a. Monticelli G, Spinelli R (1981) Distraction epiphysiolisis as a method of limbs lengthening. Clin Orthop 154:292
12. Müller ME, Allgöwer M, Schneider R, Willenegger H (1977) Manual der Osteosynthese, 2. Aufl. Springer, Berlin Heidelberg New York
13. Schewior TH, Schewior H (1984) Mechanische und methodische Aspekte des Fixateur externe aus Ringen und Kirschnerdrähten (nach Wittmoser und Ilisarov). Aktuel Traumatol 14:263
14. Stader O (1937) A preliminary announcement of a new method of treating fractures. North Am Veterin 18:37
15. Vidal J, Rabischong P, Bonnel F, Adrey J (1970) Etude bioméchanique du fixateur externe d'Hoffmann dans les fractures de jambe. Montpellier Chir 17:43
16. Wagner H (1977) Surgical lengthening or shortening of femur and tibia. Prog Orthop Surg 1:71

Fixateur externe nach A. Lortat-Jacob:
Beschreibung und Technik der Montage

A. Lortat-Jacob, P. Beaufils und A. Frank

Höpital Ambroise Paré, 9, Avenue Charles de Gaulle, F-92199 Boulogne

Die externe Fixation kann als Kompromiß zwischen Stabilität und Invasivität angesehen werden. Die Stabilität muß die Frakturkonsolidierung garantieren und gleichzeitig die Mobilisierung sowie die Pflege ermöglichen. Die Invasivität beruht auf der Tatsache, daß Metall Muskulatur und Weichteile durchquert.

Zunächst besteht eine deutliche Relation zwischen der Belastung durch einen Fixateur externe und seinem Gewicht. Sodann kommt durch die Erhöhung der Stabilität eine Verbesserung der Handhabung zustande. Jede Fixierung eines diaphysären Fragments in nur einer Ebene sowie jede sekundäre Regulierung durch Osteotaxis nach Hoffman sind somit ohne Schwierigkeiten möglich.

Wir haben, inspiriert von dem Hoffman-Modell, unser eigenes Modell nach folgenden Prinzipien entworfen: Verbesserung der Handhabung, Steigerung der Stabilität und Erhaltung aller Möglichkeiten einer sekundären Regulierung. Zu unterscheiden ist dabei zwischen einem diaphysären und einem epiphysären Fixateursystem.

Diaphysäres System

Im Diaphysenabschnitt haben wir im Vergleich zum Hoffman-Modell die Festigkeit beträchtlich gesteigert durch Modifikation der Schrauben, Schraubenhalter und Führungsstäbe.

Schrauben. Sie zeigen einen 2fachen Durchmesser (Abb. 1). Der gewindetragende Abschnitt, der in den Knochen eingebracht wird, mißt 4,5, der in den Weichteilen gelegene 6 mm. Auf diese Weise profitiert man bei liegender Schraube einerseits von der Starrheit des 6-mm-Durchmessers, begrenzt aber andererseits die Knochenläsion auf einen Durchmesser von 4,5 mm. Die Elastizität der Schraube verändert sich mit der 4. Potenz ihres Durchmessers. Man erkennt somit den beträchtlichen Gewinn an Stabilität durch die Vergrößerung des Durchmessers von 4 auf 6 mm. Da Schrauben mit 2fachem Durchmesser aber eine Schwachzone am Übergang beider Durchmesser hinterlassen, vermindert man am besten das Rupturrisiko, indem man das breitere Ende, das über die Kortikalis hinausragt, abschrägt. Die Einbringung der Schrauben erfordert eine besondere Sorgfalt. Wenn sie nicht streng parallel durch Anziehen der Schraubenhalter erfolgt, entstehen beträchtliche Spannungen, die bis zum Schraubenbruch reichen können.

Th Stuhler (Ed)
Fixateur externe – Fixateur interne
© Springer-Verlag Berlin Heidelberg 1989

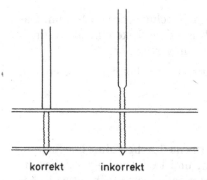

korrekt   inkorrekt

Abb. 1. Die Diaphysenschrauben weisen einen zweifachen Querschnitt auf: Der glatte Schaftabschnitt (Durchmesser 6 mm) muß unbedingt mit seinem abgeschrägten Ende direkt der ersten Kortikalis aufsitzen, um einen Bruch am Übergang zum gewindetragenden Anteil (Durchmesser 4,5 mm) zu vermeiden

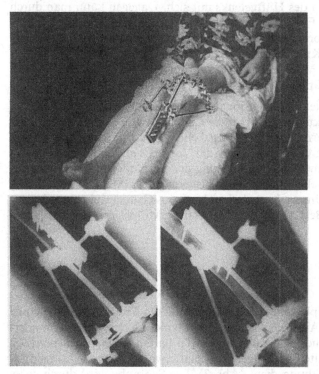

Abb. 2 a, b. Bituberositäre Fraktur der Tibia, geschlossen behandelt mit einem Fixateur externe (**a**), was eine unmittelbare Rehabilitation erlaubte. **b** Röntgenbild

Schraubenhalter. Sie sind besonders lang und erlauben daher ein sehr ausgedehntes Anlegen an die Diaphyse. Die umschriebene Beweglichkeit wird durch ein möglichst breites Anlegen an der Diaphyse beträchtlich vermindert. Unsere Schraubenhalter haben eine Breite von 40 mm und begrenzen ein Abweichen der Schraube am sichersten.

Verbindungsstäbe. Wir benützen solche mit einem Durchmesser von 10 mm. Damit wird eine eindeutig bessere Verspannung als mit dem System nach Hoffman (Abb. 2), das nur über einen Durchmesser von 8 mm verfügt, erreicht.

Spannelemente. Wir benützen pivotierende Kloben entsprechend dem System von Hoffman.

Montage im Diaphysenbereich

1. Am Oberschenkel. Die Fixation wird in einer Ebene durchgeführt. Die Schrauben werden hinter dem Quadrizeps eingebracht und beeinträchtigen daher die Mobilität des Kniegelenks nicht. Dadurch ist es möglich, eine frühzeitige Rehabilitation zu beginnen und der üblichen Komplikation des klassischen Oberschenkelfixateurs, nämlich der Versteifung, zu begegnen.

Dennoch bringt die posteroexterne Anbringung des Apparates in Rückenlage eine gewisse Innenrotation des Hüftgelenks mit sich. Dagegen kann man durch die Hüftmobilisierung in Form der Beugung und der Bauchlagerung angehen. Aufgrund einer solchen forcierten Rehabilitation zeigen alle unsere Fixateurpatienten eine Beugung im Kniegelenk von mehr als 90°. Diese Beweglichkeit vervollständigt sich in den 3 Monaten nach Entfernung des Fixateurs, außer wenn eine bestimmte Ursache für eine Gelenksteife vorliegt.

2. Am Unterschenkel. Die eindimensionale Anlageebene liegt anteromedial, durchquert keinerlei Muskulatur und läßt die Knöchel frei. Dennoch wenden wir bei distalen Läsionen gerne eine vorübergehende Überbrückung des oberen Sprunggelenkes (OSG) durch Einbeziehung des Vorfußes an. Diese Immobilisierung des OSG gestattet eine gute Wundheilung und verhindert während der unmittelbaren posttraumatischen Phase eine Fehlstellung des OSG. Die Verbindung des Mittelfußes mit dem Unterschenkelschaft kann aus Gründen einer wiederaufzunehmenden teilweisen Belastung oder einer aktiven Mobilisierung wieder rückgängig gemacht werden.

Epiphysäres System

Kugelgelenkplatte. Im Epiphysenbereich stößt die äußere Fixation auf eine große Schwierigkeit: das kleine Ausmaß der Knochenfragmente. Hingegen vermindert die Gelenknähe ein zu hohes Maß an Unruhe. Wir hatten daher einen spezifisch epiphysären Schraubenhalter, die Kugelgelenkplatte, konstruiert, die in erster Linie der leichteren Handhabung dient (Abb. 3). Die Schraube wird durch einen Kugelspalt eingebracht und mit Hilfe eines darüber angebrachten Riegels blockiert. Die Schraube verfügt über einen Freiraum von 30° zur Referenzebene. Dadurch kann der Operateur die Schraube nach Belieben so orientieren, wie es das Anspicken eines Knochenfragments erfordert.

Wir verfügen über 3 Schraubengrößen: Die Diaphysenschraube erfordert eine 6-mm-Kugel. Üblicherweise verwenden wir aber die spezielle Epiphysenschraube mit einem Durchmesser von 4,5 mm. An der oberen Extremität hingegen verwenden wir kleinere Schrauben mit einem Durchmesser von 3 mm. An Platten existie-

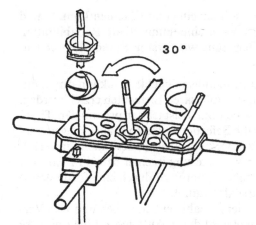

Abb. 3. Kugelgelenkplatte

ren solche mit 3 und mit 2 Kugelgelenken, die untereinander zu 5 oder 6 Schrauben pro Epiphyse verbunden werden können. Diese Kugelgelenkplatten können über einen zentralen Riegel, in indirekter Weise über eine Führungsstange oder direkt durch Spannelemente am Plattenende mit der Diaphyse verbunden werden.

Vorgehen bei epiphysärer Osteosynthese

Operiert wird mit Hilfe des Bildwandlers auf einem normalen Operationstisch. Am häufigsten handelt es sich hier um das Knie- oder Tibiotalargelenk. In einem ersten Schritt überprüft man die Unversehrtheit des Gelenks. Ist das Gelenk betroffen, wird eine Röntgenaufnahme unter Zug angefertigt. Manchmal gelingt die Reposition unter einfachem Zug. Kommt es jedoch unter diesem Zug nicht zu einer befriedigenden Gelenkkonturierung, nehmen wir in einfachen Fällen eine Spickung zur Fragmentanhebung vor. Ist aber auf einfache Weise die Gelenkanatomie nicht wiederherzustellen, sollte man von einer Fixateurbehandlung ganz Abstand nehmen. Sodann wird die Gelenkreposition provisorisch mit Hilfe einer transkutan angelegten Faßzange retiniert. Danach wird die erste epiphysäre Schraube mit einem Durchmesser von 4,5 mm am Rand des Gelenks eingebracht. Diese Schraube sollte möglichst parallel zur Gelenkfläche angelegt werden. An dieser Schraube wird die Kugelgelenkplatte angebracht. Die übrigen Schrauben werden sodann nach Bedarf durch die Platte eingebracht. Dabei nützt man den Freiraum von 60° zur Anspickung der größeren Fragmente. Sind alle epiphysären Schrauben vor Ort, werden die Gelenkkugeln angezogen und bewirken die Zusammensetzung der Epiphyse. Eine solche Synthese kann die Ankopplung von 2 Kugelgelenkplatten erfordern, wenn der Operateur 5 oder 6 epiphysäre Schrauben einzusetzen wünscht.

Der diaphysäre Anteil wird nach den oben genannten Prinzipien ergänzt. Dabei haben mindestens 3 Schrauben einen möglichst breiten Diaphysenabschnitt zu fassen. Danach wird die Reposition von Epi- und Diaphyse geschlossen durchgeführt, wobei 2 Ziele angestrebt werden sollten: ein guter Fragmentkontakt und eine optimale Achsenstellung. Postoperativ ist eine unmittelbare Rehabilitation mit Gelenkmobilisation möglich. Die Belastung wird erst nach radiologisch eindeutiger Konsolidierung begonnen.

Montagebeispiele: Eine Vielzahl von Anbringungsmöglichkeiten kann durch unterschiedliche Verbindungen von dia- und epiphysären Elementen erzielt werden. Wir werden die wesentlichen Montagetypen am Beispiel der proximalen Tibiafraktur darlegen. Am Tibiaschaft kann die Befestigung durch einen einzigen oder durch 2 Schraubenhalter, einen an der Vorder- und einen an der Innenseite, erfolgen. Man spricht dann von diaphysärer Verankerung in einer bzw. in 2 Ebenen. Die Plazierung der Schrauben im Schraubenhalter wird durch eine fortlaufende Numerierung bestimmt, die am Frakturspalt beginnt.

Die epiphysäre Befestigung wird von der Anzahl der Schrauben und vom Verankerungswinkel bestimmt. Dieser Winkel wird durch Aufblick auf die Epiphyse zwischen den Eintrittsstellen der beiden äußeren Schrauben und dem Epiphysenzentrum gebildet. (Dies ist eine Definition der Montagegeometrie.) Die Einbringungsrichtung der Schraube spielt hierbei keine Rolle, kann aber von klinischer Bedeutung sein, v. a. für die Abschätzung der Haltefestigkeit im Knochen.

Zusammenfassend wird die Anbringung bestimmt von der Anzahl der epiphysären Schrauben, vom Einbringungswinkel, von der Anzahl der diaphysären Ebenen und von der Art der Führungsstäbe.

Welche Art der Fixation soll Anwendung finden? Eine Zunahme an Stabilität des Montagesystems kann sowohl im dia- als auch im epiphysären Bereich erzielt werden.

Im diaphysären Bereich erscheint der Beitrag der zweiten Ebene zur Verbesserung der Stabilität schwierig, kostspielig und invasiv, und daher von geringerer Bedeutung. Wir ziehen es daher vor, die diaphysäre Verankerung in ihrer Länge auszudehnen, indem wir die längsten Schraubenhalter verwenden und von den 3 Schrauben die distale Schraube am weitesten entfernt von der proximalen einbringen.

Im epiphysären Bereich ist von Bedeutung, daß wenigstens 5 Schrauben angebracht werden. Dabei wird ein Einbringungswinkel in die Epiphyse von wenigstens 180° angestrebt. Wann immer möglich, wird ein dritter Verbindungsstab eingeführt.

Insgesamt neigen wir dazu, eine Montage anzustreben, die die folgenden Forderungen am besten erfüllt: 5 epiphysäre Schrauben, proximaler Einbringungswinkel gleich oder größer als 180°, nur eine diaphysäre Anbringungsebene und 3 Verbindungsstäbe.

Teleskopstab

Seit 1985 verwenden wir Verbindungsstäbe (Abb. 4), die eine begrenzte Mobilität in der axialen Ebene erlauben. Biomechanische Studien am zirkulären Fixateur konnten in der Tat zeigen, daß eine beträchtliche Steigerung der Konsolidierung dann erzielt werden konnte, wenn eine rein axiale Beweglichkeit von 2 mm bestand. Wir haben daher teleskopartige Verbindungsstäbe konstruiert, die in ih-

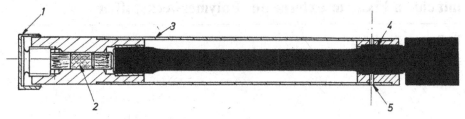

Abb. 4. Teleskopstab. *1* Knopf zum Regulieren der Vorspannung, *2* Feder, *3* Rohr, Durchmesser 22–20 mm, *4* glatte Abstufung, *5* Stift

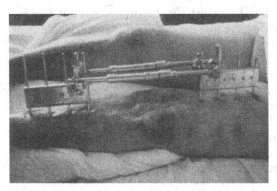

Abb. 5. Teleskopstab. Beim Gehen findet eine Einstauchung von 2 mm aufgrund des im Stabzentrum eingebrachten Stoßdämpfers statt

rem Zentrum eine bestimmte Substanz als Stoßdämpfer enthalten. Der hierdurch erreichte gesamte Spielraum beträgt 2 mm. Eine Einstauchung von dieser Länge kann aufgrund der Konsistenz der Substanz durch einen Druck von 5, 10, 20 und 30 kg erreicht werden. Diese Teleskopstäbe werden sekundär nach Anlegen des Fixateur externe verwandt. Sobald die umschriebene Beweglichkeit schlechter wird, fördern wir sie mit Hilfe dieser speziellen Stäbe. Nach ungefähr 3 Wochen werden die üblichen Verbindungsstäbe ohne Anästhesie durch die Teleskopstäbe ersetzt. Schrittweise kann dann der Patient belasten. Das Ausmaß der Einstauchung wird manuell und visuell kontrolliert.

Außerdem steht ein elektronisches Meßgerät zur Verfügung, das die umschriebene Mobilität dokumentiert. Damit ist es möglich, sich einerseits der Einstauchung und somit der Ausschaltung einer Sperrung durch einen Tibiaspan oder gar durch ein Fibulafragment zu vergewissern, andererseits die Konsolidierung zu verfolgen.

In dieser Weise haben wir bisher 5 echte Pseudarthrosen (Abb. 5) durch einfache Fibulaosteotomie behandelt und sie unter dem Schutz des Fixateur externe mit Teleskopstab unmittelbar belasten lassen. Ebenso belasten mit Hilfe des Teleskopstabes zu Ende des 1. Monats alle mit Fixateur externe behandelten Frakturpatienten.

Wir hoffen, auf diese Weise die Zeit der Konsolidierung der mit Fixateur externe behandelten Frakturen zu verkürzen.

Entwicklung und klinische Erfahrung mit einem Fixateur externe aus Polymerwerkstoffen

R. Spier

Unfallchirurgie, Kreiskrankenhaus, D-6950 Mosbach

Als wir 1975 an der BG-Unfallklinik in Ludwigshafen begannen, uns mit dem Fixateur externe auseinanderzusetzen, störte uns die oft doch unzureichende oder erschwerte Beurteilbarkeit des operativen Ergebnisses im Röntgenbild bzw. bei der Bildwandlerkontrolle.

Für diesen Nachteil war das überlagernde Metall bei einigen Verankerungssystemen verantwortlich: Sie waren relativ schwer und kantig, ließen sich oft nur umständlich applizieren und vermittelten dem Patienten das Gefühl eines kalten, körperfremden Werkstoffs.

Diese Nachteile sollten durch die angestrebte Neukonstruktion eines Fixateur externe gemindert werden. Unter Beibehaltung der Stabilität bekannter äußerer Verankerungssysteme sollte der neue Fixateur externe folgende Eigenschaften besitzen:
- verbesserte Röntgenstrahlentransparenz,
- deutliche Gewichtsreduktion,
- körperfreundliche Gestalt und Oberfläche sowie
- eine einfachere Handhabung.

Diesen Katalog geforderter Eigenschaften konnten nur Materialalternativen gerecht werden: Polymerwerkstoffe kamen dazu in Betracht.

Da deren vergleichsweise niedriger Elastizitätsmodul einerseits Steifigkeitsprobleme bei der Konzeption einer neuen Verankerung erwarten ließ, die Anforderungen an die Stabilität und Festigkeit eines Fixateur externe andererseits damals nicht bekannt waren, waren zahllose Voruntersuchungen erforderlich.

Das Ergebnis war schließlich ein Fixateur externe, der den Stabilitätsanforderungen genügte. Aus nur 3 Bauteilen, dem Schraubverbindungsteil mit 4 Kugeln, dem Kugelschnappstück, das auf eine der Kugeln aufgeschnappt wird, sowie dem Verbindungsstab lassen sich sämtliche denkbaren Montagevarianten zusammensetzen.

Lediglich mit einer Schraube werden diese 3 Bauelemente zu einer Systemgruppe rutschsicher verbunden.

Mit Stirnkugeln der Schraubenverbindungsteile lassen sich versetzt zueinander angeordnete Knochenschraubengruppen ohne zusätzliche Elemente miteinander verbinden. Dies ist z. B. bei der Arthrodese des Sprunggelenks oder bei gelenknahen Frakturen von Vorteil.

Th Stuhler (Ed)
Fixateur externe – Fixateur interne
© Springer-Verlag Berlin Heidelberg 1989

Mittlerweile wurden an unserer Klinik etwa 150 Montagen des von uns entwickelten Fixateur externe an verschiedenen Gliedmaßenabschnitten im Rahmen des allgemein anerkannten Indikationsspektrums durchgeführt.

Einige Beispiele, die v. a. die Vielfalt der Montagevarianten demonstrieren:
- Eine Überbrückung des Ellenbogengelenks bei einem Empyem.
- Offener distaler Unterarmtrümmerbruch.
- Die Versorgung mit einer einarmigen Konstruktion im Sinne eines Monofixateurs.
- Sequester nach Plattenosteosynthese einer geschlossenen Oberschenkelfraktur. Der Fixateur externe ist angelegt, lediglich distal durchquerende Knochenschrauben.
- Variante der Verbindungsstäbe. Mit einer integrierten Spannvorrichtung können Kompressions- und Distraktionskräfte ausgeübt werden. Diese Spannvorrichtung wird serienmäßig nicht hergestellt, sie ist durch ein abnehmbares Spannsystem ersetzt.
- Sehr gute Mobilität des Patienten bei liegendem Fixateur externe. Hinweis auf die Stabilität des Systems.
- Anordnungen bei offenen Etagenbrüchen gleichzeitig an Ober- und Unterschenkel.
- Arthrodese des Kniegelenks bei Arthrosis deformans. Das Röntgenbild nach der Operation. An der Durchbiegung der Knochenschrauben erkennt man die ausgeübte und fixierte Kompression.
- Verankerung bei der Arthrodese des Kniegelenks: Wir bevorzugen die schon bei Hoffman bewährte Doppelrahmenkonstruktion.
- Drittgradig offene Unterschenkelfraktur mit weitstreckig freiliegendem Schienbein. Das postoperative Bild mit Fixateur externe. Passagere Deckung des Hautdefektes mit lyophilisierter Schweinehaut.
- Zustand nach Spalthauttransplantation. Volle Belastbarkeit des Beines mit allerdings noch deutlichen trophischen Veränderungen. Am linken Unterschenkel lag ebenfalls eine ausgedehnte Weichteilverletzung vor, jedoch keine Knochenbeteiligung.
- Langstreckiger Knochendefekt nach Osteomyelitis.
- Drittgradig offene körperferne Unterschenkelfraktur. Anamnestisch ist eine Arthrodese des oberen und unteren Sprunggelenks nach kindlicher Osteomyelitis bekannt.

Die Montagebeispiele reichten vom Ellbogen bis zum Sprunggelenk. Wie sicherlich überall, dominieren auch beim Fixateur externe aus Polymerwerkstoffen die Montagen am Unterschenkel.

Wir glauben, daß wir bei unserem Modell durch Austausch des einfachen Verbindungsstabes gegen einen Stab, der proximal in einem Rohr gleitet, dem Trend zur Dynamisierung folgen können.

Abschließend ist nach mehrjährigen klinischen Erfahrungen mit dem Fixateur externe, wie er in enger Zusammenarbeit mit der BASF in Ludwigshafen entwickelt und den medizinischen Bedürfnissen angepaßt wurde, aus der jetzigen Sicht zunächst festzuhalten:

Der Fixateur externe genügt in Theorie und Praxis, auch im Vergleich mit anderen Verankerungssystemen, den Stabilitätsanforderungen an eine Knochenverankerung.

Er ist vergleichsweise leicht und bietet den Patienten durch die Werkstoffalternative Kunststoff ein weit angenehmeres Tragegefühl als Systeme aus Metall. Durch die weitgehende Röntgenstrahlentransparenz wird die Beurteilung der Röntgenbilder erleichtert.

Aus nur 3 Grundbausteinen lassen sich alle denkbaren Montagevarianten, auch auf engstem Raum, durchführen.

Schließlich wird hierdurch auch die Handhabung durch den Arzt erleichtert.

Klinische Ergebnisse
bei einem neuen unilateralen Fixateur

H. Gerngroß[1], L. Claes[2] und C. Burri[3]

[1] Chirurg.-Unfallchirurg. Abt., Bundeswehrkrankenhaus, Oberer Eselsberg, D-7900 Ulm
[2] Labor f. Experimentelle Traumatologie, Universität Ulm, D-7900 Ulm
[3] Abt. f. Unfallchirurgie, Hand-, Plastische und Wiederherstellungschirurgie,
Universität Ulm, Postfach 3880, D-7900 Ulm

Berichtet wird über die klinischen Ergebnisse beim unilateralen Fixateur (Unifix der AO). Es handelt sich um eine multizentrisch durchgeführte Studie, in der 64 Fälle dokumentiert und nach Ausheilung nachuntersucht wurden. Teilnehmer an der Studie waren die Universitätsklinik Ulm, das Bundeswehrkrankenhaus Ulm, die BG-Klinik Tübingen, die Technische Universität München, die Universität in Homburg sowie das Bundeswehrkrankenhaus Koblenz.

Dokumentiert wurde die Lokalisation des Fixateurs, der Ausgangsbefund der Fraktur, die Fixateurform, die Art der Reposition sowie das Repositionsergebnis, die durchschnittliche Operationsdauer, die Gründe für die Explantation, ein eventueller Verfahrenswechsel sowie durchgeführte Zusatzmaßnahmen. Im Verlauf wurde der Zeitpunkt der Mobilisation, der Teilbelastung und Vollbelastung sowie der Explantation untersucht.

Ergebnisse

Die Anzahl der dokumentierten Fälle (64) gliedert sich wie folgt: Universität Ulm: 26; Bundeswehrkrankenhaus Ulm: 16; BG-Tübingen: 12; TU München: 4; Universität Homburg: 3; Bundeswehrkrankenhaus Koblenz: 3.

Lokalisation des Unifix: 70% am Unterschenkel, 20% am Oberschenkel, 10% an anderen Körperabschnitten.

In 36% wurde der Fixateur bei einer Ostitis eingesetzt, in 60% bei offenen Frakturen, wobei 15% bei erstgradig offenen, 30% bei zweitgradig offenen und 15% bei drittgradig offenen Frakturen implantiert wurden.

Bei 4 sonstigen Verletzungen (Kniebandläsionen) wurde der Fixateur ebenfalls für eine temporäre Arthrodese eingesetzt.

Bei der Fixateurform zeigte sich in 63% der Fälle eine gerade Form, 10% der Fälle wurden mit abgewinkeltem Fixateur eingebracht, 27% in der verkürzten Form.

Die Reposition war in 87% primär, 13% der Fixateure wurden postoperativ außerhalb des Operationssaales nachreponiert.

In 36% kam die Distraktion des Mittelteils, in 17% die Kompression zum Einsatz.

Das Repositionsergebnis wurde in 68% der Implantationen als ideal bezeichnet, Implantationen bis 10° Varusstellung fanden sich in 15% der Fälle, bis 10°

Th Stuhler (Ed)
Fixateur externe – Fixateur interne
© Springer-Verlag Berlin Heidelberg 1989

Valgusstellung in 3% der Fälle, 3% hatten einen Rotationsfehler. Die restlichen 11% beziehen sich auf Fixateure, bei denen keine Reposition erforderlich war.

Die durchschnittliche Operationsdauer in allen Kliniken betrug 38 min für die Implantation.

Die Explantation des Unifix erfolgte wegen Durchbau in 45% der Fälle, nach Weichteilheilung in 32%, 11% der Patienten wiesen eine Delayed union auf, in 6% der Implantationsstellen wurde ein Infekt gesehen.

Beim Verfahrenswechsel wurde in 18% der Fälle auf eine Platte umgestiegen, 8% auf Marknagel, 22% erhielten nach Explantation noch einen Gips oder einen Brace.

Als Zusatzmaßnahmen wurden durchgeführt: in 10% der Fälle zusätzliche Schrauben, in 8% Fibulaplatten, Spongiosa wurde in 25% der Fälle angelagert, ein kortikospongiöser Span in 12%.

Beim Verlauf der unter Fixateur externe geheilten Frakturen zeigte sich eine Mobilisation nach 3 Tagen, die Teilbelastung wurde im Mittel nach 5 Wochen erlaubt, Vollbelastung nach 12 Wochen. Die Explantation erfolgte ebenfalls nach 12 Wochen.

Bei der allgemeinen Beurteilung zeigte sich in 83% der Fälle ein sehr gutes bzw. gutes Endergebnis, als ausreichend wurden 15% der Fälle beurteilt, 2% als schlecht, dieser Fall geht zurück auf einen Schraubenausriß aus der distalen Metaphyse des Femurs bei hochgradiger Osteoporose und Osteitis.

Diskussion

Die vorliegenden Ergebnisse sind mit den in der Literatur bekannten Ergebnissen bei monolateraler Stabilisation im wesentlichen vergleichbar.

Der Vorteil des Unifix liegt unseres Erachtens insbesondere in der Korrekturmöglichkeit sowohl für die Rotation, als auch für Seitverschiebungen und Achsenknicke postoperativ.

Wie sich aus der Folgestudie herauskristallisiert, wird das Umsteigen auf ein internes Fixationsverfahren bei der Fixateur-externe-Osteosynthese immer weniger angewendet, bei den monolateralen Stabilisationen wird jetzt häufig, evtl. nach Spongiosatransplantation, die Konsolidierung der Fraktur unter Fixateur-externe-Osteosynthese abgewartet.

Diese im Gegensatz zu den komplexen Systemen auftretende Knochenheilung wurde bereits früher als „flexible" externe Knochenstabilisation beschrieben und kann aufgrund der vorliegenden Ergebnisse bestätigt werden.

Fortschritte in der Behandlung offener Unterschenkelschaftfrakturen

N. Haas, C. Krettek und H. Tscherne

Unfallchirurg. Klinik, Medizinische Hochschule Hannover, Postfach 61 01 80,
D-3000 Hannover

Einleitung

Wegen der Schwere der Weichteiltraumatisierung und der Häufigkeit an Komplikationen stellt die offene Unterschenkelfraktur auch heute noch ein besonders schwieriges therapeutisches Problem dar. Die operative Behandlung offener Frakturen durch interne Stabilisierungsverfahren, in den meisten Fällen mit der Platte, hat seit der Gründung der AO weite Verbreitung gefunden [5, 6]. In den letzten Jahren hat jedoch, insbesondere bei den offenen Frakturen, ein Therapiewandel von der internen hin zur externen Fixation stattgefunden [1–3], nachdem in kritischen Analysen von mit Plattenosteosynthesen versorgten Frakturen hohe Zahlen an Komplikationen publiziert wurden [2, 3]. Im eigenen Krankengut betrug die Gesamtrate ossärer Infekte bei 159 Plattenosteosynthesen aus den Jahren 1976–1981 10,1%. Aseptische Heilungsstörungen traten in 15,1% der Fälle auf. Bei 23% war die Plattenosteosynthese primär biomechanisch nicht korrekt [2].

Krankengut

Von 1982–1986 wurden in unserer Klinik 202 frische Unterschenkelschaftfrakturen mit einem Anteil von 65,3% offenen Frakturen mit dem Fixateur externe versorgt. Zur Anwendung kam fast ausschließlich die biomechanisch günstige, ventrale Klammerfixation in der Hauptbelastungsebene des Unterschenkels (Abb. 1 und 2).

	Geschlossene Frakturen	Offene Frakturen			
		I°	II°	III°	
Marknagelung	91	37	9	–	137
Verschraubung	11	–	2	1	14
Plattenosteosynthese	64	20	97	51	232
Fixateur Externe	69	19	77	91	256
		76	185	143	
	235				639
			404		

Abb. 1. Behandlungsverfahren bei 639 operativ versorgten Tibiaschaftfrakturen von 1976–1986

Th Stuhler (Ed)
Fixateur externe – Fixateur interne
© Springer-Verlag Berlin Heidelberg 1989

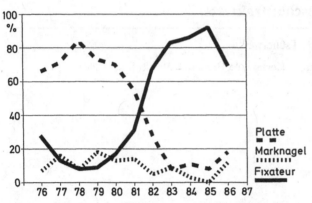

Abb. 2. Verlauf der bei den offenen Tibiaschaftfrakturen angewandten Stabilisierungsverfahren von 1976–1986

Im Krankengut überwogen bei weitem die Brüche mit schweren offenen Weichteilschäden sowie die schweren Frakturformen, wie Mehrfragment-, Trümmer- und Defektfrakturen. Der Anteil an einfachen Frakturformen, wie Quer-, Schräg- und Torsionsfrakturen, war mit 27,3% gering. Die Schwere der Traumatisierung zeigt sich auch bei der Analyse der Begleitverletzungen mit einem Anteil an polytraumatisierten Patienten von 56,2%. Lediglich bei $^1/_5$ der Frakturen handelte es sich um eine isolierte Verletzung.

Bei den offenen Frakturen erfolgte in 71,2% der Fälle nach durchgeführtem Débridement die Reposition offen. Dabei wurde bei 54,6% der Fälle eine zusätzliche Stabilisierung mit Kleinfragmentzugschrauben durchgeführt. In 98 Fällen mußte bei den offenen Frakturen ein sekundärer Wundverschluß durchgeführt werden, nachdem eine primäre passagere Deckung mit Epigard erfolgte. Eine Faszienspaltung wegen drohendem oder manifestem Kompartmentsyndrom war in 34,8% der Fälle erforderlich. In 11,4% der Fälle wurden zur Knochendeckung bereits bei der Primärversorgung plastisch-chirurgische Maßnahmen durchgeführt, in der überwiegenden Zahl der Fälle erfolgten die plastisch-rekonstruktiven Maßnahmen sekundär.

Von den 132 Patienten mit offenen Frakturen verstarben 26 (19,7%) ausschließlich polytraumatisierte Patienten überwiegend an kardiopulmonalen Komplikationen. Von den verbleibenden 106 wurden 89 klinisch und radiologisch nachuntersucht, was einer Nachuntersuchungsrate von 84% entspricht.

Ausheilungszeit

Die Ausheilungszeit lag (bei Ausschluß der Komplikationen) im Mittel bei 17,9 Wochen, wobei eine deutliche Abhängigkeit vom Ausmaß des Weichteilschadens

Abb. 3 a–c. Offene Unterschenkelschaftfraktur nach Motorradunfall. Weichteildébridement, Stabilisierung mit Monofixateur und zusätzlicher Schraubenosteosynthese. Passagere Deckung mit Epigard, sekundäre Spalthautplastik (a). Radiologische Verlaufskontrollen: Unfallbild, Versorgungsbild, nach Fixateurabnahme, bei der Nachuntersuchung (b) Funktionsaufnahmen bei der Nachuntersuchung (c)

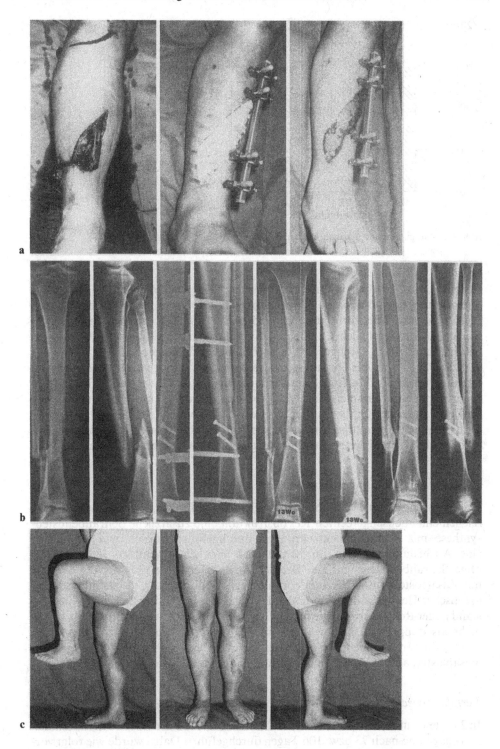

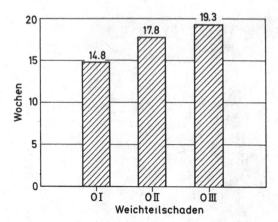

Abb. 4. Abhängigkeit der Ausheilungszeiten vom Grad des Weichteilschadens

besteht (OI: 14,8 Wochen, OII: 17,8 Wochen, OIII: 19,3 Wochen) (Abb. 4). Zur Stimulierung der sekundären Knochenheilung erfolgte in 34,3% der Fälle eine Dynamisierung. Diese erfolgte durch Lösen der Klemmschrauben eines Hauptfragments, im Mittel nach 7,5 Wochen. Sie wurde bei den einfachen Bruchformen häufiger und früher durchgeführt, oft schon in der 2. Woche.

Um den Einfluß der Dynamisierung auf die Ausheilungszeit festzustellen, unterteilten wir die Frakturformen in 2 Hauptgruppen: einfache Frakturformen und Mehrfragment-, Trümmer- und Defektbrüche. Bei den dynamisierten einfachen Frakturformen betrug die Ausheilungszeit 14,2 Wochen, bei den nicht dynamisierten einfachen Frakturformen war die Ausheilungszeit um 2 Wochen verlängert. Bei den komplizierten Frakturen ist dieser Effekt nicht mehr nachweisbar.

Zusätzliche Schraubenosteosynthese

Bei 55 ausschließlich zweit- und drittgradig offenen Frakturen, bei denen zum Erreichen einer achsengerechten Rekonstruktion eine zusätzliche Schraubenosteosynthese mit Kleinfragmentschrauben durchgeführt worden war, fand sich eine Ausheilungszeit von im Mittel 18,7 Wochen gegenüber 18,5 Wochen ohne Schraubenosteosynthese. Bei der Analyse ergaben sich für die Gruppe mit Zusatzosteosynthese keine Vorteile bzgl. Vollbelastung, Ausheilungsdauer, aseptischer Heilungsstörungen und Infektrate. Der wesentlichste Unterschied bestand in der Refrakturrate, die in der Gruppe mit Zusatzosteosynthese mit 10,9% mehr als doppelt so hoch war wie in der Gruppe ohne Zusatzosteosynthese (4,5%). In der Gruppe mit Zusatzosteosynthese waren doppelt so häufig Spangiosaplastiken (65,5%) wie in der Gruppe ohne Zusatzosteosynthese (29,5%).

Verfahrenswechsel

In 2 Fällen wurde ein operativer Verfahrenswechsel in Form einer Unterschenkelmarknagelung nach 73 bzw. 106 Tagen durchgeführt. Dabei wurde wie folgt vorgegangen: Fixateurabnahme, Gipsschiene bis zur Konsolidierung der Schanz-Schrauben-Eintrittsstelle, Nagelung. In 13 Fällen erfolgte eine vorzeitige Abnahme des Fixateurs (meist wegen Schanz-Schrauben-Lockerung) im Mittel nach 13,4 Wochen, und die Anlage eines Unterschenkelbrace oder Gipsverbandes. Die Ausheilungszeit in dieser Gruppe lag bei 18,6 Wochen. In 19 Fällen wurde prophylaktisch nach Fixateurabnahme bei radiologisch konsolidierter Fraktur ein Unterschenkelbrace angelegt, im Mittel nach 16,5 Wochen.

Komplikationen im Frakturbereich

Bei den Komplikationen konnten wir im Vergleich zu dem anfangs aufgezeigten Krankengut der Plattenosteosynthesen eine erhebliche Reduktion erreichen.

Bei den erst- und zweitgradig offenen Frakturen fand sich keine einzige Infektion. Bei den drittgradig offenen Frakturen kam es zum Auftreten von 5 Infekten. Durch Débridement, Sequestrektomie und weichteilrekonstruktive Maßnahmen konnten alle der ossären Infekte zur Ausheilung gebracht werden. Die Gesamtinfektrate der mit Fixateur externe versorgten offenen Unterschenkelschaftfrakturen betrug lediglich 5,1%. Auch bei den aseptischen Komplikationen konnte die Komplikationsrate reduziert werden, wobei hier jedoch noch der mit 8,1% relativ hohe Prozentsatz an Re- oder Ermüdungsfrakturen zu beachten ist. Diese Komplikationen fanden sich nur bei den Frakturen mit zweit- und drittgradigem Weichteilschaden sowie nahezu ausschließlich bei den komplizierten Frakturformen. Einen Teil dieser Komplikationen führen wir auf die zusätzliche Schraubenosteosynthese zurück.

In insgesamt 12 der nachuntersuchten offenen Frakturen lag die Ausheilungszeit über 32 Wochen. Bei der Analyse zeigte sich, daß es sich bei diesen Fällen ausschließlich um Frakturen mit zweit- und drittgradigem Weichteilschaden handelte.

Komplikationen durch das Implantat

An lokalen Komplikationen durch das Implantat sahen wir am häufigsten (13,7%) radiologische Lockerungszeichen der Schanz-Schrauben. Hier war in den meisten Fällen ein Nachspannen der Schrauben ausreichend. In 14,5% der Fälle kam es neben den radiologischen Lockerungszeichen zum Auftreten von superinfizierten Sekretionen im Bereich der Schanz-Schrauben-Kanäle. Die Mehrzahl dieser Fälle war durch intensivierte Pflege und Nachspannen der Schrauben über eine Verminderung der mechanischen Weichteilirritationen meist gut beherrschbar. Lediglich in 2,2% der Fälle war ein Umsetzen der Schanz-Schrauben und eine Kürettage des Schraubenkanals erforderlich.

Bei der Nachuntersuchung mußten wir im Gesamtkrankengut hinsichtlich der Achsenabweichungen in 2 Fällen Varus- und Valgusfehler von mehr als 10° feststellen, Ante- und Rekurvationsfehler über 10° lagen in 2 Fällen vor. Verkürzungen von 1–2 cm fanden sich in 6 Fällen, in 2 weiteren Fällen kam es zu einer Verkürzung von über 3 cm.

Zusammenfassung

Bei der Behandlung von offenen Unterschenkelschaftfrakturen ist der Fixateur externe den anderen Stabilisierungsverfahren hinsichtlich der therapeutischen Sicherheit überlegen. Die wesentlichen Nachteile der Plattenosteosynthese liegen in der Behandlung der Weichteile. Allein zur Plazierung der Platte unter vitalem Gewebe ist weitere Weichteilfreilegung in einem durch das Trauma bereits geschädigten Areal erforderlich. Das Implantat stellt zusätzlich einen nicht unerheblichen Fremdkörper dar, der ein offenes und damit potentiell infiziertes Frakturgebiet überbrückt.

Bei Verwendung des Fixateur externe in der unilateralen Klammermontage mit von ventral eingebrachten Schrauben ist dagegen keine über das allgemeine Wunddébridement hinausgehende Weichteilfreilegung erforderlich. Zusätzlich ist die Fixateur-externe-Osteosynthese im Vergleich zur technisch anspruchsvolleren Plattenosteosynthese erheblich einfacher in der Handhabung und Applikation sowie sekundär leicht korrigierbar. Durch diese Vorteile und die vermehrte Beachtung der Weichteile insgesamt ist unseres Erachtens die Verminderung der Komplikationsrate gegenüber dem zu Anfang aufgezeigten Krankengut bei der Plattenosteosynthese zu erklären. Deshalb ist der Fixateur externe das Implantat der Wahl bei Versorgung von Frakturen mit schwerem Weichteilschaden. Die verlängerten Konsolidierungszeiten müssen dafür in Kauf genommen werden, wobei durch rechtzeitige und frakturgerechte Dynamisierung eine Verbesserung zu erzielen ist.

Literatur

1. Gotzen L, Haas N (1984) The operative treatment of tibial shaft fractures with soft tissue injuries. In: Tscherne H, Gotzen L (eds) Fractures with soft tissue injuries Springer, Berlin Heidelberg New York Tokyo
2. Haas N, Gotzen L (1987) Plattenosteosynthese. In: Schmidt-Neuerburg KP, Stürmer KM (Hrsg) Die Tibiaschaftfraktur beim Erwachsenen. Springer, Berlin Heidelberg New York
3. Hierholzer G (1975) Stabilisierung des Knochenbruches mit Weichteilschaden mit Fixateur externe. Langenbecks Arch Chir 339:505
4. Karlström G, Olerud S (1974) Fractures of the tibial shaft. Clin Orthop 105:82
5. Müller ME, Allgöwer M, Schneider R, Willenegger H (1977) Manual der Osteosynthese. AO-Technik. Springer, Berlin Heidelberg New York
6. Smith JEM (1974) Results of early and delayed internal fixation for tibial shaft fractures. A review of 470 fractures. J Bone Joint Surg [Br] 56:469

Die Anwendung des Orthofix bei geschlossenen Unterschenkelfrakturen

S. Stählin und P. Schirmer

Stadt Nürnberg, Klinikum Zentrum f. Chirurgie, Fachabt. f. Unfallchirurgie, Postfach 91 01 60, D-8500 Nürnberg

Entwickelt wurde das Orthofix-System an der Universität Verona unter der Leitung von Giovanni de Bastiani, klinisch eingesetzt wird es seit 1977.

Die wesentlichen Zielvorstellungen des Systems sind: Ruhigstellung der Fraktur durch Montage des Fixateurs außerhalb des Frakturhämatoms, Knochenbruchheilung über Kallusbildung, Förderung der Kallusdifferenzierung und der Bruchkonsolidierung durch gezielte axiale Dynamisierung, Vermeiden von Gelenkschäden und Knochenatrophie durch frühe Mobilisierung, allgemeine Kostensenkung durch kurze stationäre Aufenthalte und vorwiegend ambulante Weiterbehandlung. Des weiteren einfache Handhabung des Systems, hohe Stabilität in der statischen und in der dynamischen Phase.

Das Grundsystem besteht aus 2 Haltebacken zur Aufnahme der Knochenpins, die mit einem arretierbaren Kugelgelenk jeweils mit dem Zentralkörper, der als fixierbares Teleskop konstruiert ist, verbunden sind. Das Teleskop ermöglicht im dynamischen Zustand Bewegungen im Verlauf der Teleskopachse und soll Rotations- und Scherbewegungen verhindern. Die Backenverbindung durch Kugelgelenke zum Zentralkörper erlaubt während der Montage nach Grobreposition noch Feinkorrekturen bei komplett montiertem System. Auch zum späteren Zeitpunkt sind Korrekturen leicht möglich. Durch Einsetzen einer Kompressor- bzw. Distraktoreinheit in den Teleskopteil kann eine Frakturkompression bzw. Distraktion, wie z. B. beim Wagner-Apparat, ausgeführt werden.

Im Rahmen der Systementwicklung wurden auch eigene Pins konstruiert, deren Gewinde zur Spitze hin konisch zuläuft. Die Pins gibt es in einer sog. Kortikalis- und in einer Spongiosaversion. Zur Anwendung des Orthofix am Unterschenkel bieten sich 4 Grundmontageformen an:

1. Bei diaphysären Frakturen Zentralkörper mit 2 Längsbacken.
2. Bei proximalen Frakturen mit kurzem Fragment Montage mit einer T-Backe im kurzen Fragment und einer Längsbacke in der Diaphyse.
3. Bei proximalen Trümmerfrakturen gelenkübergreifende Montage mit 2 Längsbacken.
4. Bei distalen Trümmerfrakturen gelenkübergreifende Montage mit 2 Längsbacken oder auch mit einer distalen T-Backe.

In der Zeit vom 16. 6. 1986–31. 5. 1987 haben wir an unserer Klinik 60 Unterschenkelfrakturen mit dynamischem Monofixateur versorgt; 42 davon konnten wir kontrollieren; 22 der kontrollierten Frakturen waren geschlossen, sie werden hier dargestellt.

Th Stuhler (Ed)
Fixateur externe – Fixateur interne
© Springer-Verlag Berlin Heidelberg 1989

In 6 Fällen lag eine proximale, in 9 eine diaphysäre und in 7 eine distale Fraktur vor. 8 Fälle stuften wir nach der Frakturform als stabile und 14 als instabile Frakturen ein. Das Patientenkollektiv bestand aus 9 Frauen und 13 Männern sehr unterschiedlichen Alters, mit einem Altersdurchschnitt von 50,2 Jahren ($\pm 15{,}75$ Jahre).

Die Montage des Systems gestaltete sich in allen Fällen einfach, mit einer Operationszeit von 20–30 min. Die Nachbehandlung bestand aus Bewegungsübungen und Mobilisierung an Gehstützen ohne Belastung ab dem 1. postoperativen Tag, später Abstell- und Abrollübungen. Eine Dynamisierung unter Vollbelastung konnte in 8 Fällen, unter Teilbelastung in 10 Fällen, keine Dynamisierung in 4 Fällen erfolgen. Eine Ausheilung der Fraktur unter Verwirklichung des Behandlungsprinzips konnte in 10 Fällen erreicht werden. Die Heilungsdauer war in diesen Fällen zeitgerecht und vergleichbar mit jener bei konservativen Behandlungen.

In 12 Fällen waren wir zum Verfahrenswechsel gezwungen (4 Fälle mit Fibulaosteotomie); 10 dieser Fälle wurden mit Gehgips austherapiert, einmal durch Verriegelungsnagelung und einmal erfolgte Amputation wegen AVK.

Der Grund zum Verfahrenswechsel war z. T. eine verzögerte Heilung; in 3 Fällen mit Pseudarthrosenbildung und v. a. Pinlockerungen und -infektionen. Die Pinlockerung stellte insgesamt das Hauptproblem der Behandlung dar. In nur 4 Fällen war eine Stellungskorrektur notwendig und in nur 1 Fall verblieb ein nennenswerter Dreh- und Achsenfehler. In 20 Fällen traten Pinlockerungen auf, 14 davon wiederum als Pininfekt.

Bei der Anwendung von jeweils 3 Pins pro Backe lockerten sich in 55% der Fälle die Kortikalis- und in 87,5% die Spongiosapins. Bei 2 Pins pro Backe waren 55,5% der Kortikalispins und 76,5% der Spongiosapins gelockert. Bei Besetzung von 3 Pins in der proximalen Backe und 2 Pins in der distalen Backe lockerte sich keiner der 6 Kortikalispins, jedoch 6 von 8 Spongiosapins.

Dies zeigt eine deutliche Lockerungsrate v. a. der Spongiosapins. In 20 Fällen lag ein deutlicher Längenunterschied der Hauptfragmente vor sowie ein montagebedingter ungleicher Pinabstand zur Frakturzone. In 17 Fällen waren die Pins im kurzen Fragment oder bei frakturnaher Pinplazierung gelockert. 14mal komplette Lockerung (d. h. alle Pins/Backe), in 3 Fällen teilweise und in 3 Fällen nicht.

Gelockerte Pins im langen Fragment oder bei frakturferner Pinposition waren 11mal vorhanden, davon 10 komplett und 1 inkomplett; keine Lockerung in 9 Fällen.

Diese Zahlen zeigen eine vorwiegende Lockerung der Spongiosapins und eine Lockerungstendenz im kurzen Fragment bzw. bei unterschiedlicher Position der Pins zur Frakturzone in der frakturnahen Montage.

In 2 von 22 Fällen kam es zu keiner Lockerung bei insgesamt problemlosem Heilverlauf. Es handelte sich um einen 17- und einen 16jährigen Patienten mit einer symmetrischen Fixateurmontage, d. h. Pinabstand im proximalen und distalen Fragment zur Fraktur gleichweit bei auch annähernd gleichlangen Hauptfragmenten.

Eine Beziehung zwischen Frakturtyp und Lockerungsrate fand sich nicht, ebenso keine signifikante Abhängigkeit vom Alter oder Geschlecht.

Zusammenfassung

Die Montage ist einfach, leicht in der Nachkorrektur und auch problemlos in der Pflege. Das Idealziel des Therapiekonzepts ließ sich in nur ca. 50% der Fälle er-reichen, wobei die Heilungszeit etwa der bei konservativer Behandlung entsprach. Die Möglichkeit zur Frühmobilisierung wirkte sich günstig auf die Gelenkfunk-tion aus. Auch traten kaum noch Zeichen der Frakturkrankheit mit Entkalkung oder Sudeck-Dystrophie auf, wie wir dies häufig bei konservativer Therapie sa-hen.

Das Konzept der Dynamisierung konnte sich noch nicht in überzeugender Weise darstellen, größtenteils auch bedingt durch die hohe Rate an Pinlockerun-gen.

Gezielte Montagehinweise oder Rückschlüsse aus der Art der aufgezeigten Pinlockerung möchten wir noch nicht ziehen, da dies noch genauere Beobachtun-gen und Untersuchungen an einem größeren Krankengut erfordert.

Erfahrungen mit dem Fixateur externe

F. Hennig[1] und H. Beck[2]

[1] III. Chirurg. Abt. des Allgemeinen Krankenhauses Hamburg-Altona, Paul-Ehrlich-Str. 1, D-2000 Hamburg 50
[2] Unfallchirurg. Abt., Chirurg. Universitätsklinik, D-8520 Erlangen

Erfahrungen mit dem Fixateur externe bei der Versorgung von Frakturen haben Chirurgen bereits vor gut 100 Jahren gesammelt. Der wahrscheinlich erste äußere Spanner ist die Patellaklammer von Malgaigne. Bereits 1902 hat Lambotte die Biomechanik des Fixateur externe sowie die verschiedenen Montagemöglichkeiten mit einer Präzision beschrieben, daß ihr heute nichts wesentliches mehr hinzuzufügen ist. Die unilaterale Fixateurmontage von Majana von 1921 gleicht z. B. dem AO-Fixateur bis in Details. Das Prinzip ist also schon recht alt.

In der Nachkriegszeit wurden jedoch die anfänglich hauptsächlich unilateral eingesetzten Fixateure durch räumliche, sehr stabile Konstruktionen verdrängt. Die zugrunde liegenden biomechanischen Überlegungen lassen sich mit dem intrakorporalen Osteosyntheseverfahren vergleichen.

Während der letzten 2 Jahrzehnte bestand eine deutliche Überbewertung der Leistungsfähigkeit und Indikationsbreite von starren Osteosyntheseverfahren. Diese Ideologie hat natürlich auch den äußeren Spanner in seiner Konstruktion beeinflußt. Namhafte Unfallchirurgen und Orthopäden haben immer wieder bekundet, daß sich neue Fixateurkonzeptionen jeweils an der Stabilität und Rigidität bestehender Systeme messen müßten, und sie haben hier ein Gütemerkmal für den Fixateur gesehen. Da wurde jedoch häufig die Biologie des Knochens nicht ausreichend beachtet. Beim räumlichen Fixateur wird die gesamte axiale Belastung bei starrem Stabilisationssystem durch das Druckübertragungssystem, also dem Kraftaufnehmer Steinmann-Nagel oder Bonell-Nagel, übernommen. Die Hauptbelastung liegt somit im Bereich der Pins und der Pinlöcher. Auslockerung der Pins und Pintraktinfektion drohen diesen hochbelasteten Zonen. Die vollständige mechanische Ruhe im Frakturspalt, eine unabdingbare Voraussetzung für die Weichteilkonsolidierung, stellt jedoch später ein Hemmnis bei der Ausbildung einer tragfähigen Knochennarbe dar.

Auf Dauer führten deshalb starre räumliche Fixateurkonstruktionen zwar zu einer guten Weichteilsanierung bei zweit- und drittgradig offenen Frakturen, eine belastungsfähige Knochenheilung konnte jedoch meist unter diesen Osteosynthesesystemen nicht erzielt werden, so daß der Verfahrenswechsel hin zur konservativen Therapie bzw. nach Fixateurentfernung zur nicht unproblematischen Osteosynthese vollzogen werden mußte. Teilweise wurde versucht, durch partielle Demontage des äußeren starren Fixateurs dem System eine gewisse Elastizität zu verleihen. Ein Vorgehen, das wegen der Starrheit des Stabilisierungsmittels zu ei-

Th Stuhler (Ed)
Fixateur externe – Fixateur interne
© Springer-Verlag Berlin Heidelberg 1989

nem Federn des Druckübertragungsmittels führt und somit die Pinauslockerung noch erheblich fördert.

Obwohl der unilaterale Wagner-Spanner bereits seit vielen Jahren in der Orthopädie erfolgreich eingesetzt wurde, konnte er sich im Bereich der Traumatologie nicht etablieren. Den Durchbruch in der Fixateurbehandlung erbrachte dann der unilaterale Fixateur nach De Bastiani. Ein Fixationssystem, das durch seine Konstruktion bei ausreichender Stabilität die Konsolidierung der Weichteile ermöglicht, dann jedoch durch die Dynamisierung des Stabilisierungsmittels bei aufbauender Belastung die osteoinduktive Druckbelastung synchron auf das Stabilisierungsmittel und die Fraktur überträgt, ohne Druck- und Scherbelastung im Bereich der Pins. Der Fixateur hat sich dadurch von einem passageren Stabilisierungssystem von Knochenbrüchen zur Konsolidierung der Weichteile hin zu einem echten Osteosynthesematerial entwickelt, unter dem die Fraktur zur vollen belastungsstabilen Konsolidierung gebracht werden konnte, ohne Verfahrenswechsel und ohne zusätzliche Stabilisationen nach Entfernung des Systems.

Nachdem sich der Fixateur vom Festhalter hin zum Osteosynthesematerial entwickelt hatte, mußte auch die Operationstechnik deutlich verfeinert werden. Bestand früher die Meinung, mit dem Fixateur könne man lediglich annähernd gerechte Achsen- und Drehverhältnisse schaffen, wurde, erleichtert durch die bessere Handhabung moderner unilateraler Fixationssysteme, anatomiegerechte Reposition angestrebt. Die Möglichkeit, durch zusätzliche Pins einzelne Fragmente zu reponieren, erleichterte diese Zielsetzung.

Der unilaterale dynamische Fixateur hat sich in unserer Klinik bei der Versorgung offener Frakturen und bei Frakturen mit Weichteilquetschung in 104 Fällen hervorragend bewährt. Bei 16 zweit- und drittgradig offenen Oberschenkelfrakturen, die mit dem De-Bastiani-Fixateur stabilisiert wurden, mußten wir lediglich einmal wegen Nichtkonsolidierung der Fraktur bei angelegtem dynamisiertem belastetem Monofixateur einen Verfahrenswechsel durchführen. Die Ursache für dieses Mißlingen ist hauptsächlich in einem primär schlechten Repositionsergebnis zu sehen. Bei den Unterschenkelfrakturen konnten wir selbst bei schwersten Weichteilschäden und erheblicher Knochenzertrümmerung und Verschmutzung in allen Fällen die Weichteile zu einer guten Ausheilung bringen, je nach Weichteil- und Knochenschaden mußte in einzelnen Fällen der Fixateur bis zur stabilen Frakturkonsolidierung 16 Wochen belassen werden.

Bei insgesamt 612 eingesetzten Pins kam es 18mal zu einer Pintraktinfektion, lediglich in einem Fall wurde eine lokale chirurgische Intervention notwendig. Die meisten Infektionen sahen wir bei den distalen sprunggelenknahen Pins, die in den meisten Fällen mit Spongiosagewinde versehen waren.

Der Verlauf einer drittgradig offenen Ober- und Unterschenkelfraktur eines 14jährigen Jungen mag unsere Erfahrungen dokumentieren. Ober- und Unterschenkel konnten achsengerecht stabilisiert werden, die Frakturen konsolidierten beide unter Ausbildung einer kräftigen Knochennarbe. Die geringe Weichteilperforation des Fixateurs behinderte die Mobilität der Gliedmaße nicht.

Ein weiterer Vorteil der unilateralen Fixation stellt die sehr schnelle Applikation dar. Ein Vorteil, der sich v. a. bei Kombinationsverletzungen mit schwerer Gefäßzerreißung, wie z. B. bei einer Schußverletzung, bewährt. Hier wird durch die

Knochenstabilisation die zeitlich drängende Gefäßrekonstruktion nur um wenige Minuten verzögert, das Operationsfeld für den anschließenden gefäßchirurgischen Eingriff wird nicht behindert.

Zahlreiche neue unilaterale, dynamisierbare Fixationssysteme, die in den letzten Jahren auf den Markt gekommen sind, bestätigen die Methode. Hierbei darf jedoch nicht übersehen werden, daß wir, genau wie bei den intrakorporalen Osteosyntheseverfahren, dynamische und starre Fixationssysteme zur situationsgerechten Frakturversorgung auch bei der äußeren Stabilisierung benötigen. Räumlich starre äußere Fixateure haben sich bei schwersten Knochenzertrümmerungen mit langstreckigem Knochensubstanzverlust sowie bei ausgedehnten knieüberspannenden Fixationen bewährt. Hier nützen wir die große Tragkraft räumlich stabiler Fixateure.

Teil VI

Fixateur externe:
Untere Extremität – Becken

Eine neue Klassifikation von Pseudarthrosen: Geschlossene Behandlung ohne Transplantate

P. Gallinaro, A. Biasibetti, J. Demangos und S. Aleotti

Centro Traumatologico Ortopedico, Via Zerutti 29, I-10126 Torino

Einführung

Die Definition der fehlenden Knochenbruchheilung, der verzögerten Knochenbruchheilung und der Pseudarthrose ist nicht nur ein theoretisches Problem, sondern auch eine Zeitfrage, denn idealerweise sollte die Therapie erfolgen, sobald die Mechanismen der Frakturheilung sistieren. Anstatt Zeit zu verlieren, um auf das klinisch-radiologische Bild der fehlenden Knochenbruchheilung zu warten, wäre es besser, die Kriterien der Heilungstendenz zu definieren. Diese Kriterien lauten:

– Wolkiger Knochenkallus
– Unveränderte Verkürzung
– Eingeschränkte Beweglichkeit
– Fehlende Heilung der Fibula (Unterschenkelfrakturen)

Sie gelten für Frakturen, die durch innere elastische Fixation, äußere Fixation und Gipsruhigstellung behandelt werden.

Untersucht man Frakturen, die durch eine starre innere Fixation behandelt werden, sind die Kriterien von denen der primären Knochenheilung abzuleiten. Die Ursache für das Versagen der inneren Fixation ist das Sistieren der Mechanismen der Frakturheilung.

Klassifizierung und Methoden

Traditionsgemäß ist die erste Unterscheidung zwischen septisch und aseptisch, die zweite zwischen atroph und hypertroph. Letztere ist nur ein radiologisches Bild ohne Beziehung zur biologischen Heilungskraft. Unsere Klassifikation ist morphologisch und mechanisch, sie bezieht sich auf die Möglichkeit, die Pseudarthrose zu komprimieren.

Wir unterscheiden:

1. Pseudarthrosen, welche axial komprimiert werden können, z. B. die horizontale Elefantenfußpseudarthrose;
2. Pseudarthrosen, die nicht axial komprimiert werden können, z. B. aufgrund schräger Frakturenden, Knochenverlust oder großer Fragmente;
3. Pseudarthrosen, die überhaupt nicht komprimiert werden können, wegen Knochensplitterung und Knochenatrophie.

Th Stuhler (Ed)
Fixateur externe – Fixateur interne
© Springer-Verlag Berlin Heidelberg 1989

Pseudarthrosen vom Typ 1 werden deshalb durch den Orthofix-Apparat, Typ 2 und 3, septische Fälle und einige Typ-1-Fälle mit unannehmbarem axialem Defekt mit dem Ilizarov-Apparat behandelt.

Bei der Behandlung der Knochendefektfälle ohne Knochentransplantate werden 2 grundlegende Techniken nach der Ilizarov-Methode angewandt.

Die *monofokale konsekutive Kompression-Distraktion* wird bevorzugt bei kleineren Knochenverlusten und einigen septischen Fällen: keine Kortikotomie, aber Kompression und nach einigen Wochen nachfolgende Distraktion auf dieselbe Stelle. Dieses Verfahren wird fortgesetzt, bis die Gliedmaßenlänge mit Hilfe von neuem, durch die Distraktion induzierten Knochen wieder hergestellt wird.

Die *bifokale konsekutive Distraktion-Kompression* ist die Technik der Wahl bei ernsthafteren Knochenverlusten und Infektionen: Kortikotomie und Distraktion, um eine neue Knochenregeneration zu induzieren, um die Lücke zu füllen; Kompression auf den Kontaktpunkt zwischen proximalem und distalem Fragment. In den infizierten Fällen wird vorher eine sorgfältige Wundtoilette des Knochens und der Weichteile durchgeführt.

Material

Zwischen 1974 und Anfang 1987 wurden 114 Pseudarthrosen langer Röhrenknochen behandelt, wovon bei 38 Fällen in den letzten 3 Jahren die neue, vorher erwähnte Technik angewandt wurde. 32 Fälle waren aseptisch; am häufigsten kam die Tibiapseudarthrose (26) vor, 3 Femur-, 2 Humerus- und 1 Unterarmpseudarthrose. 6 Fälle waren infiziert: 4 Tibia-, 1 Femur- und 1 Humeruspseudarthrose.

Der am häufigsten verwendete Apparat war der von Ilizarov (23 aseptisch, 5 septisch). Bei 8 Fällen (alle aseptisch) wurde der Orthofix-Apparat verwendet, bei 2 Fällen (1 septisch, 1 aseptisch) der Hoffman-Apparat.

Kompression wurde bei 24 aseptischen und bei 2 septischen Fällen angewandt, Neutralisation bei 3 aseptischen und 1 septischen Fall, die monofokale konsekutive Kompression-Distraktion bei 5 aseptischen und 2 septischen Fällen. Die bifokale konsekutive Distraktion-Kompression wurde nur bei einem septischen Fall in dieser Serie angewandt.

Ergebnisse

31 aseptische Pseudarthrosen heilten in 5,7 Monaten (zwischen 3 und 15 Monaten) mit nur einem Fehlschlag: eine Pseudarthrose des Unterarms nach Plattenosteosynthese. 6 septische Pseudarthrosen heilten in 11 Monaten (zwischen 3 und 23 Monaten). Bei diesen letzten Fällen verstehen wir unter Heilung Stabilität und Trockenheit, aber in 2 Fällen war eine kleine Sequestrotomie nach Knochenfusion durchgeführt worden, um eine vollständige Infektsanierung zu erreichen.

Zusammenfassung

Es gibt 2 Wege, um die Heilvorgänge einer Fraktur in Gang zu bringen und zu halten, wo diese zum Stillstand gekommen waren. Der erste ist die Stabilisierung unter Kompression oder Neutralisation der Pseudarthrose, bei Vermeidung von Scher- oder Torsionskräften, wie von Pauwels und Müller in ihren Prinzipien vorgeschlagen.

Der zweite Weg ist die Dynamisierung der Stabilisierung, d. h. von einer starren in eine elastischere Form überzugehen. Die äußere Fixation mit dem Orthofix- oder Ilizarov-Apparat beinhaltet beides. Das einzige Problem ist das richtige Timing beim zweiten Weg, welches bei der Anwendung des Orthofix-Apparates nicht immer einfach ist. Dank seiner mechanischen Eigenschaften hat der Ilizarov-Apparat den Vorteil einer eingebauten automatischen Funktion des zweiten Weges.

Die durchschnittliche Heildauer ändert sich nicht im Vergleich zu den in der Literatur erwähnten traditionelleren Methoden. Das Interessanteste dieser Technik ist die Möglichkeit, durch einen einfachen und nicht aggressiven Eingriff eine sofortige Gliedmaßenfunktion zu erhalten, wobei die einzige Begleitoperation die Fibularesektion bei Pseudarthrosen des Beines ist.

Septische Pseudarthrosen können ausheilen und trocken werden nach Konsolidierung ohne lokale Intervention, aber in einigen Fällen können eine Sequestrotomie oder Diaphysektomie notwendig werden.

Darüber hinaus gibt es keinen Platz mehr für ein Knochentransplantat in der Therapie der erworbenen Pseudarthrose, da die Distraktionsosteogenese (die wirklich revolutionäre Idee von Ilizarov) ein guter Ersatz für ein Knochentransplantat ist.

Möglichkeiten des Verfahrenswechsels nach primärer Stabilisierung offener Unterschenkelfrakturen durch Fixateur externe

R. Neugebauer und C. Burri

Abt. f. Unfallchirurgie, Hand-, Plastische und Wiederherstellungschirurgie, Universität Ulm, Postfach 3880, D-7900 Ulm

Die Verwendung des Fixateur externe zur Stabilisierung von weichteilproblematischen und offenen Frakturen hat insbesondere am Unterschenkel eine erhebliche Verbesserung der Ergebnisse gebracht. Während noch vor nicht allzulanger Zeit eine offene Fraktur eine lebensgefährliche Verletzung darstellte, rückte durch die Weiterentwicklung der chirurgischen Technik sowie die Einführung und Verbesserung der Fixateur-externe-Osteosynthesen die Funktionserhaltung der verletzten Gliedmaße in den Vordergrund [6]. Der Fixateur externe stellt eine Osteosyntheseform dar, die schnell und v. a. weichteilschonend angewendet werden kann [1, 2, 5]. Durch die absolute Ruhigstellung der Fraktur können sich die für die Durchblutung des geschädigten Knochens wichtigen intakten Weichteile erholen. Sind die reparativen Vorgänge an den Weichteilen abgeschlossen, kann an die endgültige Knochenbruchheilung gedacht werden. Um die Fraktur in angemessenem Zeitraum zu heilen, muß mit sorgfältigen Röntgenkontrollen der Verlauf kontrolliert werden, um rechtzeitig geeignete Maßnahmen zu ergreifen, um die knöcherne Konsolidierung zu erreichen. Hierzu stehen uns verschiedene Verfahren zur Verfügung, die der traumatologisch tätige Chirurg beherrschen muß (Abb. 1).

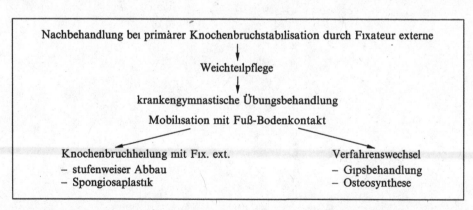

Abb. 1. Schema zur Erstversorgung und Folgebehandlung offener Unterschenkelfrakturen

Th Stuhler (Ed)
Fixateur externe – Fixateur interne
© Springer-Verlag Berlin Heidelberg 1989

Knochenbruchheilung mit liegendem Fixateur externe

Mit liegendem Fixateur kann die Frakturheilung durch Dynamisierung bei geeigneten Bruchformen erreicht werden. Nach 14 Tagen bis 3 Wochen sollte sich Kallusbildung zeigen, es kann dann Dynamisierung durch Reduzierung der Rigidität des Fixateur-externe-Systems erfolgen. Dies bedeutet, daß jetzt der Kraftfluß bei Belastung nicht mehr vom Fixateur, sondern allmählich mehr und mehr vom Knochen übernommen wird und es dadurch zum Durchbau der Fraktur kommt.

Autologe Spongiosaanlagerung bei liegendem Fixateur

Durch die Verletzungsmechanismen kommt es insbesondere bei drittgradig offenen Frakturen zur Denudierung von Fragmenten mit Zerstörung des Weichteilmantels und der Durchblutung. Im Röntgenbild zeigt sich im Verlauf, daß hier der Knochen oftmals keinerlei Reaktion mit Kallusbildung zeigt. Dies bedeutet, daß 1. durchblutungsfördernde Maßnahmen und 2. eine Knochentransplantation notwendig wird. In spätestens 3–4 Wochen nach dem Unfall kann entschieden werden, ob eine solche Operation notwendig ist. Nach Revision der Knochenvitalität werden alle avitalen Fragmente und Knochenbruchenden entfernt und der entstehende Defekt mit autologer Spongiosa aus dem Beckenkamm aufgefüllt. Stabil eingebrachte kortikospongiöse Späne bieten große Vorteile. Sie werden entweder unter Vorspannung eingebolzt oder mit Schrauben fixiert, vorzugsweise dorsal oder lateral, wo an der Tibia gute Weichteildeckung vorhanden ist. Eventuell sind durchblutungsfördernde Maßnahmen wie autochthone Muskelschwenklappen bzw. ein freier Muskeltransfer mit Latissimus-dorsi-Lappen notwendig, um Weichteildeckung und Durchblutungsförderung zu schaffen.

Knochenbruchheilung bei Verfahrenswechsel

Gipsbehandlung

Nach Konsolidierung der Weichteile und Beübung sämtlicher angrenzender Gelenke, die möglichst völlige Mobilität erreicht haben sollen, kann bei bestimmten Frakturformen, insbesondere gut abgestützten Querfrakturen und anatomisch reponierten Bruchenden, eine Entfernung des Fixateurs und Stabilisierung durch Gips bzw. Kunststoffschienen durchgeführt werden. Dazu besonders geeignet erscheint die Behandlungsmethode nach Sarmiento [4], bei der wiederum Kunststoffschienen bevorzugt werden. 8–14 Tage nach Anlegen des Fixateurs kann dieser entfernt und die Extremität in einer dorsalen Oberschenkelgipsschiene ruhiggestellt werden. Nach Abheilung der Schraubenlöcher wird die Sarmiento-Schiene angelegt und der Patient unter Vollbelastung aus der stationären Behandlung entlassen.

Verfahrenswechsel zur Osteosynthese

Plattenosteosynthese

Plattenosteosynthesen werden am Tibiaschaft nur noch in besonderen Fällen durchgeführt, wenn die Plattenlage wegen der Weichteildeckung vorzugsweise lateral bzw. dorsal ist, zugleich mit dieser Osteosynthese kann eine Spongiosaplastik eingeschlossen werden. Der Patient kann funktionell nachbehandelt werden, sämtliche Gelenke können beübt werden, so daß die Frakturkrankheit auf ein Minimum beschränkt wird.

Marknagelosteosynthese

Die Einführung der Verriegelungsmarknagelosteosynthese hat eine erhebliche Erweiterung der Indikation zur intramedullären Osteosynthese an Unterschenkelfrakturen mit sich gebracht. Der große Vorteil liegt in einer frühzeitigen belastungsstabilen Osteosynthese, die zu einer schnellen Knochenbruchheilung durch axiale Belastung führt. Die geschlossene Marknagelung ist ein weichteilschonender Eingriff, der zudem zu nur wenig zusätzlichen Durchblutungsschäden, insbesondere im Bereich der Fraktur, führt. Ein gewisser Vorteil kann auch in der Auffüllung des Bruchspalts mit Knochenmehl gesehen werden, das zur Osteoinduktion im Frakturspalt und damit schnelleren Knochenbruchheilung führt. Übungs- bis Belastungsstabilität kann in allen Fällen erreicht werden.

Ergebnisse

Insgesamt 56 Unterschenkelfrakturen, alle zweit- und drittgradig offen, wurden in dieser Weise behandelt. Es handelt sich dabei um eine Querfraktur, 6 Spiral- und Schrägfrakturen mit kleinem Biegungskeil, 29 Mehrfragmentfrakturen und 20 Trümmerfrakturen. Bei der primären Behandlung wurden in 42 Fällen zusätzlich Zugschrauben als Minimalosteosynthese zur Erhöhung der Stabilität angewandt, in 15 Fällen wurde primär eine Spongiosaplastik eingebracht, in 26 Fällen konnte ein primärer Wundverschluß nicht erreicht werden, so daß der Defekt mit synthetischer Haut gedeckt wurde. Eine plastische Versorgung, in der Regel mit Spalthaut, erfolgte sekundär.

Von den 56 Frakturen konnten 44 nachuntersucht werden. In 19 Fällen wurde dabei vom Fixateur externe auf eine Gipsbehandlung umgestiegen. Eine Knochenbruchheilung erreichte man dabei im Durchschnitt nach 19,8 Wochen. Bei 20 Umsteigeplattenosteosynthesen betrug die durchschnittliche Heilungsdauer 26,5 Wochen. In 5 Fällen mußte das Verfahren wegen auftretender Infektion oder verzögerter Knochenbruchheilung nochmals gewechselt werden. In 3 Fällen von der Gipsbehandlung auf eine innere Fixation mit Platte, wobei die Knochenbruchheilung nach 31,8 Wochen erreicht war. Nach einer Plattenosteosynthese mußte wegen Infektion auf eine äußere Fixation zurückgegriffen werden, die Knochenbruchheilung erfolgte nach 44 Wochen, und einmal erfolgte der Umstieg wegen auftretender Infektion von Gips auf Fixateur externe, wobei die Knochenbruchheilung nach 46 Wochen erreicht war [3].

Diskussion

Durch die Einführung des Fixateur externe konnte die Weichteilproblematik bei offenen Frakturen erheblich günstig beeinflußt werden. Es zeigt sich, daß die offene Fraktur nicht nur ein Problem der Knochenbruchheilung, sondern primär eher als Weichteilproblem anzusehen ist [6]. Haben sich die Weichteile erholt, kann an die Heilung der Fraktur gedacht werden. Die dazu zur Verfügung stehenden Verfahren sind in der Knochenbruchbehandlung hinreichend bekannt. Sie reichen von konservativem Gips über das funktionelle Gipsbracing nach Sarmiento bis zu den modernen Osteosyntheseverfahren. Die Vorteile einer stabilen Osteosynthese mit übungs- und belastungsstabilen Verhältnissen liegen darin, den Komfort des Patienten zu erhöhen und zu einer schnellen und sicheren Knochenbruchheilung zu führen. Das verzögerte Anwenden dieser Verfahren nach konsolidierten Weichteilen senkt die Infektionsrate und macht eine Knochenbruchheilung in einem Zeitraum möglich, wie er bei Frakturen mit nicht vorhandenem Weichteilschaden erreicht wird. Eine Unterschenkelfraktur sollte demnach innerhalb von 12 Wochen voll konsolidiert und belastbar sein. Die sich daraus ergebenden Vorteile sind eine frühe Resozialisierung und Wiedererlangung der Arbeitsfähigkeit, ein kurzer Krankenhausaufenthalt und Erreichen der vollen Funktion der verletzten Extremität.

Zusammenfassung

Die Anwendung des Fixateur externe bei primärer Stabilisierung von offenen Frakturen am Unterschenkel hat eine erhebliche Verbesserung der Ergebnisse gebracht. Insbesondere wird durch die Stabilisierung der Fraktur auch eine schonende Weichteilbehandlung intra- und postoperativ möglich. Es erhebt sich jedoch die Frage, ob es notwendig ist, zur Erreichung einer schnellstmöglichen Knochenstabilität vom Fixateur externe auf eine andere Stabilisationsform, wie Platten- oder Marknagelosteosynthese, umzusteigen, oder ob eine alleinige Anlagerung von autologen Knochentransplantaten ausreicht, um das Ziel einer belastungsfähigen unteren Extremität mit stabilen Weichteilen zu erreichen. Dazu können verschiedene Wege gegangen werden:
1. Unter Belassen des Fixateurs wird durch Abbau der Rigidität eine zunehmende axiale Belastung der Knochenbruchenden und Frakturheilung erreicht.
2. Werden avitale Knochenfragmente oder -enden ohne jegliche Kallusbildung gefunden, muß durch frühzeitige Spongiosaplastik evtl. mit stabil verankerten kortikospongiösen Spänen eine Knochenbruchheilung erreicht werden.
3. Zeigt sich gute Heilungstendenz, insbesondere bei stabil reponierten Frakturen, kann eine Folgebehandlung mit Gips nach Abnahme des Fixateurs erfolgen, wobei vorzugsweise funktionelles Cast bracing angestrebt wird.
4. Soll voll funktionell behandelt werden, kann auf Plattenosteosynthesen, jedoch vorzugsweise auf geschlossene Marknagelosteosynthesen umgestiegen werden.

Von 56 Patienten, die primär mit einer Fixateur-externe-Fixation bei offener Fraktur versorgt wurden, konnten 44 Patienten mit knöcherner Ausheilung nachuntersucht werden. Alle Verletzungen waren zweit- und drittgradig offene Frakturen. Im postoperativen Verlauf wurde 19mal mit einem Unterschenkel-Sarmiento und 20mal mit einer inneren Fixation durch Platte stabilisiert. Die Frakturen benötigten im Durchschnitt zwischen 19,8 und 26,5 Wochen zur Heilung. Die Ergebnisse zeigen, daß durch eine frühzeitige Intervention bei den recht problematischen Frakturen Heilung und Funktion in angemessenen Zeiträumen erreicht werden können.

Literatur

1. De Bastiani G, Aldegheri R, Renzi BL (1984) The treatment of fractures with a dynamic axial fixator. J Bone Joint Surg [Br] 66:4
2. Burri C, Claes L (1981) Indikation und Formen der Anwendung des Fixateur externe am Unterschenkel. Unfallheilkunde 84:177
3. Etter CH, Burri C, Kinzl L (1982) Belastungsstabilität in Abhängigkeit von Osteosyntheseverfahren, Verlauf und Komplikationen bei offenen Unterschenkelfrakturen mit schwerem Weichteilschaden. Aktuel Traumatol 2:78
4. Sarmiento A, Lotte LL (1981) Closed functional treatment of fractures. Springer, Berlin Heidelberg New York
5. Stuhler T, Heise A (1979) Fixateur externe. Chirurg 50:661
6. Tscherne H (1983) Management offener Frakturen. Hefte Unfallheilkd 162:10

Komplikationsmöglichkeiten bei der Schraubenosteosynthese in Verbindung mit einem Fixateur externe im Unterschenkel bei offenen und geschlossenen Frakturen

S. v. Gumppenberg, M. Kollerer, B. Stübinger und B. Claudi

Chirurg. Klinik u. Poliklinik, Techn. Universität München, Klinikum Rechts der Isar, Ismaninger Str. 22, D-8000 München 80

Eine Minimalosteosynthese in Form einer freien Zugschraube in Kombination mit dem Fixateur externe erhöht bei jeder Montageform die Stabilität des gesamten Systems [1, 2]. Den Vorteilen einer Kombination einer internen und externen Osteosyntheseform (höhere Steifigkeit, anatomische Fragmentadaptation, Möglichkeit der anatomischen Achsenwiederherstellung) stehen aber einige Komplikationsmöglichkeiten gegenüber. Die Probleme der additiven Schraubenosteosynthese liegen in der Eröffnung der Frakturregion und dem Versenken eines Osteosynthesematerials in einer potentiell infizierten Region, in der zusätzlichen Fragmentdeperiostierung und in der Behinderung einer sekundären Frakturheilung durch die hohe Systemsteifigkeit. Die Verwendung einer freien Zugschraube stellt u. E. das zentrale Problem des Verfahrens und eine häufige Ursache für Fraktur- und Wundheilungsstörungen dar. Die geeignete Fixationsform, und hierzu gehört in jedem Fall der unilaterale Rohrfesthalter der AO, gestattet in der Frakturregion so viel Restbeweglichkeit, daß eine Kallusbildung induziert und damit eine sekundäre Frakturheilung möglich wird. Wenn aber die Fraktur mit einer oder mehreren freien Zugschrauben im Sinne einer Kontaktosteosynthese stabilisiert wird, muß das Ziel eine primäre Knochenbruchheilung sein. Die für die primäre Knochenbruchheilung notwendige interfragmentäre Kompression kann aber nur bei einer idealen Schräg- oder Spiralfraktur, evtl. auch bei einer Drehkeilfraktur, erreicht werden. Ein Großteil der mit dem Fixateur externe behandelten Frakturen sind aber Hochgeschwindigkeitsverletzungen mit einer mehr oder minder ausgedehnten, häufig aber sehr diskreten Frakturtrümmerzone. In diesen Fällen gelingt die interfragmentäre Kompression mit der Zugschraube nicht oder nur ungenügend, so daß eine Beweglichkeit im Frakturspalt zurückbleibt, die dann zu einer verzögerten Knochenbruchheilung oder letztendlich zu einer Pseudarthose führen kann. In diesen Fällen behindert die Zugschraube die Ausbildung des Frakturkallus und kann dann, zumal es sich häufig um offene Frakturen handelt, zu einem Infekt führen.

Von Januar 1984 bis Juni 1986 behandelten wir an der Chirurgischen Klinik des Klinikums rechts der Isar 33 Patienten mit der Kombination eines ventralen unilateralen Fixateur externe und 1 oder 2 freien Zugschrauben. 14 der 33 Frakturen waren geschlossen, 5 erstgradig offen, 9 zweitgradig offen und 5 drittgradig offen. Bei 12 Patienten kam es zu keinerlei Komplikationen. Bei 6 Patienten beobachteten wir 9mal eine „pin-trac-infection", bei einer Patientin entwickelte sich im Bereich der Schraube eine Fistelbildung, bei 3 Patienten lag zum Zeitpunkt der

Nachuntersuchung im Frühjahr 1987 eine Osteitis vor. Bei 4 Patienten war es zu einer klinisch relevanten Fehlstellung gekommen, darunter verstehen wir Varus über 5°, Valgus über 8°, Retro- und Antekurvatum über 8° sowie Rotationsfehler über 10°. Eine verzögerte Knochenbruchheilung beobachteten wir bei 11 Patienten, eine Pseudarthrose war bei keinem Patienten aufgetreten, vor dem Zeitraum der Pseudarthrosenentstehung waren alle Patienten im Fixateur externe geheilt oder wir hatten einen Systemwechsel vorgenommen. Bei 2 Patienten kam es nach der Vollbelastung zu einer Refraktur. Wegen eines Infektes mußten bei 3 Patienten die freien Zugschrauben entfernt werden. Bei allen Patienten mit einer verzögerten Knochenbruchheilung wurden die Schrauben entfernt. Bei 2 Patienten wurde nach Entfernung des Fixateur externe und der Zugschraube auf einen Verriegelungsnagel umgestiegen.

Zusammenfassung

Wir sind der Meinung, daß die Kombination eines Fixateur externe mit einer zusätzlichen Schraubenosteosynthese bei den geeigneten Frakturformen eine gute Behandlungsform darstellt. Allerdings zeigt die Erfahrung, daß offene und kontusionierte geschlossene Frakturen (high energy injuries) mit ihrer spezifischen Frakturpathologie (Querfrakturen, kurze Trümmerzonen) häufig für diese Therapieformen nicht geeignet sind. Die relativ hohe Komplikationsrate rechtfertigt unsere Zurückhaltung gegenüber der beschriebenen Therapieform.

Literatur

1. Burri C, Claes L (1981) Indikation und Formen der Anwendung des Fixateur externe am Unterschenkel. Unfallheilkunde 84:177
2. Hertz H, Scharf W, Poigenfurst J (1984) Minimalosteosynthese mit dem Schraubnagel im Fixateur-externe-Verbund. Unfallheilkunde 87:172

Indikationen und Möglichkeiten kombinierter Montagen zwischen innerer Stabilisierung und Fixateur externe

G. Rückert und P. Kleinfeld

Chirurg. Klinik II, Stadtkrankenhaus, Postfach 2545, D-8510 Fürth

Grenzen und Möglichkeiten der Kombination aus Fixateur externe und innerer Stabilisierung werden exemplarisch anhand von 3 Indikationsgruppen mit jeweils unterschiedlichen Problemen und technischen Vorgehen diskutiert:
1. Offene Schräg- und Spiralfrakturen des Unterschenkels
2. 2-Etagen-Frakturen des Unterschenkels (offen oder geschlossen)
3. Gelenknahe Trümmerfrakturen, bei denen die alleinige innere oder äußere Fixation keine ausreichende Rekonstruktion bzw. Stabilität gewährleistet

Naturgemäß stehen Verletzungen am Unterschenkel im Vordergrund – meist handelt es sich um schwerste Traumen – die eine gewisse Improvisation bei der Versorgung erfordern und deren Resultate nicht immer befriedigen.

Die besten Ergebnisse zeigt die Kombination aus Fixateur und interfragmentärer Schraube bei offenen Unterschenkelschaftfrakturen. Im Idealfall können primäre Knochenheilungen erzielt werden.

Meist kann die Schraube durch den Hautdefekt, insbesondere bei zweitgradig offenen Frakturen ohne zusätzliche Schnittführung plaziert werden.

Folgende Punkte sollten beachtet werden:
- In ihrer Vitalität primär gestörte Fragmente werden bei zusätzlicher Verschraubung fast sicher nekrotisch.
- Der Schraubenkopf muß gut und sicher von vitalem Weichteilgewebe bedeckt sein.
- Die Schraube muß technisch einwandfrei plaziert werden können und tatsächlich auch als Zugschraube wirken – ansonsten wird die Knochenheilung eher verzögert.

Stabilität und Weichteilschonung miteinander in Einklang zu bringen, stellt die Hauptschwierigkeit bei der Versorgung insbesondere der breit offenen 2-Etagen-Fraktur am Unterschenkel dar. Einfache Monofixateure oder Klammerfixateure stabilisieren häufig gerade das Zwischenfragment nicht genügend, andererseits lassen die Weichteilverhältnisse eine alleinige innere Fixation fast nie zu.

Einen Ausweg bietet mitunter eine Kombination aus einer Minimalosteosynthese des diaphysären Bruchgebietes und der Stabilisierung durch medioventralen Fixateur unter Einschluß des Zwischenfragments. Oft kann jedoch auch dieses Vorgehen die verzögerte Knochenheilung im diaphysären Frakturbereich nicht günstig beeinflussen. Bei einem Fall mit Entwicklung einer Pseudarthrose konnte diese durch das Umsteigen auf Küntscher-Nagelung erfolgreich zur Ausheilung gebracht werden.

Th Stuhler (Ed)
Fixateur externe – Fixateur interne
© Springer-Verlag Berlin Heidelberg 1989

Die Grenzen der zusätzlichen inneren Fixation sind jedoch dort erreicht, wo Trümmerzonen eine interfragmentäre Verschraubung nicht zulassen. Wir behalfen uns einige Male mit schmalen DC-Platten, die mit jeweils 2 Kortikalisschrauben besetzt wurden. Unbedingte Voraussetzung ist jedoch die Möglichkeit einer sicheren muskulären Deckung der Platte, weshalb sie stets lateral gelegt wurde. Ebenso muß eine zusätzliche Denudierung der Fragmente unbedingt vermieden werden.

Mit einer derartigen Konstruktion konnten wir in einem Fall zwar die Weichteile rasch sanieren, die Platte war jedoch bei der weiteren Frakturheilung eher hinderlich. Auch hier erfolgte die Ausheilung nach Systemwechsel auf Küntscher-Nagelung.

Es muß somit insgesamt vor dem Gebrauch der Platte im Sinne einer Minimalosteosynthese gewarnt werden:

1. Da die Platte stark aufträgt, kann man kaum noch von einer Minimalosteosynthese und entsprechender Weichteilschonung sprechen. Wir sahen bei 4 Kombinationen aus Plattenosteosynthese und Fixateur externe einmal eine Infektion, die nach Plattenentfernung ausheilte.
2. Oft wird nach entsprechenden Resorptionsvorgängen die Knochenheilung regelrecht verhindert.

Auch bei Gelenktrümmerbrüchen oder Schaftfrakturen mit Beteiligung der benachbarten Gelenke, insbesondere bei zwei- oder drittgradig offenen Fällen, haben sich kombinierte Montagen bewährt.

Die innere Fixation dient dabei in aller Regel der möglichst stufenlosen Wiederherstellung der Gelenkfläche. Dies geschieht am besten mit Schrauben oder Kirschner-Drähten. Die eigentliche Stabilität wird dann durch den meist gelenkübergreifend angelegten äußeren Spanner gewährleistet.

Beispiel: Distale Radiusstückfraktur mit völliger Desinsertion und zusätzlicher Handwurzelluxation. Die Gelenkkontur selbst wurde mit Hilfe von Kirschner-Drähten wiederhergestellt und das Ergebnis mit Midifixateur gehalten.

In adäquater Weise lassen sich Gelenkfrakturen der Phalangen mit einer Kombination aus Kirschner-Drähten und Minifixateur behandeln.

Immer häufiger angewendet werden kombinierte Montagen bei offenen oder geschlossenen Pilonstück- oder -trümmerfrakturen. Die Problematik der Metallimplantate in diesem Bereich ist hinreichend geläufig. Mit Hilfe eines gelenkübergreifenden Fixateurs kann man sich auf wenige Schrauben zur Rekonstruktion der tibialen Gelenkflächen beschränken. Nachteilig ist die häufige frühzeitige Lockerung der Schanz-Schrauben im Fersenbein besonders bei älteren Patienten.

Beispiel: 40jährige Patientin nach Mofaunfall, fast zirkulärer Hautdefekt über dem Schienbeinkopf, Zertrümmerung des medialen Schienbeinplateaus und zusätzliche proximale Unterschenkelfraktur. In diesem Fall konnte der Fixateur im Schienbeinkopf verankert und so eine gelenkübergreifende Konstruktion vermieden werden. Das Schienbeinplateau selbst wurde in typischer Weise mit Spongiosaschrauben rekonstruiert. Nach 5 Monaten war Vollbelastung erzielt. Die Weichteile waren kosmetisch nicht befriedigend, die Funktion jedoch sehr gut.

Die Anwendung von kombinierten Montagen am Becken: Gerade beim Polytraumatisierten sind einfache und rasche Stabilisierungen vorteilhaft. Im Anschluß an die primäre Versorgung intraabdominaler Verletzungen und einer Blasenruptur erfolgte in gleicher Sitzung die Zuggurtung der Symphyse und das Anlegen des Beckenfixateurs. Ähnlich kann auch eine Verschraubung der Ileosakralfugen mit einem Fixateur kombiniert werden.

Die Anwendungsmöglichkeiten der Kombination aus innerer und äußerer Fixation sind breit gefächert. Grenzen und Nachteile beider Verfahren müssen jedoch ganz besonders genau beachtet werden. Kombinierte Montagen sollten daher mit Ausnahme der erst- und zweitgradig offenen Unterschenkelschaftfrakturen nur bei Problemfrakturen eingesetzt werden.

Der Fixateur externe bei Frakturen im Bereich von Endoprothesen des Hüft- und Kniegelenks

R. v. Welser, M. Rothe und F. Lechner

Chirurg. Abt., Kreiskrankenhaus, Auenstr. 6, D-8100 Garmisch-Partenkirchen

Bei Frakturen im Bereich der Endoprothesen handelt es sich nur bedingt um Spätkomplikationen der Endoprothetik. Allerdings ist es meist kein Zufall, wenn die Fraktur gerade im Prothesenbereich auftritt. Eine länger zurückliegende Endoprothesenimplantation hinterläßt am Knochen nicht selten deutliche Spuren in Form einer Osteoporose, Kortikalisverdünnung oder auch regelrechte Osteolysezonen. Hier entstehen dann Sollbruchstellen.

Eine grobe Übersicht über die Frakturtypen und ihre mögliche Behandlung geben die Tabellen 1, 2 und 3, die sich zwar im wesentlichen auf das Hüftgelenk beziehen, sinngemäß aber auch für den distalen Oberschenkel gelten.

Bei Frakturen im Prothesenbereich gibt es spezielle Probleme, die mit internen Osteosynthesen, Prothesenwechsel und Spongiosaplastik nicht gelöst werden können, sondern den Fixateur externe erfordern:

1. Eine Plattenosteosynthese ist manchmal aus Platzgründen bei sehr weit proximal oder distal liegenden Frakturen nicht möglich. Andererseits ist aber ein Schaftwechsel nicht angebracht, da keine echte Lockerung des Implantats vorliegt.

Tabelle 1. Oberschenkelfrakturen im Bereich von Hüftgelenktotalendoprothesen. Behandlungsmöglichkeiten bei osteoporotischen Frakturen

– Zementmantel intakt: Keine Lockerung im Knochenzement	→ Plattenosteosynthese als Verbundosteosynthese
– Zementbruch: Lockerung des Prothesenschaftes im Zement	→ Prothesenschaftwechsel mit frakturüberbrückendem Langschaft, ggf. mit Drahtcerclagen
	→ Prothesenschaftwechsel mit Marknagelverlängerung (Schaftverlängerung durch abgesägten Marknagel)

Tabelle 2. Ermüdungsfraktur im Bereich der Prothesenspitze

Zementmantel intakt	→ Plattenosteosynthese und homologe Spongiosaplastik
	→ Fixateur externe, ggf. mit homologer Spongiosaplastik

Th. Stuhler (Ed.)
Fixateur externe – Fixateur interne
© Springer-Verlag Berlin Heidelberg 1989

Tabelle 3. Traumatische Fraktur des proximalen Oberschenkelschaftes

– Zement intakt: Keine Schaft- lockerung im Knochenzement	→ Interne Osteosynthese (z. B. Platte und homologe Spongiosaplastik
	→ Fixateur externe und homologe Spongiosaplastik
– Trümmerfrakturen	→ Fixateur externe und homologe Spongiosaplastik
– Zementbruch: Lockerung im Zement	→ Prothesenschaftwechsel (Langschaft)
	→ Prothesenschaftwechsel mit Marknagel- verlängerung

2. Die Gefäßversorgung des Markraums ist bei einzementierten Prothesen weit-gehend zerstört. Werden die äußeren Blutgefäße durch Freilegen der Kortika-lis zusätzlich geschädigt, ist die Vitalität des Knochens in großer Gefahr. Mit dem Fixateur externe können wir eine großräumige Freilegung des Knochens immer vermeiden, selbst wenn offen reponiert wird.

3. Ohne Zementverbund muß eine Platte eine sehr starre mit einer wesentlich ela-stischeren Knochenstrecke verbinden. Das führt selbst bei den sehr stabilen Oberschenkelplatten nicht selten zum Materialbruch. Der Fixateur externe in einer dreidimensionalen Rahmenkonstruktion ist dieser Belastung mühelos gewachsen, selbst wenn die Patienten früh mobilisiert werden.

Technik

Bei diesen speziellen Indikationen verwenden wir ausschließlich den Fixateur nach Raoul-Hoffmann, den wir meist in der klassischen dreidimensionalen Ober-schenkelrahmenkonstruktion anwenden. Je nach Frakturform ordnen wir die di-stale Halbschraubengruppe transfixierend oder V-förmig an. Die technische Be-sonderheit bei diesen Frakturen besteht in den sehr präzisen Zielen unter Bild-wandlerkontrolle im Prothesenschaftbereich. In der postoperativen Behand-lungsphase bauen wir den Rahmen schrittweise ab, dieser Dynamisierungseffekt beeinflußt auch im Oberschenkel die Knochenheilung meist positiv.

Beispiele:
– Ein 65jähriger Mann verunglückte als Beifahrer im Pkw bei Aufprall gegen einen Baum Schweres Polytrauma, u. a. Oberschenkel-2-Etagen-Trümmerfraktur. Stabilisierung mit dem Fixateur externe, ausreichender knöcherner Durchbau nach 7 Monaten.
– 64jähriger Patient mit typischer Fraktur im Prothesenspitzenbereich ohne adäquates Trauma. Zunächst Versorgung mit Oberschenkelplatte mit homologer Spongiosaplastik. Bei dem etwas überagilen und kräftigen Patienten kam es in der Folge dann 2mal zu einem Bruch der Ober-schenkelplatte, dann Versorgung mit dem Fixateur externe und wiederum homologer Spon-giosaplastik mit befriedigender knöcherner Stabilisierung nach 20 Wochen.
– 76jährige Patientin. Zustand nach Implantation einer Schlittenknieprothese. Suprakondyläre Oberschenkelfraktur im Prothesenbereich. Stabilisierung mit dem Fixateur externe, distal transfixierend. Frühmobilisierung und frühzeitige krankengymnastische Übungsbehandlung, knöcherne Ausheilung nach 3 Monaten mit gutem funktionellem Ergebnis.
– 75jährige Patientin. Zustand nach Kniegelenktotalendoprothese und Prothesenrevision. Di-stale Oberschenkelfraktur im Prothesenbereich nach Bagatelltrauma. Hier offene Reposition

mit zusätzlichen Cerclagen. Dann Stabilisierung mit dem Fixateur externe, knöcherne Ausheilung nach ca. 16 Wochen mit relativ gutem funktionellem Ergebnis.

Zusammenfassung

Der Fixateur externe nach Raoul-Hoffmann ermöglicht die Stabilisierung von Frakturen im Prothesenbereich, die einer internen Osteosynthese nicht zugänglich sind. Die mechanische Belastbarkeit ist wesentlich größer bei deutlich geringerer Traumatisierung.

Bei solch speziellen Indikationen ist der Fixateur externe für uns zu einem unverzichtbaren Behandlungskonzept geworden.

Der Fixateur externe
in der Stabilisation der Beckenringfrakturen

I. Michiels [1], P. Rommens [2], P. Broos [3] und J. A. Gruwez [4]

[1, 2, 4] Orthopäd. Klinik u. Poliklinik, Universität Mainz, D-6500 Mainz
[3] Unfallchirurg. Abt. Katholieke Universiteit Leuven, B-3000 Leuven

Die Behandlung der Beckenfrakturen hat in den letzten Jahren eine stürmische Entwicklung erfahren. Wo früher kaum eine Indikation bzw. Möglichkeit zur Fixierung der Fraktur gesehen wurde, bestand die einzig mögliche Therapie in einer konservativen Behandlung durch Hängematte, ggf. kombiniert mit einer Extension [2a, 11]. Nachteile waren die langfristige Immobilisatiion mit allen ihren Folgen sowie die schwierige Nachbehandlung [5, 7].

Der Fixateur externe bedeutete für viele Patienten, besonders für diejenigen mit instabilen Beckenringfrakturen, die Rettung vor dem sicheren Tod sowie für andere eine Pflegeerleichterung und eine wesentliche Schmerzreduzierung. Der rasch applizierbare Fixateur kann durch seine stabilisierende Funktion zur Beherrschung der lebensbedrohlichen retroperitonealen Blutung führen [4, 6, 12].

Der Fixateur externe hat in der Behandlung der Beckenringfrakturen jedoch auch seine Grenzen.

Beispiel 1 *(Abb. 1a,b).* Der 22jährige Patient erlitt bei einem Verkehrsunfall eine instabile Beckenfraktur neben Begleitverletzungen, welche eine explorative Laparotomie notwendig machten. Nach Naht einer Diaphragmaruptur wurde die Beckenfraktur durch Fixateur externe reponiert und stabilisiert. Das postoperative Bild zeigt eine fast anatomische Reposition, die Röntgenkontrolle 1 Monat später jedoch erheblichen Korrekturverlust mit Hochrutschen der gesamten linken Beckenhälfte. Das Endergebnis ist, abgesehen von einer Beinverkürzung, subjektiv noch relativ gut. Der Patient klagt 10 Jahre nach dem Unfall nur gelegentlich über Kreuzschmerzen. Der Verlust der initialanatomischen Reposition ist unbefriedigend.

Beispiel 2 *(Abb. 2a,b)* Der Fixateur externe konnte in diesem Fall keine anatomische Reposition bringen. Eine frühzeitige Koxarthrose ist vorprogrammiert.

Die Beispiele stammen noch vom Ende der 70er Jahre, vor der Einführung der internen Stabilisierung der Beckenfrakturen an unserer Klinik (beachte die Lage der Schanz-Schrauben und die gewählte Montageform). Es werden jedoch damit eindeutig die Grenzen der Fixateur-externe-Versorgung gezeigt.

Intraartikulär verlaufende Beckenringfrakturen (Beispiel 2) stellen eine Kontraindikation zur externen Fixation dar [10]. Nur die exakte Reposition der artikulären Fragmente bietet die beste Voraussetzung zur Vorbeugung einer Arthrose.

Bestimmte Beckenfrakturen sind durch externe Fixation kaum stabilisierbar (Beispiel 1). Mangel an Stabilität führt zwangsläufig zur Redislokation bzw. Verschiebung der Fragmente. Als instabile Frakturen sind nach Müller-Färber u. Müller [5] die kompletten einseitigen oder doppelseitigen Beckenringverletzungen

Th Stuhler (Ed)
Fixateur externe – Fixateur interne
© Springer-Verlag Berlin Heidelberg 1989

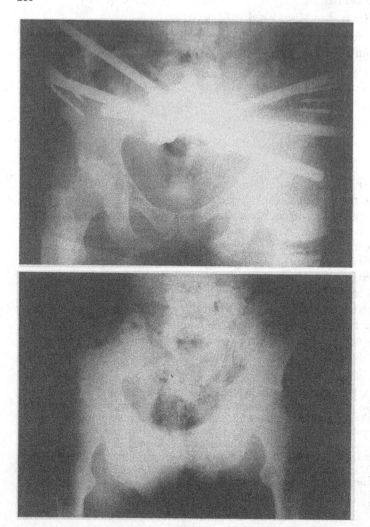

Abb. 1 a, b. M. P., männlich, 22 Jahre. Verkehrsunfall. Intrakapsuläres Leberhämatom. Diaphragmaruptur. **a** Instabile Beckenfraktur, ausreichend reponiert mit Fixateur externe **b** Erheblicher Korrekturverlust nach Fixateur-externe-Entfernung

zu betrachten. Diese Frakturen und Luxationen lassen sich aufgrund des Röntgenbildes wie folgt auflisten [8]:

– Verletzungen der Symphyse mit Diastase über 15 mm und Luxation eines ISG
– Verletzungen der Symphyse mit Diastase über 15 mm und vertikaler Fraktur des Os ileum
– Fraktur durch Pubis und Ischium mit vertikaler Fraktur des Os ileum (Malgaigne-Fraktur)
– Fraktur durch Pubis und Ischium mit vertikaler Fraktur durch das Os sacrum

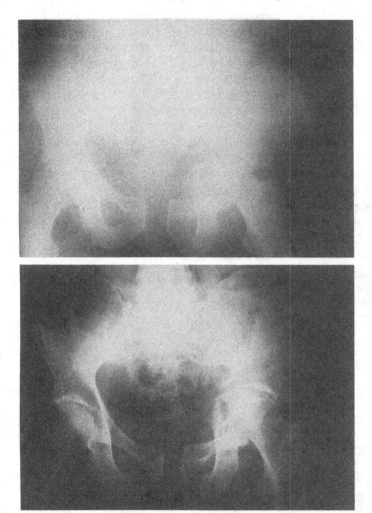

Abb. 2 a, b. B. A., männlich, 43 Jahre. Sturz mit Luxationsfraktur der linken Hüfte und Beckenschaufelfraktur. **a** Unfallbild; **b** Zustand nach Entfernung des Fixateur externe; ungenügende Reposition

– Isolierte Fraktur des dorsalen Ringsegments mit Azetabulumfraktur
– Bilaterale Verletzungen der oben angeführten Formen oder Kombinationen

Die unbefriedigenden Ergebnisse der Fixateur-externe-Versorgung bei solchen Verletzungen sind in der internationalen Literatur gut dokumentiert [1, 3, 5, 9].

Zur *definitiven* Behandlung dieser Beckenringfrakturen mit dem Fixateur externe sehen wir dann auch nur eingeschränkte Indikationen. Er ist jedoch unentbehrlich für die primäre Stabilisierung komplizierter Frakturen. Darunter fallen offene Frakturen sowie Brüche mit Begleitverletzungen, wie Blasen- oder Urethrarupturen, Nerven- oder Gefäßverletzungen und unkontrollierbare Blutungen.

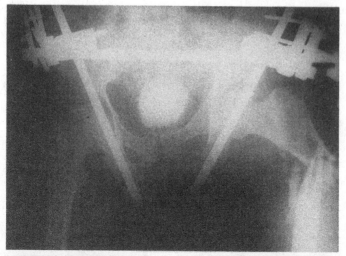

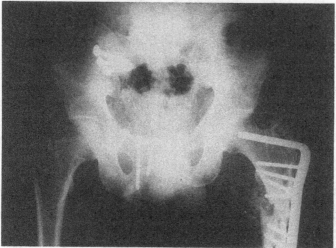

Abb. 3 a, b. V. C. F., männlich, 31 Jahre. **a** Verkehrsunfall. Polytrauma mit retroperitonealer Blasenruptur. Vorläufige Stabilisierung mit Fixateur externe. **b** Nach Stabilisierung des Allgemeinzustandes Fixation mit Symphysenplatte und transartikulärer Verblockung des rechten Iliosakralgelenks

Relative Indikationen zur primären frühzeitigen Stabilisierung sind die Begleitverletzungen in der Thorax- oder Bauchhöhle, die ohnehin einen Eingriff notwendig machen. Wenn diese primäre Stabilisierung nicht notwendig ist, soll eine exakte Reposition der Fragmente angestrebt werden, auf jeden Fall bei transazetabulären Frakturen. Eine interne Stabilisierung ist hier dem Fixateur externe vorzuziehen.

Beispiel 3 *(Abb. 3 a, b)* Bei dem polytraumatisierten Patienten machte eine retroperitoneale Blasenruptur eine sofortige Stabilisierung notwendig. Dies geschah durch Fixateur externe. Erst 14 Tage später war der Patient ausreichend stabil, um eine Fixation durch Symphysenplatte und transartikuläre Verblockung nach Müller-Farber u. Müller [5] tolerieren zu können.

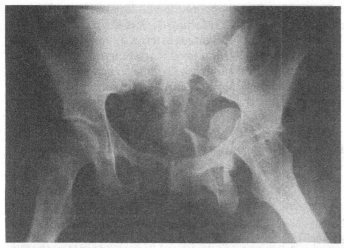

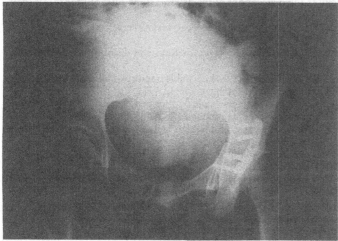

Abb. 4 a, b. J. H., weiblich, 28 Jahre, Schwangerschaft im 4. Monat. **a** Verkehrsunfall, Zentralluxation der linken Hüfte mit rechtsseitiger inkompletter, nicht instabiler Sakrumfraktur. Nach Reduktion und temporärer Stabilisation mit Fixateur externe Osteosynthese des Azetabulums. **b** Zustand 4 Monate spater. Beachte die Umrisse des Kinderschädels

Beispiel 4 *(Abb. 4 a, b)* · Eine im 5. Monat schwangere Frau erlitt bei einem Verkehrsunfall eine zentrale Luxation der linken Hüfte sowie eine rechtsseitige inkomplette, nicht instabile Sakrumfraktur. Nach einer sofortigen Reposition der Hüftluxation erfolgte die primare Stabilisierung mit dem Fixateur externe. 10 Tage später, nach Versorgung der Begleitfrakturen, erfolgte die Osteosynthese des Azetabulums.

Zusammenfassung

An unserer Abteilung für Unfallchirurgie sehen wir für den Fixateur externe nur eine eingeschränkte Indikationsstellung zur Behandlung von Beckenfrakturen.

Wir setzen ihn ein für die primäre Sofortversorgung von komplizierten Frakturen, führen jedoch nach ausreichender Stabilisierung des Patienten eine Osteosynthese durch. Spätergebnisse dieser nur mit Fixateur externe stabilisierten, instabilen Frakturen zeigen ungenügende Reposition bzw. Korrekturverlust.

Weitere Indikationen bilden die Frakturen der Gruppe 2 nach Müller-Färber u. Müller [5]: die dislozierten inkompletten Beckenringverletzungen. Doch auch hier kann bei Redislokation die Osteosynthese des vorderen Beckenringes notwendig sein.

Intraartikuläre Frakturen stellen für uns eine Kontraindikation zur Fixateur-externe-Versorgung dar, ausgenommen als temporäre Stabilisierung.

Literatur

1. Bucholz RW (1981) The pathological anatomy of malgaigne fracture-dislocations of the pelvis. J Bone Joint Surg [Am] 63:400–404
2. Dunn AW (1968) Fractures and dislocations of the pelvis. J Bone Joint Surg [Am] 50 1639–1948
2a. Dunn AW, Morris HD (1968) Fractures and dislocations of the pelvis. J Bone Joint Surg [Am] 50:1639–1648
3. Gunterberg IG, Slätis P (1978) Fixation of pelvic fractures and dislocations. Acta Orthop Scand 49:278–286
4. Lansinger O, Karlsson J, Berg U, Mare K (1984) Unstable fractures of the pelvis treated with a trapezoid compression frame. Acta Orthop Scand 55:325–329
5. Müller-Färber J, Müller KH (1984) Die verschiedenen Formen der instabilen Beckenringverletzungen und ihre Behandlung. Unfallheilkunde 87:441–455
6. Patterson FP, Morton KS (1973) The cause of death in fractures of the pelvis. J Trauma 13/10:849–856
7. Poigenfürst J (1979) Die Beckenfrakturen. Beckenringbrüche und ihre Behandlung. Unfallheilkunde 82:309–319
8. Rommens P, Hartwig T, Wissing H, Schmitt-Neuerburg KP (1986) Diagnosis and treatment of unstable fractures of the pelvic ring. Acta Chir Belg 86:352–359
9. Shaw JA, Eng Mino DE, Werner FW, Murray DG (1985) Posterior stabilization of pelvic fractures by use of threaded compression rods. Clin Orthop 192:240–254
10. Tile M (1980) Pelvic fractures: operative versus nonoperative treatment. Orthop Clin North Am 11/3:423–464
11. Watson-Jones R (1976) Fractures and joint injuries. Churchill Livingstone, Edinburgh (ed: Wilson JN)
12. Wild JJ, Hanson GW, Tullos HS (1982) Unstable fractures of the pelvis treated by external fixation. J Bone Joint Surg [Am] 64:1010–1020

Der Fixateur externe bei instabilen Beckenfrakturen

W. Duspiva[1] und P. R. Haupt[2]

[1] Chirurg.-Unfallchirurg. Abt., Klinikum, D-8070 Ingolstadt
[2] II. Chirurg. Klinik, Krumenauerstr. 25, D-8070 Ingolstadt

In den letzten 4 Jahren haben wir bei einer Gesamtzahl von 24 operativ versorgten Beckenfrakturen bei 10 Patienten, – also mehr als $1/3$ der Fälle – dislozierte Frakturen des vorderen und hinteren Beckenringes mit dem Fixateur externe stabilisiert. Der Fixateur externe wurde perkutan angelegt, überwiegend in Form eines einfachen vorderen Rahmens. 9 Patienten hatten ein Polytrauma erlitten, davon ist 1 Patient an den Folgen eines Schädel-Hirn-Traumas rasch verstorben.

Beispiele:
- 80jähriger Patient, als Fußgänger überfahren, erlitt ein Polytrauma; die Beckenverletzung bestand aus einer Symphysensprengung und Sprengung der rechten Ileosakralfuge und deutlicher Asymmetrie des Beckens. Am Unfalltag wurde eine Beckenschwebe angelegt. Die Röntgenkontrolle zeigte eine leichte Besserung der Stellung, die jedoch nicht zufriedenstellend war. 8 Tage später Anlegen des Fixateurs, und unter manueller Kompression, verstärkt durch die Spannmöglichkeit der Montage, zeigt sich jetzt deutlich das Zusammenrücken des Beckenrings im Bereich der Symphyse, und besonders deutlich im Bereich der Ileosakralfuge. Die Montage wurde 8 Wochen belassen, dann schrittweise Mobilisierung; nach 12 Wochen Vollbelastung. Die Abschlußaufnahmen nach 4 Monaten zeigen, daß das günstige Repositionsergebnis sowohl an der Symphyse als auch an der Ileosakralfuge gehalten werden konnte. Der Patient war in der Folge weitgehend beschwerdefrei.
- 30jähriger Patient, Suizidversuch mit Sprung aus dem 3. Stock. Polytrauma, Malgaigne-Fraktur links mit Harnröhrenabriß, Mesenterialeinrisse, in der Umgebung noch eine Schenkelhalsfraktur links. Noch am Unfalltag erfolgte nach der Laparotomie und Verschraubung des Schenkelhalses die Anlage des Fixateur externe. Bei primär nicht sehr starker Dislokation konnte die günstige Stellung auch über die schwierige Nachbehandlungsphase gehalten werden. Es trat eine Reihe von Komplikationen auf, wie Entzugsdelir und Nierenversagen mit Krämpfen. Der Fixateur wurde 8 Wochen belassen. Das Ausheilungsergebnis 5 Monate später zeigt Konsolidierung der Frakturen in günstiger Stellung. Der Patient war weitgehend beschwerdefrei.
- 23jähriger Patient, mit Pkw gegen Laternenmast geprallt: Polytrauma, Malgaigne-Fraktur links mit Beteiligung der Symphyse und des Kreuzbeins. Zunächst Extensionsbehandlung; nach Besserung des Allgemeinzustandes 1 Woche später Anlegen des Fixateur externe für 8 Wochen. Die Abschlußkontrolle erfolgte 4 Monate nach dem Unfall. Der Patient belastete voll und ohne Beschwerden.
- 16jähriger, als Beifahrer mit Pkw gegen Bruckengeländer geprallt. Polytrauma mit Malgaigne-Fraktur rechts und breit klaffender Ileosakralfuge rechts, dazu Oberschenkelfraktur beidseits und andere Verletzungen. Zunächst Anlegen von Extensionen beidseits. Im Rahmen der Gesamtversorgung nach einigen Tagen Anlegen des Beckenfixateurs unter Zug am rechten Bein und Kompression der Beckenschaufel. Die Röntgenkontrolle zeigt die Ileosakralfuge weniger klaffend, jedoch keine vollständige Reposition. In der Folge Kallusüberbrückung der Spaltbildungen. Nach 12 Wochen wird der Fixateur entfernt, danach Mobilisierung. Nach 16 Wochen Vollbelastung, nach 9 Monaten ist der Patient wieder arbeitsfähig. Verblieben ist eine deutli-

Th Stuhler (Ed)
Fixateur externe – Fixateur interne
© Springer-Verlag Berlin Heidelberg 1989

che Asymmetrie des Beckens mit leichter Beinverkürzung rechts und Restbeschwerden im Bereich der Ileosakralfuge rechts.
- 5jähriger Patient, Beifahrer bei Verkehrsunfall mit Polytrauma: Milz- und Leberruptur, Hämatothorax und andere Verletzungen; Malgaigne-Fraktur links. Wegen zunächst schlechtem Zustand erst 12 Tage nach dem Unfall reponiert und mit Beckenfixateur versorgt. Dieser wird 6 Wochen belassen, danach sind die Frakturen weitgehend konsolidiert. Der Patient kann so verlegt werden.
- 18jähriger Polytraumatisierter mit Malgaigne-Fraktur links und vorderer Beckenringfraktur rechts, Symphysensprengung und anderen Verletzungen. 5 Tage nach dem Unfall Anlegen des Beckenfixateurs. Dieser wird nach 8 Wochen entfernt. Es ist zu einer zufriedenstellenden Ausheilung gekommen.
- 35jähriger Mann mit multiplen Frakturen, Malgaigne-Fraktur links. Anlegen des Fixateurs am Tag nach dem Unfall, für 8 Wochen belassen, zufriedenstellende Ausheilung.
- 63jährige Patientin, von einem Balkenmäher überfahren. Offene Schambeindurchtrennung mit Damm-Scheiden-Analverletzung, Nebenbefund war eine totale Daumenamputation rechts. Es erfolgte Wundversorgung mit ausgiebiger Drainage; die klaffende Beckenverletzung ist bei direkter Untersuchung sehr instabil, deshalb Anlegen des Beckenfixateurs im Rahmen der Primärversorgung. Anschließend Daumenreplantation. Der Fixateur wurde 6 Wochen belassen, die Wunde heilte gut ab, spärliche Kallusbildung am Schambein. Nach 8 Wochen läuft die Patientin beschwerdefrei umher, auch der Daumen ist angeheilt.
- 47jähriger Patient mit Polytrauma – war von landendem Kleinflugzeug angefahren worden: Thoraxtrauma, stumpfes Bauchtrauma, Herzbeuteltamponade, Querschnittläsion in der BWS, Blasenruptur, Malgaigne-Fraktur links und Symphysenruptur, die Bruchlinien ziehen bis zum Azetabulum. Anlegen des Beckenfixateurs nach der Laparotomie am Unfalltag. Die Symphyse läßt sich gut komprimieren. Geplant ist, den Fixateur 8 Wochen zu belassen, die Behandlung dauert noch an.

Zusammenfassung

Der Fixateur externe nach Hoffmann bewährt sich zur Stabilisierung der insgesamt eher seltenen instabilen, dislozierten Beckenringfrakturen, insbesondere im Rahmen der Versorgung von polytraumatisierten Patienten. Voraussetzung ist, daß eine zufriedenstellende geschlossene Reposition möglich ist. Gegenüber den bekannten konservativen Verfahren zeigen sich bessere Repositionsergebnisse. Die Pflege, Lagerung und schrittweise Mobilisierung der Patienten ist erheblich erleichtert. Die Gefährdung und Belastung des Patienten, wie sie innere Osteosyntheseverfahren mit sich bringen, kann in geeigneten Fällen durch das Anlegen eines Fixateur externe vermieden werden. Komplikationen durch das Verfahren haben wir nicht gesehen. Bei Beteiligung der Hüftpfanne oder ungenügender Reposition im Bereich des hinteren Beckenrings würden wir innere Osteosyntheseverfahren vorziehen.

Der Fixateur externe als zweidimensionale Rahmenkonstruktion bei dislozierten Beckenringfrakturen

R. v. Welser, M. Rothe und F. Lechner

Chirurg. Abt., Kreiskrankenhaus, Auenstr. 6, D-8100 Garmisch-Partenkirchen

Die operative Behandlung der Beckenfrakturen ist auch heute noch statistisch gesehen eine exklusive Rarität. Die weit überwiegende Mehrzahl ist eine Domäne der konservativen Behandlung. Es handelt sich hier um Beckenfrakturen, die so stark disloziert und instabil sind, daß wir bei einer konservativen Therapie eine schwere Verformung oder auch Instabilität auf Dauer befürchten müssen. Wir sollten aber bedenken, daß man auch in dieser kleinen Gruppe noch vor 20 oder 30 Jahren einen großen Anteil sicherlich konservativ behandelt hätte. Diese Zurückhaltung erscheint durchaus verständlich.

Die operative Freilegung einer Beckenfraktur mit manchmal schwer stillbaren Blutungen kann, zumal beim Polytrauma des Patienten, zu einem schwer kalkulierbaren „Abenteuer" werden. Die folgenden Möglichkeiten stehen in diesen Fällen zur Verfügung:

1. Extensionsbehandlung: Die Langzeitextensionsbehandlung ist allerdings für den Patienten wenig komfortabel und garantiert keine ausreichende Ruhigstellung. Ähnliches gilt für die Rauchfuß-Beckenschwebe.
2. Die Rauchfuß-Beckenschwebe findet man nach kurzer Zeit oft nicht mehr an der Stelle vor, wo sie ihre Wirkung entfalten sollte.
3. Die Beckenzwinge stellt gewissermaßen eine Überleitung zum Fixateur externe dar. Mit ihr kann man dehiszente Verletzungen des vorderen Beckenrings unter Kompression ruhigstellen.
4. Die internen Osteosynthesen.

Die internen Ostesynthesen, z. B. als Schrauben- oder Plattenosteosynthesen oder die sog. „Schnürsenkelosteosynthese" nach Ecke haben dieselben oben erwähnten Risiken. Unbestritten haben sie jedoch ihren Platz bei Azetabulumfrakturen und manchmal bei der Ileosacralfuge.

Wir bevorzugen bei dislozierten Beckenringfrakturen den Fixateur externe nach Raoul-Hoffmann, in einer Kombination aus Horitonzalrahmen und einem dazu senkrecht stehenden Slätis-Rahmen, mit dem sich auch der dorsale Beckenring ausreichend mitstabilisieren läßt.

Technik

Wir verwenden 4-mm-Halbschrauben in üblicher Weise am vorderen Beckenkamm, wobei wir die Plazierung je nach Frakturtyp durchaus variieren. Im Ge-

Th Stuhler (Ed)
Fixateur externe – Fixateur interne
© Springer-Verlag Berlin Heidelberg 1989

gensatz zu früher verwenden wir jedoch meist mehr als 3 Halbschrauben pro Gruppe, da die Kraftverteilung auf mehrere Schrauben Vorteile bietet.

Zur *Reposition* montieren wir zunächst 2 Brückenstäbe an jeder Schraubengruppe, mit denen sich die beiden Beckenhälften zur Reposition gut dirigieren lassen. Dann wird mit Bildwandlerkontrolle die restliche Rahmenkonstruktion montiert. Postoperativ belassen wir den Fixateur externe ca. 8–12 Wochen und mobilisieren die Patienten, je nach Fraktur, frühestens nach 3 Wochen im Gehwagen.

Komplikationen. Die Hauptkomplikation stellt auch am Becken die typische Bohrkanalinfektion dar. Wenn sie durch die bewährten Maßnahmen nicht abklingt, zögern wir nicht mit der Entfernung einzelner Schrauben, da das Risiko einer Markraumphlegmone unbedingt vermieden werden sollte.

Beispiele:
- 53jähriger Zimmermann: Sturz aus dem Dachstuhl. Polytrauma mit dislozierter Beckenringfraktur. Der Patient konnte nach 1 ½ Jahren wieder in den Beruf eingegliedert werden, von seiten der Beckenfraktur weitgehend beschwerdefrei.
- 19jähriger Patient: mit einem Motorrad verunglückt. Polytrauma. Nachuntersuchung nach 1 Jahr; von seiten der Beckenfraktur beschwerdefrei.
- 17jähriges Mädchen: Autounfall als Beifahrerin. Bei Nachuntersuchung nach 2 Jahren noch Beschwerden im Ileosakralfugenbereich beidseits.
- 19jährige Patientin: Autounfall, typische Seitenquetschung, wurde nach konservativer Behandlung in anderer Klinik zu uns verlegt. Die Frakturstellung wurde als nicht ausreichend angesehen, Reposition und Stabilisierung mit dem Fixateur externe. Bei der Nachuntersuchung nach 1 Jahr: Die Patientin ist als Verkäuferin im stehenden Beruf und als aktive Tennisspielerin von seiten der Beckenfraktur beschwerdefrei.
- 15jähriger Patient: als Beifahrer im Auto verunglückt. Polytrauma. Beckenringfraktur mit schwerer Dislokation. Bei Nachuntersuchung nach 1 ½ Jahren: Der Patient ist auch beim Tragen von schweren Lasten als Bäckerlehrling von seiten des Beckens beschwerdefrei.
- 27jährige Patientin: Schwangerschaft im 5. Monat, Motorradunfall. Schweres Polytrauma. Beckenringfraktur mit Hüftgelenkbeteiligung. Trotzdem Stabilisierung mit dem Fixateur externe mit offener Reposition des Schambeinfragments. Zusätzlich Hüftgelenküberbrückung. Fixateur-externe-Entfernung nach 9 ½ Wochen. Gute Fortschritte in der Beweglichkeit des rechten Hüftgelenks, die Behandlung ist jedoch noch nicht abgeschlossen.
- 58jährige Patientin: isolierte Symphysenruptur. Als Fußgängerin von Auto angefahren. Auch hier Stabilisierung mit dem Fixateur externe. Eine Indikation, bei der wir den Fixateur externe heute nicht mehr gerne verwenden, da die Gefahr einer Sekundärdislokation nicht gering ist.

Zusammenfassung

Nach unserer Ansicht stellt der Fixateur externe bei dislozierten Beckenringfrakturen in der gezeigten Rahmenkonstruktion eine risikoarme Behandlungsmethode dar, mit der man relativ exakt reponieren und auch den dorsalen Beckenring ausreichend stabilisieren kann. Bei Polytraumatisierten ist der Fixateur externe wegen des geringen Operationstraumas oft die einzig mögliche Versorgung.

Teil VII

Fixateur externe: Massenunfall

Anforderungen an ein externes Knochenstabilisationssystem für den Massenunfall

H. Gerngroß

Chirurg.-Unfallchirurg. Abt., Bundeswehrkrankenhaus, Oberer Eselsberg, D-7900 Ulm

Einleitung

Die Eigentümlichkeit der Verletzungsmechanismen bei Massenunfällen an Rumpf und Extremitäten führen nicht selten zu weitreichender Knochen- und Weichteilzerstörung. Nach Einschätzung von Experten werden insbesondere Extremitätenverletzte beim Massenunfall lebend einer Primärtherapie zugeführt werden können.

Für konventionelle kriegerische Auseinandersetzungen ist bekannt, daß Abdominal-, Thorax- sowie Gehirnverletzungen zu einem hohen Prozentsatz bereits auf dem Gefechtsfeld letal sind.

Nach den Erkenntnissen von Massenunfällen, insbesondere auch militärischer Art, wurde deutlich, daß ein Stabilisationssystem wie der Fixateur externe für die Versorgung schwerer Kriegsverwundungen an den Extremitäten und Gelenken erforderlich ist.

Für die Verhältnisse in Mitteleuropa gehen die Schätzungen dahin, daß bei konventionellen Auseinandersetzungen etwa 6 h vergehen, bis ein verwundeter Soldat die erste chirurgische Versorgung (den Hauptverbandplatz) erreicht.

Anschließend sollen noch einmal 30–48 h vergehen, bis der Verwundete zur weiteren Therapie in den zurückliegenden Sanitätseinrichtungen ankommt. Der Transport unter Kriegsverhältnissen dürfte dabei im wesentlichen landgestützt erfolgen. Es ist daher mit Schwierigkeiten bei Verwundeten ohne primär stabilisierte Extremitäten zu rechnen.

Der Fixateur externe zur Ruhigstellung verwundeter Gliedmaßen mit Frakturen hat insbesondere den Vorteil des sicheren, schmerzfreien und komfortablen Transports. Wehrmedizinische Eigentümlichkeiten, der Zeitfaktor, logistische Probleme sowie der Einsatz nicht speziell geschulter Ärzte führen zu Forderungen an ein äußeres Knochenstabilisationssystem, das den besonderen chirurgischen Belangen beim Massenunfall entsprechen muß.

Forderungen

Die bisherigen erhältlichen Fixateur-externe-Systeme bestehen im wesentlichen aus einem universellen Baukastensystem, aus dessen Einzelteilen eine große Variabilität an externen Knochenstabilisatoren gebaut werden kann. Ein wesentlicher Nachteil dieses Systems ist der große Aufwand an Material, die Komplexität

Th Stuhler (Ed)
Fixateur externe – Fixateur interne
© Springer-Verlag Berlin Heidelberg 1989

der Implantation und die Unmöglichkeit einer Nachreposition der verletzten Gliedmaße nach Anlage des Fixateur externe.

An einen neuen Fixateur externe werden die folgenden Forderungen gestellt:
- einfache Handhabung
- wenig Einzelteile
- schnelle Implantierbarkeit
- postoperative Repositionsmöglichkeit
- ausreichende Stabilität
- geringe Anzahl von Hautdurchleitungen

Wir haben bei der Neukonstruktion des Unifix darauf Wert gelegt, daß es sich um ein schnell, einfach und unkompliziert zu implantierendes und zu handhabendes System handelt, das gewichtsmäßig vertretbar ist, ausreichende Stabilität besitzt und die volle postoperative Nachrepositionsmöglichkeit beinhaltet.

Die Bedeutung dieses Sachverhaltes wird klar, wenn man die Anstrengungen analysiert, die z. Z. in allen wesentlichen Streitkräften der Welt getätigt werden, um einen Fixateur externe zu entwickeln, der bereits auf dem Hauptverbandplatz oder einer vergleichbaren Sanitätseinrichtung angelegt werden kann.

Im Verteidigungsfall besteht die Aufgabe des Hauptverbandplatzes in der ersten chirurgischen Versorgung des Verwundeten und besonders in der Schaffung der Voraussetzungen zur weiteren Transportfähigkeit. Dies spielt besonders im modernen Bewegungskrieg eine Rolle, da die Pflege des Verwundeten am Hauptverbandplatz postoperativ schwierig und die Belastung bei erforderlicher Verlegung durch stationäre Verwundete erheblich ist.

Dies heißt für den Extremitätenverletzten beim Massenunfall: Weitere Transportfähigkeit in der Thomas-Schiene bzw. in Extension oder im Gips ist aufwendig, belastend und von der Logistik her schwierig, ganz abgesehen von der Dauer der sachgerechten Anlage einer Thomas-Schiene bzw. eines gespaltenen Gipses bei offenen Frakturen. Ein weiterer Nachteil ist die damit verbundene schwierige Lagerung der Extremität auf der Krankentrage. Wahrscheinlich entstehen auch logistische Probleme beim Rücktransport der sperrigen Thomas-Schiene bzw. der Versorgung mit großen Mengen an Gipsbinden. In dieser Hinsicht müßte der Fixateur noch Vorteile haben.

Ausgehend von der Tatsache, daß jeder Arzt den Fixateur externe anlegen können muß, sollte ein Baukastensystem nicht Verwendung finden. Der Fixateur externe sollte leicht implantierbar und in Lokalanästhesie anlegbar sein. Besonders vorteilhaft ist dabei natürlich eine nicht primär erforderliche Reposition der Fraktur. Besonders beachtet werden muß eine sichere Stabilisierung der Extremität; eine Gefahr des Verrutschens der Einzelkomponenten beim Lagerungswechsel darf dabei nicht auftreten.

Der Kugelspannfixateur (AO-Unifix) entspricht nach unserer Auffassung einem externen Stabilisationsmittel für den Massenunfall von Verletzten.

Diskussion

Die Bedeutung des Fixateur externe als Stabilisator von Knochenverletzungen bei Massenunfall und Kriegsbedingungen ist nicht umstritten. Es besteht die Forderung, den Fixateur externe am Hauptverbandplatz anzulegen, um einen schmerzfreien rationellen und schnellen Weitertransport zu gewährleisten.

Unterschiedliche Auffassungen gibt es bei der Frage, ob der Fixateur externe nur dem Transport dient (Umsetzen und weitere Operation im Reservelazarett bzw. in der definitiven medizinischen Einrichtung), oder ob er möglichst schon eine endgültige Therapie ermöglichen sollte. Uns scheint der zweite Gedanke am logischsten. Die Medizin muß im Katastrophenfall alle zusätzlichen und zeitraubenden Eingriffe vermeiden, um Raum für die große Anzahl von zu erwartenden Verletzten bzw. Verwundeten zu gewinnen.

Die von uns speziell für die Belange der Kriegschirurgie entwickelte Modifikation des Fixateur externe ermöglicht diese Anforderung weitgehend. Das System kann zu jeder Zeit am wachen Patienten nachreponiert werden, Rotations- und Achsenfehler bei der Implantation spielen daher primär keine Rolle.

Ohne Abnahme der Konstruktion ist jederzeit die achsen- und rotationsgerechte Einrichtung des Knochens möglich. Damit ist die Verwendung eines Bildverstärkers bei der Implantation nicht erforderlich.

Ein weiterer Faktor ist die erforderliche Zeit zur Implantation: Baukastensysteme haben in diesem Zusammenhang den Nachteil, daß sie sehr aufwendig bei der Implantation sind und einen großen Zeitaufwand sowie Erfahrung mit dem komplexen System voraussetzen. Diese Voraussetzungen sind bei der Primärtherapie beim Massenunfall nicht gegeben, da alle medizinischen Fachrichtungen derartige Verletzungen zu versorgen haben. Ein weiterer Nachteil dieser komplexen Fixateure ist das große Gewicht und die Menge der erforderlichen Einzelteile.

Der Unifix hingegen benötigt keinerlei Zusatzinstrumentarium (z. B. Extensions- Distraktions-Einrichtung, Rotationsteile, Kopfteile), da diese Elemente bereits in die Konstruktion integriert sind.

Die Weichteilpflege stellt bei dem unilateralen Stabilisationsträger kein Problem dar.

Im Gegensatz dazu behindern die komplexen Systeme den freien Zugang zu den Weichteilen weitgehend, insbesondere wenn nach der Stabilisation das Débridement oder die Versorgung größerer Weichteilwunden durchgeführt werden muß.

Der Kugelspannfixateur (Unifix) hat ein Gewicht von 450 p für die Titanmodifikation. Dies ist deutlich geringer als bei den Baukastenkonstruktionen vergleichbarer Rigidität. Der Unifix kann für die häufigsten zu erwartenden Verletzungen angewendet werden: bei der Überbrückung von Gelenken, zur Stabilisation von Knochendefekten und Frakturen, insbesondere diaphysär und metaphysennah.

Für diese Verletzungen ist er ein universelles System für die obere und untere Extremität, allerdings nicht für alle Eventualitäten. Es ist selbstverständlich, daß komplexe Baukastensysteme eine aufwendige und jede denkbare Form der Stabilisation erlauben. Der Kugelspannfixateur hat jedoch Anschlußmöglichkeiten für komplexe Systeme, wenn diese bei der weiteren Versorgung des Verletzten erforderlich sein sollten. Insofern findet sich eine volle Kompatibilität des Kugelspannfixateurs (Unifix) mit den bereits eingeführten komplexen Fixateur-externe-Systemen, z. B. auch nach Stuhler-Heise oder AO.

Zusammenfassung

Für die Stabilisierung schwerer offener Frakturen mit ausgedehnten Weichteil-schäden hat sich der Fixateur externe, insbesondere bei der Stabilisation der unteren Gliedmaße, allgemein durchgesetzt.

Konventionelle Systeme zeichnen sich durch hohe Universalität, jedoch ausgeprägte Komplexität und aufwendige Implantationstechnik aus.

Die Forderung nach einem einfachen, unilateralen Fixateur, insbesondere bei der Bewältigung von Massenunfällen, ist erforderlich. Es wurde ein neuer unilateraler Fixateur externe beschrieben, der schnell und einfach implantierbar ist, eine volle Nachreposition nach Implantation erlaubt sowie ein integriertes Kontraktions- und Distraktionselement aufweist.

Der Unifix der AO zeichnet sich durch hohe Stabilität, hohe Festigkeit der Klemmungen sowie Leichtbauweise aus.

Der durchgeführte klinische Einsatz ließ den Schluß zu, daß dieser Fixateur beim plötzlichen Auftreten vieler Verletzter Vorteile gegenüber den konventionellen Systemen aufweist.

Literatur

1. Boltze WH (1976) Der Fixateur externe (Rohrsystem). AO Bulletin
2. Gerngroß H, Claes L (1983) Grundlagen der Stabilität von Fixateur externe Osteosynthesen. Wehrmed Monatsschr 9:364
3. Hoffmann R (1942) Closed osteosynthesis with special reference to war surgery. Acta Chir Scand 86:235
4. Wedel KW (1980) Bedeutung des Fixateur externe für die Katastrophenchirurgie. Wehrmed Monatsschr 11:342

Der Fixateur externe nach Stuhler-Heise in der Erstbehandlung von Frakturen beim Massenunfall

R. Steinmann

Chirurg.-Unfallchirurg. Abt., Bundeswehrkrankenhaus, Oberer Eselsberg, D-7900 Ulm

Erfahrungen, die in der Verwendung eines Fixateur externe selbst bei polytraumatisierten Patienten unter normalen Verhältnissen gesammelt werden, können nur bedingt auf Notfallsituationen im Katastropheneinsatz übertragen werden. Art und Umfang der zu erwartenden Verletzungen müssen besondere Berücksichtigung finden. Wehrmedizinisch spielen natürlich Schußverletzungen die dominierende Rolle. Bei der Einwirkung sog. „High-velocity-Geschosse" sind die Verletzungen gekennzeichnet durch:
- eine große Vielzahl möglicher Kombinationen,
- große Trümmerzonen mit ausgedehnten Weichteilschäden,
- erhebliche Ausschußverluste in Kombinationen mit Splitterfrakturen weitab vom eigentlichen Schußkanal [13].

In der Regel stehen nur kleine belastungsfähige Knochenfragmente zur Verankerung der Implantate zur Verfügung. Diesen Extremsituationen kann nur ein Fixateur-externe-System gerecht werden, das u. a. folgende Anforderungen erfüllt:
- Einfache Handhabung,
- universelle Anwendbarkeit,
- ausreichende Stabilität,
- Korrekturmöglichkeit.

Sowohl aus dem zivilen als auch dem Katastrophen- und Kriegseinsatz liegen umfangreiche Erfahrungen mit dem Fixateur externe der Fa. Aesculap vor, der von Stuhler u. Heise 1979 erstmals angegeben wurde [20]. Seine einzelnen Bauelemente sind:
- Führungsstangen aus Stahl mit 8 mm Durchmesser,
- Steinmann-Nägel mit und ohne Mittelgewinde, 5 mm Durchmesser,
- Schanz-Schrauben, 5 mm Durchmesser,
- Spannelemente mit Zwischenlegscheiben von 0,5–10 mm und dazugehörige Innensechskantschrauben.

Die Spannelemente haben 5-mm- oder 8-mm-Bohrungen zur Aufnahme der entsprechenden Bauelemente. Sie weisen eine zusätzliche zentrale Bohrung mit oder ohne Gewinde auf, in die eine Schraube zur Herstellung eines Spannklobens eingebracht wird.

Die Zwischenlegscheiben ermöglichen Höhenkorrekturen in der 3. Ebene und stellen gleichzeitig einen Schutz der einzelnen Spannelemente dar. Durch ein sog. *offenes* 8-mm-Spannelement mit Nut und Gewinde ist es möglich, auch nach Fer-

Th Stuhler (Ed)
Fixateur externe – Fixateur interne
© Springer-Verlag Berlin Heidelberg 1989

tigstellung einer Montage Veränderungen vorzunehmen, ohne daß die gesamte Konstruktion abgebaut werden muß und damit das Repositionsergebnis in Frage gestellt wird.

Für die Bedürfnisse des Sanitätsdienstes der Bundeswehr wurde dieses Originalmodell in einzelnen Teilen abgewandelt und instrumentell ergänzt.

1. Um von Antriebsquellen unabhängig zu sein, wurden eine Bohrwinde mit Schnellspannfutter und ein Hammer zugefügt.
2. Die Schanz-Schrauben erhielten eine Schneidespitze und können somit ohne die sonst übliche Vorbohrung von 3,5 mm eingebracht werden.
3. Zur Gewichtsreduktion wurden die Führungsstangen aus kohlenfaserverstärktem Kunststoff (CFK) hergestellt, die Zwischenlegscheiben aus Polysulfon und die Spannelemente aus einer Aluminiumlegierung.

Obwohl es sich aufgrund des niedrigen E-Moduls von CFK empfiehlt, in der Konstruktion je 2 seitliche Führungsstangen zu verwenden, wie die Untersuchungen von Hoffmann et al. aus Gießen ergaben, resultiert dennoch eine Gewichtsreduktion, da CFK ein ca. 5fach geringeres spezifisches Gewicht hat als Stahl [10].

Die Polysulfonzwischenlegscheiben sind etwa 7mal leichter als die stählernen. Allerdings zeigen sie nach längerer Klemmdauer eine um ca. 6–8% niedrigere Klemmkraft [19].

Weitere Vorteile dieser Maßnahmen sind eine wesentlich bessere Röntgentransparenz der Konstruktionen und eine Herabsetzung der Kälteleitfähigkeit, was sich v. a. im Winter durch Schmerzminderung positiv bemerkbar macht.

Heuwinkel zeigte, daß bereits bei +12 °C Außentemperatur z. T. erhebliche Knochenschmerzen durch die gute Kälteleitfähigkeit von Ganzmetallkonstruktionen auftreten [9].

Tabelle 1. Fixateur-externe – Montagen ($n = 74$). [BWK Ulm – Abt. Chirurgie (7/80–9/87)]

A0-Rohrsystem	10
Stuhler-Heise-Fixateur-externe	47
„Ulmer Fixateur"	17

Tabelle 2. Lokalisation des Stuhler-Heise-Fixateurs ($n = 47$). [BWK Ulm – Abt. Chirurgie (11/82–9/87)]

Oberschenkel	3
Knie	6
Unterschenkel	18
OSG überspannend	7
Oberarm	3
Unterarm	3
HG überspannend	3
Finger	4

Tabelle 3. Indikationen für den Stuhler-Heise-Fixateur ($n = 47$). [BWK Ulm – Abt Chirurgie (11/82–9/87)]

I. *Primäre Indikationen* ($n = 27$)	
Offene Frakturen	23
Defektfrakturen	4
II. *Sekundäre Indikationen* ($n = 20$)	
Osteitis	11
Arthrodesen	4
Cross leg	1
Cross finger	3
Knieinstabilität	1

In jüngster Zeit steht ein zusätzliches Ergänzungteil als dynamischer Klammerfixateur zur Verfügung, das voll in das bestehende System integriert werden kann.

Daneben gibt es einen Minifixateur zur Anwendung im Hand- und Fingerbereich (1,8 mm und 3 mm Schanz-Schrauben, 1,6 mm Steinmann-Nägel, 3 mm Führungsstangen) sowie ein Ergänzungsset für die obere Extremität und kindliche Frakturen mit einem Implantdurchmesser von 4 mm.

In der Chirurgischen Abteilung des Bundeswehrkrankenhauses Ulm wurden im Zeitraum 7/80–9/87 74 Fixateur-externe-Montagen vorgenommen, hiervon 47 mit dem Stuhler-Heise-Modell. Lokalisation und Indikation sind in den Tabellen 1–3 dargestellt.

Aufgrund unserer eigenen Erfahrungen, der in der Literatur veröffentlichten Berichte [2–6, 12, 18, 19] sowie der mitgeteilten experimentellen Ergebnisse sind die zu Beginn erhobenen Ansprüche an einen Fixateur im Modell von Stuhler-Heise als weitgehend erfüllt anzusehen. Vor allem sind die universelle Anwendbarkeit und Vielseitigkeit hervorzuheben, wie das Beispiel des sog. „Holzfixateur" nach Domres beweist.

So segensreich der Fixateur externe in der Versorgung offener Frakturen und schwerster Weichteilverletzungen auch ist, beim Massenunfall von Verletzten kann er – nicht zuletzt unter wehrmedizinischen Aspekten – aus logistischen, finanziellen und vielleicht auch aus zeitlichen Gründen provisorische Schienen- und Gipsverbände nicht vollkommen ersetzen [7, 8, 22].

Literatur

1. Claes L, Burri C, Heckmann G, Rüter A (1973) Biomechanische Untersuchungen zur Stabilität von Tibiaosteosynthesen mit dem Fixateur externe und einer Minimalosteosynthese. Aktuel Traumatol 9:185–189
2. Domres B (1980) Einsatz des Fixateur externe zur Versorgung von Frakturen unter Katastrophenbedingungen – Erfahrungen aus Kambodscha und Algerien. Vortrag: Lehrgang Kriegschirurgie, Akademie des Sanitäts- und Gesundheitswesens der Bundeswehr, München 1980
3. Domres B (1981) Dosierte Spannung und Nachspannung des äußeren Festhalters mit Hilfe eines Meßgerätes. Hefte Unfallheilkd 153:65–67
4. Domres B (1983) Praktische Erfahrungen mit dem Fixateur externe in einem Katastrophenfall. Vortrag: Fortbildungsreihe für Ärzte „Katastrophenmedizin", Tübingen, 1983
5. Domres B (1984) Einfach, aber wirkungsvoll: der Holzfixateur. Ärztezeitung 153:26
6. Domres B, Dürner P, Klöss JH (1985) Der Holz-Fixateur; angepaßte Technik für Entwicklungsländer und unter Katastrophenbedingungen. Wehrmed Wehrpharm 1:95–96
7. Ganzoni N (1980) Extremitätenverletzungen, Frakturen und Fixationen. In: Lanz R, Rossetti M (Hrsg) Katastrophenmedizin. Enke, Stuttgart
8. Grabarek V (1986) Die Anwendung des Fixateur externe aus wehrmedizinischer Sicht. In: Ungeheuer E (Hrsg) Katastrophenmedizin. Deutscher Ärzteverlag, Köln-Lövenich
9. Heuwinkel R et al. (1982) Der Fixateur externe als alternatives Transport-Fixationssystem auf dem Hauptverbandplatz. Wehrmed Monatsschr 3:66–76
10. Hofmann D et al. (1982) Vorteile eines Fixateur externe mit Kohlefaserstaben Hefte Unfallheilkd 164:653–656
11. Klammer HL (1984) Extremitätenverletzungen – Einsatzmöglichkeiten des Fixateur externe. Wehrmed Wehrpharm 4:13–26
12. Klöss JH, Domres B (1986) Improvisation bei der Frakturbehandlung In: Ungeheuer E (Hrsg) Katastrophenmedizin. Deutscher Ärzte-Verlag, Koln-Lovenich

13. Küsswetter W, Robens W (1982) Typische metaphysäre Frakturformen durch Hochge-schwindigkeitsgeschosse. Unfallheilkd 85:464–467
14. Rebentisch E (Hrsg) (1980) Wehrmedizin. Ein kurzes Handbuch mit Beiträgen zur Katastro-phenmedizin. Urban & Schwarzenberg, München
16. Steiner A et al. (1982) Vergleichende Festigkeitsuntersuchungen zwischen Fixateur externe der AO (Rohrsystem) und Fixateur externe nach Stuhler-Heise. Unfallchirurgie 8:189–194
17. Steiner A et al. (1983) Fixateur und Minimalosteosynthese: Der Einfluß verschiedener Mon-tageformen auf die Stabilität der Gesamtosteosynthese. Unfallchirurgie 9.1–5
18. Stuhler TH (1982) Experiences with Stuhler-Heise Fixator System. In: Uhthoff HK (Hrsg) Current concepts of external fixation of fractures. Springer, Berlin Heidelberg New York
19. Stuhler TH (1983) Katastrophensituationen. Variationsmöglichkeiten eines Fixateur exter-ne. Orthop Techn 103:79–82
20. Stuhler TH, Heise A (1979) Fixateur externe. Chirurg 50:661–662
21. Ungethüm M, Blömer W (1981) Ein neues Meßverfahren zur Stabilitätsbeurteilung von Fi-xateur-externe-Systemen. Demonstriert am Beispiel des Fixateur externe nach Stuhler-Hei-se. Biomed Techn 26:175–181
22. Wedel KW (1980) Bedeutung des Fixateur externe für die Katastrophenchirurgie. Wehrmed Monatsschr 11:342–343

Kriegs- und notfallchirurgische Erfahrungen mit dem Metallfixateur nach Stuhler-Heise und dem Holzfixateur nach Domres

B. Domres[1], T. Kloess[2] und G. Lenz[3]

[1, 2] Chirurg. Universitätsklinik, Wilhelmstr. 7, D-7400 Tübingen
[3] Orthopäd. Klinik, Universität Düsseldorf, Moorenstr. 5, D-4000 Düsseldorf 1

Zusätzliche Indikationen

Bei chirurgischen Einsätzen in Entwicklungsländern, wie Nigeria, bei der Erdbebenkatastrophe 1980 in Algerien und bei kriegschirurgischen Einsätzen im Libanon 1982, in Kambodscha 1980 und 1983 sowie in Afghanistan 1983, d.h. also in Situationen erschwerter Bedingungen ist der Fixateur externe anderen operativen Behandlungsverfahren überlegen.

Hier verbieten sich interne Osteosyntheseverfahren aufgrund mangelhafter hygienischer und technischer Gegebenheiten.

Material und Methoden

Insgesamt behandelten wir 245 Verletzte, bei denen 269 Frakturen mit dem Metallfixateur nach Stuhler-Heise stabilisiert wurden. Nur 7 Montagen wurden an der oberen Extremität durchgeführt, 219 am Unterschenkel und 43 am Oberschenkel.

Das Modell des Stuhler-Heise-Fixateurs hat sich durch seine vielseitige einfache Montage unter den erschwerten Bedingungen der notfallchirurgischen Einsätze besonders bewährt. Seine in 3 Ebenen schwenkbaren Backen ermöglichten auch sekundäre Stellungskorrekturen der Fragmente. Dies war von besonderem Vorteil, da zum Zeitpunkt des Massenanfalls von Verletzten Röntgenverfahren nicht durchführbar waren. Erst später konnten Stellungskontrollen vorgenommen werden.

Nachbehandlung

Als allgemeiner Nachteil der äußeren Fixation ist bekannt, daß Frakturen vergleichsweise verzögert heilen. Deshalb wurde, sobald der Heilungsfortschritt der Weichteile und des Knochens es erlaubten, der Fixateur externe entfernt. Eine Umsteigeosteosynthese kam nicht in Frage, so daß entweder mit einem Gipsverband weiterbehandelt wurde oder das Bein zur Teilbelastung mit Hilfe von Gehstützen freigegeben wurde.

Th Stuhler (Ed)
Fixateur externe – Fixateur interne
© Springer-Verlag Berlin Heidelberg 1989

Ergebnisse

Von den 245 mit dem Stuhler-Heise-Fixateur Behandelten erlagen 19 ihren schweren Begleitverletzungen. Von den 226 Überlebenden heilten 183 (81%) mit einem guten Ergebnis. Aufgrund guten Heilungsfortschrittes konnte der Fixateur also innerhalb von 3 Monaten entfernt werden, und es kam weder zu chronischen Knocheninfektionen, noch zu bleibenden Funktionsverlusten. Bei 25 Verletzten (11%) kam es zu einer Infektion des Knochens.

14 Patienten (6%) boten zusätzliche Komplikationen wie Pseudarthrose und Einschränkung der Muskel-, Gelenk- oder Nervenfunktionen.

Bei 5 Patienten (2%) ließ sich trotz aller Maßnahmen, einschließlich Fixateur-externe-Behandlung, eine Amputation nicht vermeiden.

Bei den Patienten handelte es sich in 211 Fällen um Männer im Alter zwischen 15 und 42 Jahren. Lediglich ein verletzter Roter Khmer gab sein Alter mit 55 Jahren an.

Berücksichtigt man, daß es sich um durchweg offene Verletzungen handelte, meist durch Schuß, Splitter und Minen hervorgerufen, die verzögert in Behandlung kamen, bereits kontaminiert oder infiziert waren, darf man die Ergebnisse als recht befriedigend, auch im Vergleich mit der Literatur, betrachten.

Holzfixateur nach Domres

Leider ist gerade dort, wo der Fixateur dringend indiziert ist, also unter einfachen Bedingungen in Entwicklungsländern oder in Katastrophensituationen, das Instrumentarium des Fixateur externe aus logistischen oder finanziellen Gründen meist nicht verfügbar. Diesen Mangel habe ich bei der Versorgung kambodschanischer Verwundeter im Feldhospital Khao I Dang des Internationalen Committees vom Roten Kreuz durch einen Fixateur externe aus Steinmann-Nägeln und Rundhölzern überbrückt.

Konstruktion und Fertigung

Aus dem grobfaserigen Holz des Gummibaumes (Ficus elastica) wurden Rundhölzer von 1,5 bzw. 2 cm Dicke und in verschiedenen Längen mit Säge, Hobel und Schnitzmesser gefertigt. Für die Steinmann-Nägel wurden proximal und distal jeweils im Abstand von 4 cm 2 Bohrungen mit dem Durchmesser von 3,2 mm angebracht. Die Hölzer wurden desinfiziert und sterilisiert in Plastiktüten verpackt.

Montage

Bei der Versorgung 97 offener Frakturen (1 des Unterkiefers, 7 des Ober- und 89 des Unterschenkels) hat sich der Holzfixateur bestens bewährt.

Zur Montage des Holzfixateurs wurden zunächst durch Handbohrer die Kanäle für die Steinmann-Nägel in den Knochen gebohrt. Kirschner-Drähte eigneten sich zur Zielhilfe.

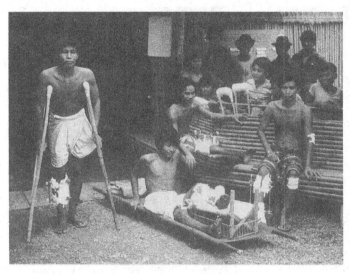

Abb. 1. Exzellente Erfahrungen in der Kriegschirurgie mit dem Stuhler-Heise-Fixateur-Einsatz in Khao I Dang 1980

Die verschiedenen Funktionen des Fixateurs, nämlich Neutralisation oder Distraktion oder Kompression des Frakturbereichs, können auch vom Holzfixateur durch entsprechende Montage übernommen werden. Gilt es, Kompression aufrechtzuerhalten, wird der Abstand der beiden proximalen zu den beiden distalen Bohrkanälen am Knochen um 0,5–1 cm weiter gewählt, als dem Abstand der Bohrungen an den Rundhölzern entspricht.

Kompression ist z. B. notwendig bei einer Pseudarthrose des Unterschenkels, die 3 Monate nach Gipsbehandlung eines Schußbruches durch Holzfixateur erfolgreich behandelt wurde. Ebenso läßt sich eine Arthrodese erzielen, indem nach Resektion des Knorpels die artikulierenden Knochen unter Kompression stehen.

Mit dem Holzfixateur lassen sich auch weitere Montageformen wie Klammerfixateur am Oberschenkel oder dreidimensionaler Aufbau zur Überbrückung des Kniegelenks bewerkstelligen.

An 14 bereits mit einem Metallfixateur versorgten Verletzten wurden die Metallstangen und Backen durch einen Holzfixateur ausgetauscht. Das zurückgewonnene Material stand so zur erneuten Verwendung wieder zur Verfügung.

Ergebnisse

Ein Verletzter mit Polytrauma nach Explosionsverletzung erlag seinen Verletzungen. In einem Fall mußte nach 2 Tagen ein Unterschenkel wegen Durchblutungsstörungen amputiert werden. Bei 10 von 97 Fällen (11%) konnte eine Osteitis nicht verhindert werden. Eine Arthrodese eines zerstörten Sprunggelenks wurde vorgenommen.

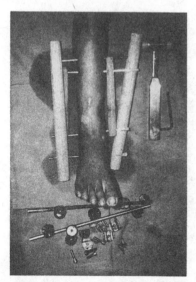 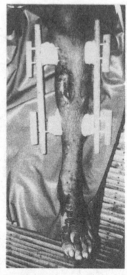

Abb. 2   **Abb. 3**

Abb. 2. Montage des Holzfixateurs nach Domres in Khao I Dang 1983. An einem Vormittag wurden 7 Holzfixateure montiert. Alle Montagen wurden handwerklich ohne Air- oder Elektrodrill bewerkstelligt. Daraus ergibt sich, daß die Montage in geübter Hand einfach und rasch (30 min) durchgeführt werden kann (der Handbohrer darf scharf sein)

Abb. 3. Verwundeter Khmer behandelt mit Holzfixateur nach Domres in Khao I Dang 1983

Vorteile

Die Vorteile des Holzfixateurs sind: 1. kurze Montagezeit, 2. Röntgentransparenz, 3. Entfallen der logistischen Probleme der Beschaffung, da der Holzfixateur überall und schnell zu fertigen ist, 4. Preislage (nur 2–4% der Kosten eines Metallfixateurs).

Der Holzfixateur wurde inzwischen von mir bei 97 Verletzten in Kambodscha, Nigeria und Saudi Arabien angelegt. Nach meiner Methode mit dem Holzfixateur wird auch bereits in Krankenhäusern in Tansania und anderen Ländern gearbeitet.

Zusammenfassung

Allgemein anerkannt sind die folgenden lokalen Indikationen für den Fixateur externe:
- Frakturen mit schwerer Weichteilverletzung und Verbrennungen
- Trümmerfrakturen
- Infizierte Frakturen und Pseudarthrosen
- Osteotomien bei ungünstigen Weichteilverhältnissen
- Arthrodesen
- Stabilisierung schwieriger Beckenfrakturen
- Fixation der Extremitäten nach „cross leg flaps"

Diesen lokalen Indikationen sind die Indikationen hinzuzufügen, die sich aufgrund von Bedingungen der Umgebung des Verletzten ergeben:
– Fragliche hygienische Verhältnisse
– Mangel an vollständigem Osteosyntheseinstrumentarium und -implantaten
– Mangel an Ausbildung und Erfahrung der Operateure

Indikationen für den Fixateur externe aufgrund erschwerter Umgebungsbedingungen des Verletzten sind:
– Massenanfall von Verletzten
– Katastrophenmedizin
– Kriegschirurgie
– Medizin in unterentwickelten Ländern (Mission und Entwicklungshilfe)

Fehlt das Material des Fixateur externe unter extrem erschwerten Bedingungen, leistet Holzfixateur hervorragenden Ersatz. Seine Vorteile sind:
– Logistische Probleme der Beschaffung entfallen, da der Holzfixateur überall schnell angefertigt werden kann
– Kurze Montagezeit
– Bessere Röntgentransparenz
– Nur 2–4% der Kosten eines Metallfixateurs.

Fixateur externe – Die adäquate Osteosynthese des polytraumatisierten Patienten

M. Echterhoff und H. Prinz

Chirurg. Abt., St. Barbara-Hospital, D-4390 Gladbeck

Das Behandlungsregime des polytraumatisierten Patienten erfolgt nach Wolff anerkanntermaßen in der abgestuften Dringlichkeit in 5 Phasen [4]:

1. Reanimationsphase mit Sicherstellung von Respiration und Kreislauf.
2. Erste Operationsphase mit unaufschiebbaren lebensrettenden Eingriffen mit Versorgung lebensbedrohlicher Verletzungen wie Milz- oder Leberruptur.
3. Stabilisierungsphase, um mit aggressiver intensivmedizinischer Therapie die physiologischen Systeme weitgehend zu normalisieren und die Erfolgschancen nicht unmittelbar lebensrettender Operationen zu verbessern.
4. Zweite Operationsphase mit definitiver chirurgischer Primärversorgung, v. a. verletzter Extremitäten.
5. Erholungsphase mit sekundären und plastischen Operationen.

In der ersten Operationsphase stehen in der Regel Noteingriffe für die operative Versorgung von Organverletzungen des Thorax, des Beckens und des Abdomens im Vordergrund.

Konkurrierende Verletzungen bezüglich der Lebensbedrohlichkeit können mitunter eine simultane oder zeitversetzt simultane operative Versorgung notwendig machen.

Simultan geschieht dies durch 2 Operationsteams, zeitversetzt durch 1 Operationsteam.

Die endgültige Versorgung aller gravierenden Verletzungen, unter besonderer Berücksichtigung der Extremitätenfrakturen, sollte Ziel der 2. Operationsphase sein [3].

Dieses trifft v. a. dann zu, wenn geschlossene oder offene stammnahe Frakturen mit intern stabilisierenden Maßnahmen vorgenommen werden.

Alle invasiven operativen Eingriffe führen zu einem weiteren Gewebeschaden, zu einem weiteren Blutverlust und zu einer Verlängerung der 1. Operationsphase, was wiederum zu einer Verlängerung der Stabilisierungsphase führen kann.

Vor allem beim Patienten mit kombiniertem Schädel-Hirn-Trauma ist eine primäre sichere Stabilisierung, insbesondere der stammnahen Schaftfrakturen, von großer Bedeutung.

Die exakte Frühstabilisierung beinhaltet eine Hirnödemprophylaxe, eine Einsparung von Analgetika und eine Abkürzung der Beatmungsdauer. Sekundäre Komplikationen durch weiteren Blutverlust, eventueller Hypovolämie und Mikrozirkulationsstörung können hierdurch vermieden werden [3].

Th Stuhler (Ed)
Fixateur externe – Fixateur interne
© Springer-Verlag Berlin Heidelberg 1989

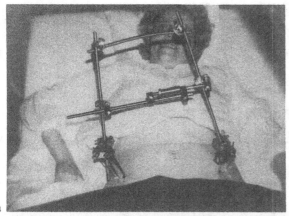

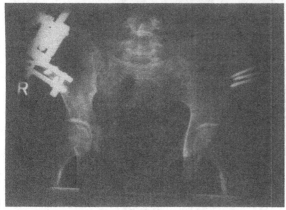

Abb. 1 a, b. Beckenmontage nach Slätis

Die Voraussetzungen für eine schnelle, ausreichende und wenig gewebetraumatisierende Stabilisierung erfüllt u. E. der Fixateur externe.

Das Fixateursystem sollte so beschaffen sein, daß eine Mobilität allen Anteilen der Extremitäten gerecht werden kann und sekundäre Achsenkorrekturen ohne Umsetzen von Knochenschrauben möglich sind.

Für uns erfüllte das System nach Raoul-Hoffmann diese Forderungen.

Die Frakturen im Bereich des Humerus können im subkapitalen Bereich mit einer Minimalosteosynthese adaptiert und mit einem Fixateur externe mühelos neutralisiert werden. Im Bereich des Humerusschaftes erfolgt eine primäre, adaptierende Osteotaxis mit dem Fixateur externe. Die schwere begleitende distale Unterarmfraktur, in diesem Falle zweitgradig offen, läßt sich primär ohne weiteres mit einem Fixateur stabilisieren.

Die instabile Beckenfraktur wird mit einem vorderen Rahmenfixateur vorübergehend stabilisiert – z. B. in der Montage nach Slätis (Abb. 1), unserer Auffassung nach die einzige Möglichkeit, die doch erheblichen Blutungen aus dem Becken zu reduzieren.

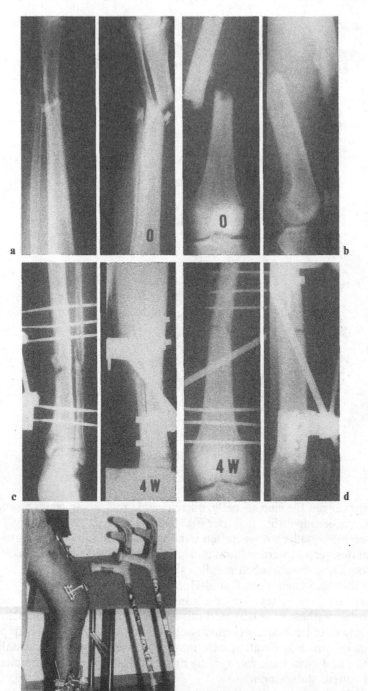

Abb. 2 a–e. Polytraumatisierter Patient, versorgt mit
Oberschenkel- und Unterschenkelfixateur. **e** Zustand
nach 6 Wochen

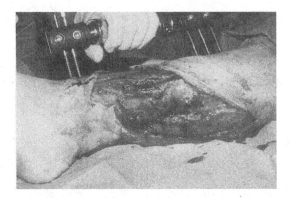

Abb. 3. Drittgradig offene, instabile Unterschenkelfraktur, versorgt mit Monofixateur

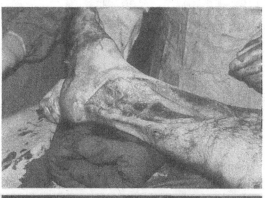

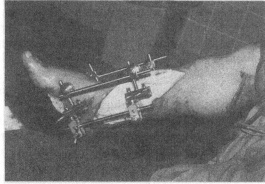

Abb. 4 a, b. Polytrauma, drittgradig offene Unterschenkelfraktur, versorgt mit bilateralem Fixateur

Die Abb. 2 zeigt einen polytraumatisierten Jugendlichen mit einer zweitgradig offenen Femur- und Unterschenkelfraktur bei gedecktem Schädel-Hirn-Trauma II. Grades sowie einer Milzruptur.

Die instabile Unterschenkelfraktur, sei sie offen oder geschlossen, kann nicht mit einem unilateralen Fixateur externe ausreichend stabilisiert werden (Abb. 3).

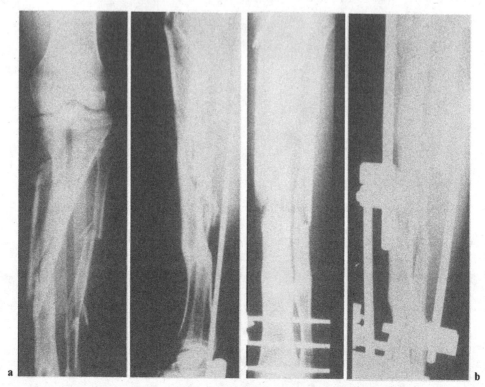

a   b

Abb. 5 a, b. Mehretagenfraktur, versorgt mit Rahmenfixateur nach Raoul Hoffmann

Eine drittgradig offene Unterschenkelfraktur beim Polytraumatisierten ist möglichst in der 1. Operationsphase definitiv zu versorgen. Es bedeutet keinen großen operativen Aufwand, die Fraktur mit einem bilateralen Fixateur nach Raoul-Hoffmann zu stabilisieren und den Hautdefekt mit Kunsthaut zu decken (Abb. 4).

Auch die erstgradig geschlossene Mehretagenfraktur bei einem Polytrauma wurde primär mit einem bilateralen Fixateur externe stabilisiert (Abb. 5).

Entgegen anderen Autoren sind wir der Meinung, daß die Stabilisierung einer Fraktur beim Polytraumatisierten als definitive Versorgung gilt. Ausgenommen hiervon sind selbstverständlich Frakturen mit Gelenkbeteiligungen, welche passager mit einer gelenküberbrückenden Montage primär stabilisiert werden.

Literatur

1. Burri C, Kreuzer U (1980) Behandlung von Extremitätentraumen bei Schwerverletzten. Unfallheilkunde 84:225
2. Oestern HJ, Tscherne H, Sturm HJ (1984) Dringlichkeitsstufen der chirurgischen Versorgung Chir Prax 33:127
3. Schmit-Neuerburg KP, Stürmer KN (1987) Simultaneingriffe in der Unfallchirurgie Chirurg 58:140
4. Wolff G, Dittmann M, Frede KW (1978) Klinische Versorgung des Polytraumatisierten. Chirurg 49:737

Über die Umsetzung von Kausalhistogenese und funktioneller Anpassung durch Ringfixation

T. Schewior

Lessingstr. 1, D-6903 Neckargemünd

Standort der Biomechanik der Ringfixation

Es ist das bleibende Verdienst des Aachener Orthopäden Friedrich Pauwels [17–19], eine durch zahlreiche klinische Beobachtungen bestätigte, in sich geschlossene und inzwischen mathematisch weitgehend gefestigte [10, 15, 20] Theorie der funktionsabhängigen Selbstdifferenzierung der Stützgewebe entwickelt zu haben, die mit den Begriffen Kausalhistogenese und funktionelle Anpassung umschrieben wird.

Im Rahmen dieser Theorie ist es bedeutungsvoll, daß aufgrund der physiologischen Belastung des Knochens die resultierende Druckkraft, die über die Gelenke auf ihn übertragen wird, niemals mit seiner Schwerachse zusammenfällt [19] und daß somit ein Skelettelement [13] außer auf Druck immer auch auf *Biegung* beansprucht wird.

Es ist in erster Linie diese der Druckbeanspruchung überlagerte Biegebeanspruchung, die für die funktionelle Anpassung maßgebend ist [19], da durch sie die Größe der Beanspruchung (also die höchste im Knochenquerschnitt auftretende Spannung) bestimmt wird, wobei diese überlagerte Biegebeanspruchung eine Spannungsverteilung mit größeren Werten auf der Druckseite der Biegung und mit kleineren Werten auf der Zugseite verursacht.

Inzwischen hat sich die Hypothese von der funktionellen Anpassung des Knochen- und Knorpelgewebes derart bewahrheitet, daß sich Auf- und Abbau dieser Materialien in enger Verknüpfung mit der lokalen Beanspruchungsgröße über Rückkopplungsvorgänge nachweisen lassen [4, 10, 14, 16].

Von solchen Regelmechanismen des Knochenbaus ausgehend hat u. a. Roesler [20] eine mathematische Erörterung dafür geliefert, daß die äußere Knochengestalt ebenso wie der innere Knochenaufbau als Resultat der funktionellen Anpassung des Knochens stets eine „Folge seiner Belastungsgeschichte" sein müsse.

Nach mathematischer Konsequenz führe diese Belastungsgeschichte zu inhomogenem, anisotropem Material, dessen spezifische elastische Eigenschaften vom Ort abhingen und von der Verzerrung als der prozeßbestimmenden Größe gesteuert würden.

Außerdem ergebe sich, daß die funktionelle Anpassung der geometrischen Gestalt und die Anpassung der inneren Materialstruktur des Knochens nur über miteinander gekoppelte Prozesse erfolgen könnten.

Th Stuhler (Ed)
Fixateur externe – Fixateur interne
© Springer-Verlag Berlin Heidelberg 1989

Andererseits führen Überlegungen zum elastomechanischen Knochenumbau bei Hutzschenreuter et al. [10] zu der Erkenntnis, daß die Regelkreismechanismen der funktionellen Knochenanpassung die schon von Pauwels [17] zur Diskussion gestellten Reizqualitäten sowohl des hydrostatischen Drucks als auch der Hauptdehnung als Regelgrößen der Umbaumodellierung einbezögen. Somit also behielten nach Meinung dieser Autoren die grundlegenden Arbeiten von Pauwels [17–19] bis heute ihre Aktualität, wonach der Spannungsverteilung die vorrangige Rolle bei der selbstregulierenden Knochentransformation eingeräumt wird.

Es dürfte allerdings nach unserer Einschätzung für die praktisch ausführende Orthopädie und Traumatologie zweitrangig sein, ob sich evtl. in Zukunft andere Theorien, wie etwa die Hydraulikprinzipien ([6] zitiert nach [10]), als übergeordnet erweisen könnten und folglich die Theorie von Pauwels in einigen Aspekten zu revidieren oder zu ergänzen wäre. Ebenso erscheint es aus praktischer Sicht nebensächlich, ob bei der Autoregulation des Knochenaufbaus die Verzerrung oder die Spannung den prozeßsteuernden Vorrang genießt.

Wichtig ist dagegen, daß diese stereo- bzw. ergometrischen Parameter als Informationen des Knochenwachstums und der Knochenheilung nicht durch irgendwelche therapeutische Krafteinflüsse eliminiert oder – was nicht weniger nachteilig wäre – nach Größe und Richtung so abgewandelt werden, daß eine belastungsspezifische Knochenarchitektur verfehlt wird.

Vor diesem gedanklichen Hintergrund halten wir es sehr wohl für angezeigt, darüber nachzudenken, ob man die natürlichen, also die beanspruchungsspezifisch orientierten und autoregulativ wie selbstorganisatorisch funktionierenden Prozesse der Knochenheilung und Knochentransformation permanenter Desorientierung aussetzen darf. Dies geschieht zwangsläufig bei den starren Fixationen mit ausschließlicher Einbringung von Steinmann-Nägeln oder Schanz-Schrauben als Fixationsmittel der allzu stabilen und in ihrer Stabilität nachträglich nicht ausreichend und genügend differenziert beeinflußbaren Balken- und Rahmenosteosynthesen.

Bedeutung der transossären Ringfixationsosteosynthesen

Im Gegensatz zu den allzu stabilen Balken- und Rahmenosteosynthesen westlicher Provenienz wird bei der Ilisarov-Methodologie der transossären Osteosynthesen mit Fixateuren aus Ringen, verlängerbaren Stangen und Kirschner-Drähten der naturgegebenen Biomechanik der Knochenheilung eine wesentlich kompatiblere Apparatemechanik zugeordnet [1, 2].

Aus den Konstruktionsüberlegungen wird ersichtlich werden, was wir unter der besonderen Eignung der Ringfixation nach ausgewählten Konstruktionskriterien verstehen.

Im Forschungsinstitut für experimentelle und klinische Orthopädie und Traumatologie in Kurgan (unter der Leitung von G. A. Ilisarov) wurde während vieler Jahre Grundlagenforschung auf dem Gebiet der medizinischen Biologie und Technik betrieben [2]. Dies hat zur Entdeckung biologischer Gesetzmäßigkeiten geführt, deren Kenntnis es gestattet, wiederherstellende und formbildende Prozesse zu steuern, die mit Verletzungen und Erkrankungen des Stütz- und Bewegungsapparates verbunden sind [5].

In besonderer Weise kommt die Bedeutung der transossären Ringfixationsosteosynthesen durch diejenigen Kurganer Forschungsarbeiten zum Ausdruck, mit denen Ilisarov [12] belegt, daß eine große Anzahl auch schwieriger Operationen der ambulanten Durchführung mittels transossärer Ringfixation unter beträchtlicher Kosteneinsparung klinisch-stationärer Betreuung zugeführt werden können.

Auf das zukunftsweisende neue, von Ilisarov [11] entwickelte Prinzip der Osteosynthesen mit Ringen und gekreuzten Drähten hat Hellinger [7] frühzeitig hingewiesen und die Leistungsfähigkeit dieser Methode bei der Behandlung von Pseudarthrosen langer Röhrenknochen mit simultaner Beinverlängerung dargestellt [8].

Auf relevante Beziehungen zwischen den Wirkungen der Ringfixation und dem *Grundriß einer Biomechanik der Frakturheilung* von Pauwels [17] wurde vor kurzem aufmerksam gemacht [23].

Der wissenschaftliche und praktische Stellenwert, welcher der Ilisarov-Methodologie der Ringfixation zukommt, ist aus der großen Anzahl von 600 wissenschaftlichen Arbeiten Ilisarovs (zit. nach [5]) abzulesen und auch daraus, daß für einen Zeitabschnitt von 5 Jahren (1983–1987) mindestens 134 Publikationen (gemäß unserer DIMDI-Literatur-Recherche vom 6. 10. 1988) zur Ilisarov-Methodologie erschienen sind.

Da über seine Methodologie jedoch fast nur im Ostblock gearbeitet wird, ist der diesbezügliche Wissensstand im Westen (von Frankreich und Italien abgesehen) noch relativ gering.

Die zylinderförmige Rahmenkonstruktion aus Ringen und Verbindungsstangen, die transossär gelegenen biegsamen Kirschner-Drähte sowie die konzentrische Anordnung an den jeweiligen Gliedmaßenabschnitten sind die wesentlichen Unterscheidungsmerkmale der Ringfixateure gegenüber allen anderen externen stab- oder rahmenartigen Fixateuren.

Es liegt an der spezifischen Mechanik der Ringfixateure, daß wegen (und nur wegen) der konzentrischen Fixateuranordnung biegsame und prozessual spannbare oder sich selbst spannende Drähte als knochenpenetrierende Fixationsmittel verwendet werden können. Beliebig im Raum angeordnete Kräfte lassen sich dadurch neutralisieren bzw. selektiv oder proportional variieren, und es werden Manövrationen als prozessuale Korrekturen der stereometrischen Gestalt und der fragmentstabilisierenden Kräftebeziehungen mit größerer Zielsicherheit und differenzierender Verfeinerung möglich. Eben dadurch ergibt sich eine besonders enge Beziehung der Ringfixation zur Biomechanik der natürlichen Knochenheilung.

Daß unter Ringfixation mit transfixierenden Drähten belastungsspezifische Knochenregenerate entstehen, geht aus radiographischen Auswertungen hervor [4 a].

Auffallend ist die unter Ringfixation erreichbare primäre Entwicklung von zirkumferent angeordneten Kortikalisregeneraten, die sowohl nach dem Maximum-Minimum-Prinzip [21] als auch nach beanspruchungsspezifischer Kausalhistogenese und Knochentransformation (Pauwels) zu erwarten sind. Dabei ist es offensichtlich die distraktorische Aufhängung der Knochenfragmente an biegsamen und spannbaren Kirschner-Drähten, durch welche die anfangs hervorgehobenen kausalhistogenetisch und knochentransformatorisch wirksamen Biegebeanspruchungen der posttraumatisch bzw. postoperativ entstehenden ossären Regenerate und Übergangszonen in Ring-Kirschner-Draht-Fixateuren ihre quasiphysiologische Anordnung und Ausprägung erhalten.

Nicht unwesentlich ist in diesem Zusammenhang, daß drahtfixierende Ringfixateure durch distraktorische Verspannung und retraktorischen Gewebegegenzug bei apparativ gelenkter Abstandsvergrößerung der transfixierten Knochenfragmente zu einer relativen Stabilitätssteigerung befähigt sind [3]. Dieses Effektes kann man sich phasenweise im Verlauf der knöchernen Regeneration bedienen (3. Phase der Frakturheilung nach Pauwels [17], bis die erste kristalline Ossifikationsbrücke hergestellt ist, während deren Entstehung übermäßige und damit schädliche Blastemverzerrungen vermieden werden müssen [23]).

Mit Ring-Kirschner-Draht-Fixateuren ist in diesem Sinne eine Osteosynthese nicht mehr ein singulärer, auf einen Operationstag zeitlich begrenzter und irreversibler Eingriff [22], sondern sie wird statt dessen in einen versatilen, klinisch und röntgenologisch kontrollierten, biomechanischen Prozeß mit entsprechenden, dem anatomischen Situs und der Indikationsstellung angemessenen weiteren Aufbau- und Rückzugsmöglichkeiten [4a] umgewandelt.

Der Ablauf der Kallusbildung, in einem Fall die Art und das Ausmaß der Kallusformation nach Frakturen, im anderen Fall die Konfiguration und die Architektur sich formender Ossifikationen, bei osteoplastischen Methoden (insbesondere bei Beinverlängerungen) stellen die adäquaten Informationen dar, daß Schritt für Schritt die stereometrischen und dynamometrischen Adjustierungen des Ringfixateurgefüges vorgenommen werden können, wobei eine immer aktualisierte kausalhistogenetisch und knochentransformatorisch prägende „Belastungsgeschichte" [20] als Führungsgröße der restaurierenden Autoregulationsprozesse präsent bleibt.

Konstruktionsüberlegungen zu neuen Ringfixateuren

Da es nicht viele sinnvolle Ausgestaltungsmöglichkeiten für gut funktionierende Ringfixateure gibt, da aber den sich regenden Erfindungsgedanken nicht vorgegriffen werden soll, möchten wir hier vom bloßen Sinne von „Anweisungen an den menschlichen Geist", nur solche von konkreten Vorrichtungen abstrahierte Überlegungen anstellen, die einen neuen „Stand der Ringfixateurtechnik" patentrechtlich nicht vorwegnehmen, mit denen ausgesagt werden soll, welche apparativen Elemente nach Maßgabe der Kausalhistogenese von Pauwels und funktioneller Anpassung als auch nach den Erfordernissen eines rationellen Operationsmanagements bei neu zu konzipierenden Ringfixateuren möglichst *vermieden* werden sollten.

Forderung nach räumlicher Anpassungsfähigkeit

Der Prozeßcharakter der transossären Osteosynthesen im Sinne Ilisarovs verlangt zunächst eine vollständige räumliche Anpassungsfähigkeit des Ringfixateurs. Das bedeutet, daß sowohl bei der Erstanlage, einem ergänzenden Aufbau und beim Austausch von Einzelteilen oder bei Ausführung eines passageren oder definitiven Rückzuges die Möglichkeit der stufenlosen Versetzung und der stufenlosen Verschwenkung aller Apparatelemente gegeben sein muß.

Jedes Fixateurteil muß also derart verstellbar sein, daß die zu fixierenden Knochenabschnitte nach allen 6 Freiheitsgraden des Raumes (3 Freiheitsgrade der Translation und 3 Freiheitsgrade der Rotation) manövriert werden können.

Daraus geht die Mindestforderung hervor, daß es keine durch begrenzte Ringperforationen limitierte Anzahl von möglichen Stangenbefestigungsorten geben sollte.

Forderung nach dynamometrischer Anpassungsfähigkeit

Das sekundäre Eingreifen in eine vorliegende Fixateurkonstellation zur Änderung der Spannlage mit sukzessiver und/oder selektiver Eingabe von richtungs- und größenmäßig wählbaren skalaren und vektoriellen Belastungsgrößen verlangt nach stufenlos einstellbarer Kraftschlüssigkeit vom leichteren Reibschluß bis hin zum zuverlässig festen Klemmschluß aller Verbindungsstücke, welche jeweils 2 Gefügepartner untereinander verbinden, also der Ringelemente, der Stangenelemente und der transossären Knochenfixationsmittel vice versa. Die genannte Variabilität der Kraftschlüssigkeit ist sowohl an sphärisch wie plan konnektierenden Verbindungsmitteln notwendig, da sonst eine bereits unter Spannung stehende Ringfixationsanordnung (und dies ist bei kontraktionsbereiten Weichteilen in situ immer der Fall) nicht ohne das Risiko eines abrupten Gefügedeplacements, verbunden mit traumatisierender Fragmentdislokation, korrigiert werden könnte.

Wegen dieses Risikos ist es erstens gefährlich, für die häufig zu manövrierenden Ringfixateure die in der Mechanik oft angewendeten schwenkbaren Arretiervorrichtungen aus Kugelscheiben und Kegelpfannen zu verwenden.

Diese Warnung bezieht sich darauf, daß solche Klemmsysteme an Gewinden abgestützt werden, deren resultierende Kraftrichtung mit der Klemmstrecke gleichgerichtet ist. Da die Erzeugung ihrer Klemmkraft teilweise auf dem Selbsthemmungsprinzip beruht, ist bei dem erforderlicherweise häufigen Öffnen und Schließen dieser Verriegelungsvorrichtungen nur eine unsichere Klemmstabilität gewährleistet.

Kugelscheiben-Kegelpfannen-Systeme sind auch deshalb nicht gleichbleibend blocksicher, weil rechts- und linksdrehende Drehmomente am belasteten Ringfixateur angreifen, die Klemmfunktion jedoch in Abhängigkeit von der Gewindegängigkeit nur durch einen der beiden Gewindedrehsinne zustandekommt. Aus diesem Grund ist auch an ihnen keine variable Reibschlüssigkeit, die auf jeden Fall benötigt wird, einstellbar. Schließlich gelingt es mit ihnen auch nicht, translatorische und sphärische Ringfixateurmanöver selektiv anzusteuern, da erst eine Deblockierung der Verschwenkungsfestigkeit vorgenommen werden muß, ehe eine lineare Verstellung durchführbar ist.

Zweitens sind Spangenlager mit nur einer Zugschraubenverriegelung als Drahtbefestigung ungünstig.

Diese Spangenlager verbiegen sich und liefern nur einen unsicheren Punkt- oder Linienkraftschluß, und sie sind gegenüber Drehmomenten instabil. Eine

Folge davon ist, daß eine dosierbare Reibschlüssigkeit mit ihnen nicht eingestellt werden kann.

Drittens ist darauf hinzuweisen, daß besondere Teleskopfedern in einen Ringfixateur nicht eingebaut werden sollten.

Solche Federn treten mit dem per se vorhandenen Federungseffekt des Gesamtfixateurs in Konkurrenz und beeinträchtigen die Dosierbarkeit der Federungsdynamik wegen ungleicher Federkonstanten und ungleicher Federwege und wegen der nicht sicher abzuschätzenden Impulslasten funktioneller Behandlung.

In diesem Zusammenhang ist auch zu diskutieren, daß Dynamisierungseffekte an Stab- und Rahmenfixateuren durch Öffnung intermittierend federnder unidirektionaler Federungswege im Grunde unphysiologisch und problematisch sind:

Dem auf diese Weise angeregten Kallus fehlt die Information der Biegebeanspruchung; er kann daher nicht trajektoriell ausgerichtet sein und bleibt somit längere Zeit für Refrakturen anfälliger. Der transformatorische Reiz einer physiologischen „Belastungsgeschichte" tritt in diesen Fällen erst nach der endgültigen Fixateurentfernung auf. Unilaterale Stabfixateure mit Teleskopdynamik erscheinen aus dieser Sicht fragwürdig.

Forderung nach vielfältiger Versatilität

Um das Prozeßmanagement von Ilisarov-Osteosynthesen jederzeit sicher im Griff zu haben, müssen alle Eventualitäten, der passagere Rückzug ebenso wie der weitere Apparateaufbau, einfach, übersichtlich und räumlich stets anpassungsfähig zu koordinieren sein. Es ist also notwendig, im extra- und intraetagären Ringbereich auch nachträglich Ringe, Ringteile und Knochenzügelungselemente anbringen zu können. Diese Ergänzungsfähigkeit darf aber nicht auf den einfachsten stereometrischen Fall der genau zylindrischen Ringfixateurkonfiguration mit parallelem Stangenverlauf beschränkt sein, sondern es müssen auch für windschiefe Stangenanordnungen adaptierbare Verbindungsstücke vorgesehen werden, deren Zwischenschaltung die nötige Form- und Klemmschlüssigkeit inkongruenter Ansatzstellen herbeiführt.

Forderung nach variabler Ringfixateursteifigkeit

Aus verschiedenen Gründen kann es notwendig sein, eine variable, anfänglich höhere und später meist geringere Gesamtsteifigkeit eines Ringfixateurs bereitzustellen. Dies ist notwendig, weil grundsätzlich zu Beginn an einer heilenden Knochendisjunktion vermehrte Instabilität durch das iatrogene Korrekturmanöver und das Aufrechterhalten distraktorischer Fragmentlage gegeben ist, die erst allmählich von der Natur autoregulativ zugunsten zunehmender Verfestigung kompensiert wird. In der subsidiären Anfangsphase der Ringfixation geht es darum, so lange übermäßige und nach der Erkenntnis von Pauwels [17] den knöchernen Durchbau verhindernde, intermittierende Verzerrungen einzugrenzen, bis die natürlichen selbstorganisatorischen Gewebeappositionen die apparativen Unterstützungskräfte überflüssig machen. (Es geht dabei im wesentlichen um jene Verzerrungsgröße, die 1/133 der Ausgangslänge überschreitet, nach Maßgabe des Hookeschen Elastizitätsgesetzes den kristallinen Brückenschlag über einen Knochenspalt hinweg verhindert und die Pseudarthrosenbildung – wie Pauwels [17] besonders herausstellt – provozieren kann.) Nach dem erfolgreichen kristallinen Brückenschlag der Natur ist dann der Zeitpunkt gekommen, an dem tatsächlich bald die stabilisierenden apparativen Hilfen kontrolliert verringert bzw. vorhandene distraktorische Spannlagen sukzessive abgebaut werden sollten.

Um bei diesem Stabilitätsmanagement praktikable und bionom orientierte Vorrichtungen zur Hand zu haben, erscheint es sinnvoll oder gar notwendig, neben einfacher Regulierbarkeit der Kirschner-Draht-Spannungen auch in die Ringfixateurkonstellation integrierbare Steinmann-Nägel und Schanz-Schrauben für zeitlich befristeten Einsatz im Bedarfsfall bereitzuhalten.

Forderung nach einfachem Handling

Entscheidend für die „Prozeß"-Operationen Ilisarovscher Provenienz ist ein optimales Handling jedes Ringfixateurs, da die Einfachheit der Bedienung sowohl bei der Erstanlage wie auch bei den sekundären Steuerungen darüber entscheidet, ob von iatrogen-therapeutischer Seite der biologischen Prozeßhaftigkeit der Heilung mit entsprechend feinen Apparatadjustierungen einfach, zuverlässig und auch in erforderlicher Häufigkeit – womöglich mehrmals täglich! – Folge geleistet werden kann.

Um in dieser Hinsicht ein Optimum zu erzielen, muß konstruktionell danach getrachtet werden, daß 1) der Bediener mit einem Minimum an Werkzeugen auskommt, 2) daß die Werkzeugzugangswege auf der Fixateuroberfläche senkrecht stehen, und daß die kraftaufnehmenden Werkzeugbewegungen nur aus Drehmomenten um die Werkzeuglängsachse bestehen.

Es sind also Werkzeuge beispielsweise mit Inbus-, Kreuzschlitz- oder Innensechskantkopf gut geeignet, Gabelschlüssel dagegen nicht. Denn der bei Gabelschlüsseln erforderliche Schwenkbereich steht meist nicht zur Verfügung, und das Lösen von konternden Muttern mit Gabelschlüsseln verursacht schmerzhaft ruckartige und womöglich traumatisierende Erschütterungen der noch anfälligen ersten Knochenbrücken.

Wenn es gelingt, die Negativkriterien bei jeweiligen Konstruktionskonzepten auszuschließen, so kann man zu neuartigen Ringfixateuren kommen, die als räumlich und dynamometrische Geräte mit einfacher Bedienung stufenlos einstellbar sind und die sich den natürlichen Knochenheilungsprozessen feinfühlig zu- und unterordnen lassen.

Eine weitere Konsequenz solcher zu- und unterordnungsfähiger Ringapparate ist die vorteilhafte Umkehrung der Reihenfolge der Montage, für die Ilisarov mit Rücksicht auf seine einfacheren Distraktions-Kompressions-Geräte noch eine chronologisch zwingende Sequenz angibt. (Ilisarov verlangt als Reihenfolge: erst die Bohrung der Drähte, dann die Montage der Ringe und schließlich die Einfügung der Verbindungsstangen.)

Die vorteilhafte Umkehrung besteht in der Möglichkeit einer (unsterilen) Vorfertigung eines anatomisch angepaßten zylindrischen Außengerüstes, das über die Gliedmaße zu stülpen ist und dann sowohl für die nachfolgenden Bohrungen der Knochenfixationsmittel als Zielgerät als auch als Repositions- und Fixationsgerät für die Knochenfragmenteinrichtung zu verwenden ist.

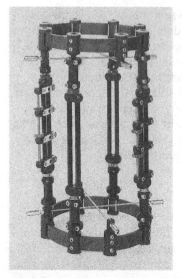

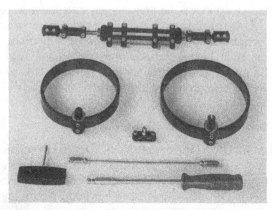

Abb. 1   **Abb. 2**

Abb. 1. Die Ringe des Dynofix-Ringfixateurs sind aufrecht gestellte Zylinderabschnitte aus carbonfaserverstärktem Epoxid (CFK) – ohne Perforationen – für stufenlos wählbare und kontinuierlich verschiebbare Längsstangen-, Kirschner-Draht-, Steinmann-Nagel-, bzw. Schanz-Schraubenbefestigngen. Die Verbindungsstangen sind wahlweise entweder Stäbe oder einen Längsspalt begrenzende Rahmenabschnitte mit verdrehfest einstellbaren Teleskopelementen, geeignet für variable interetagäre Ergänzungsmontagen. Die Ringreiter sind in Drehautomaten fertigbare Steckmodule mit wählbarem Befestigungsmodus für reib- oder klemmfesten Kraftschluß. Die Stangenanschlußstücke stellen reib- oder klemmschlüssig einstellbare kombinierte Zylinder- und Kugellagerspannzangen für dreidimensionale Ringfixateurmanövrationen nach den 6 Freiheitsgraden des Raumes dar. Die Kirschner-Drähte sind mit durchgehendem Feingewinde versehen. Der Sinn der Konstruktionselemente in dieser Kombination ist die Gewinnung einer sowohl für stereometrische als auch dynamometrische Manöver lückenlos verfügbaren Ringapparatur. So kann dieser Ringfixateur nicht nur als Retentions-, sondern auch als Repositions- und Steuerungsgerät für nachträgliche Korrekturmaßnahmen eingesetzt werden. Er wirkt nicht nur als sein eigenes Bohrzielgerät, sondern auch als Spanngerät, also ohne Zuhilfenahme separater Visier- und Spannvorrichtungen. Somit sind die technischen Voraussetzungen für „Prozeßosteosynthesen" geschaffen worden, so daß die biologisch immanenten Abläufe der Autoregulation und Selbstorganisation (s. Text!) der Knochenheilung im Sinne der Kausalhistogenese (Pauwels) und der funktionellen Anpassung (Roux und B Kummer) vonstatten gehen können

Abb. 2. Der Ringfixateur Dynofix, in seine steckbaren Bauteile zerlegt. Die auf ein einfaches Handling hinwirkende Besonderheit dieses Gerätes ist seine Kombinierbarkeit aus steckbaren Bauteilen, die alle nur mit einem einzigen Schlüssel, einem Sechskant-Inbus-Steckschlüssel, montiert werden. Die dynamometrischen Spannungsregulierungen erfolgen mit einem Innensechskantsteckschlüssel. Die Werkzeugbedienungswege liegen alle in Ringradiusrichtung, so daß es nie Hantierungsschwierigkeiten aus Platzmangel geben kann. Dank der Kraftübertragung durch Steckkontakt werden alle ruckartigen Krafteinflüsse, die schmerzhaft sein können und Risiken für die noch zarten Regenerate sein können, vermieden

Somit wird der gesamte Arbeitsaufwand, der bisher noch sehr umständlich ist, erheblich kürzer und geringer werden, und es wird zu einer entscheidenden personellen Entlastung, zu einer Schonung der Patienten und zu einer Verringerung der Gewebetraumatisierung kommen.

Nicht unwesentlich ist der Aspekt, daß mit solchen neuen manövrier- und dynamisierbaren Ringfixateuren auch weniger erfahrene Operateure die transossäre Osteosynthesemethodologie Ilisarovs nachahmen können, sofern sie nur ein gutes anatomisches Wissen, eine gute räumliche Vorstellung und eine feinsinnige biomechanische Einfühlung besitzen. (Es wird dabei vor allem an die Länder der dritten Welt und an katastrophen- und wehrmedizinische Situationen gedacht!)

Um zur Osteosynthesemethodologie Ilisarovs einen Beitrag zu leisten, wurde von unserem DYNOS-Team auf der Basis der vorgelegten grundlegenden Betrachtungen und ausgehend von der Theorie der Pauwelsschen Biomechanik der neue Ringfixateur Dynofix (Patentrechte und Warenzeichen sind beantragt) entwickelt (Abb. 1 und 2).[1]

Literatur

1. Bianchi-Maiocchi A (1983) Introduzione alls conoscenza delle metodiche di Ilisarov in ortopedia e traumatologia. Edizione Medi Surgical Video, Milano
2. Bianchi-Maiocchi A (1985) L'osteosintesi transossea secondo G. A. Ilisarov (Aspetti sperimentali, teorici e clinici). Edizione Medi Surgical Video, Milano
3. Boman B, Schneider E, Perren SM (1985) Die mechanischen Eigenschaften des Fixateur externe nach Ilisarov. Helv Chir Acta 52:123–126
4. Breul R (1983) Untersuchungen zur funktionellen Gestalt der Röhrenknochen, dargestellt an den Beispielen von Femur und Humerus. Habilitationsschrift, Medizinische Fakultät Köln
4a. Canuti M, Valenti C (1986) Tecnica del filo basante secondo Ilisarov nell trattamento di due casi de osteomielite cronica post-traumatica de tibia con esposizione ossea. Arch Putti Chir Organi Mov 36:381–388
5. Giebel G (1987) Extremitäten-Verlängerung und die Behandlung von Segmentdefekten durch Callus-Distraktion. Chirurg 58:601–606
6. Gutmann WF (1983) Hydraulik – der formbestimmende Faktor tierischer Organisation. Universitas 38:99–1002
7. Hellinger J (1971) Bericht über einen langfristigen Studienaufenthalt in der Sowjetunion. Beitr Orthop Traumatol 2
8. Hellinger J (1973) Die Behandlung von Pseudarthrosen langer Röhrenknochen mit simultaner Beinverlängerung. Zentralbl Chir 98:1272–1276
9. Hellinger J, Schottmann R (1980) Erfahrungen mit verschiedenen Apparatetypen zur externen Fixation. Beitr Orthop Traumatol 27:679–693
10. Hutzschenreuter P, Sekler E, Faust G (1984) Überlegungen zum elastomechanischen Knochenumbaumodell nach Pauwels und Kummer. 3. Kölner Biomechanisches Colloquium, 5. u. 6. Oktober 1984
11. Ilisarow GA (1954) Ein neues Prinzip der Osteosynthese mit gekreuzten Kirschner-Drähten. Sammelband wiss Arbeiten Kurganer Wiss Ges 365–366
12. Ilisarow GA, Shevcov VI, Karagodina AD, Mirzojan AE, Shestakov VA, Shatokin VD, Maer VI (1983) Le possibilita' terapeutiche e riabilitative dell' osteosintesi transossea secondo Ilisarov in conditioni ambulatoriali). In: Bianchi-Maiocchi A (ed) L'osteosintesi transossea secondo G. A. Ilisarov (Aspetti sperimentali, teorici e clinici. Edizione Medi Surgical Video, Milano
13. Kummer B (1982) Derzeitiger Stand der Lehre von der funktionellen Anpassung der Gewebe des Stützapparates als Grundlage der Pauwels'schen Biomechanik. Rundgespräch „Biomechanik des Stützapparates", Köln 23. u. 24. September

---

[1] Die Abb. 1 und 2 und die Konstruktionsdetails des Dynofix geben Erfindungselemente wieder, die erst nach dem Vortrag entstanden sind und erstmals im August 1988 öffentlich vorgelegt wurden.

14. Kummer B (1985) Die funktionelle Anpassung des Bewegungsapparates in der Phylogenese der Wirbeltiere. Verh Dtsch Zool Ges 78:23–44
15. Kummer B, Lohscheidt K (1984) Mathematische Modelle zur Analyse des Aussagewertes biologischer Theorien. 3. Kölner „Biomechanisches Colloquium", 5. u. 6. Oktober 1984
16. Lohscheidt K (1985) Mathematisches Modell eines Knochenbälkchens zur Analyse der Pauwels'schen Hypothese von der funktionellen Anpassung des Knochens. Med Diss, Köln
17. Pauwels F (1940) Grundriß eines Biomechanik der Frakturheilung. Verh Dtsch Orthop Ges 34:62–108
18. Pauwels F (1960) Eine neue Theorie über den Einfluß mechanischer Reize auf die Differenzierung der Stützgewebe. Z Anat Entwickl Gesch 121:478–515
19. Pauwels F (1973) Kurzer Überblick über die mechanische Beanspruchung des Knochens und ihre Bedeutung für die funktionelle Anpassung. Z Orthop 111:681–705
20. Roesler H (1984) Grundzüge einer elastomechanischen Theorie der funktionellen Anpassung des Knochens. 3. Kölner Biomechanisches Colloquium, 5. u. 6. Oktober 1984
21. Roux W (1895) Gesammelte Abhandlungen über Entwicklungsmechanik der Organismen, Bd I, II. Engelmann, Leipzig
22. Schewior T (1984) Mechanische und methodische Aspekte des Fixateur externe aus Ringen und Kirschnerdrähten (nach Wittmoser und Ilisarov). Aktuel Traumatol 14:263–265
23. Schewior T (1987) Pauwels – ein Lehrmeister Ilisarows? Externe Ringfixation als angewandte Realisation der Kausalhistogenese und der funktionellen Anpassung. Orthop Praxis 23:940–948

Teil VIII

**Fixateur externe:
Obere Extremität**

Der Einsatz des Fixateur externe an der oberen Extremität

D. Miehle

Kreiskrankenhaus, Hartensteiner Str. 42, DDR-9275 Lichtenstein

Die Anwendung des Fixateur externe an der oberen Extremität erfolgt heute nicht nur bei offenen und infizierten Frakturen bzw. Pseudarthrosen, sondern auch bei Problemfällen geschlossener Traumen, deren Wiederherstellungsmöglichkeiten bisher mit anderen Osteosynthesemitteln oder konservativen Verfahren nur ungenügend oder mit hohen Funktionseinbußen möglich waren. Neben einer klaren Indikationsstellung und einem strengen therapeutischen Procedere als allgemeine Voraussetzungen für einen erfolgreichen Einsatz externer Fixationsmethoden, bestehen an der oberen Extremität jedoch zusätzlich anatomische, biomechanische und funktionelle Besonderheiten (Tabelle 1). Klinische Problemfälle am

Tabelle 1. Voraussetzungen für den erfolgreichen Einsatz des Fixateur externe

- Auswahl der geeigneten Fraktur
- Bereitschaft des Patienten
- Nachbetreuung

Tabelle 2. Einsatz des Fixateur externe an der oberen Extremität am Kreiskrankenhaus Lichtenstein (DDR) bis September 1987 ($n = 72$)

Oberarmschaft	
Geschlossene Frakturen	12
Infizierte Pseudoarthrosen	6
Ellbogen	
Offene Gelenkzertrümmerung	6
„Fibrodesen"	2
Unterarm	
Infizierte Frakturen und Pseudarthrosen	11
Radiusfrakturen	31
Radiusfrakturen und Mittelhandfrakturen (Rolando-Fraktur)	1
Knochentumoren der Radiusmetaphyse	1
Perilunäre Luxationen	2

Th Stuhler (Ed)
Fixateur externe – Fixateur interne

Ober- und Unterarm einschließlich dem Handgelenk waren Anlaß, den Fixateur externe, System Miehle[1], bei 72 Patienten zum Einsatz zu bringen (Tabelle 2).

Oberarmschaft

Vor einer allzu häufigen Anwendung interner Osteosyntheseverfahren am Oberarmschaft sollte an dieser Stelle nochmals gewarnt werden (Tabelle 3). So war auch der größte Anteil in unserem Krankengut Komplikationen und Problemfällen nach ungenügenden internen Osteosynthesen, wie Rush-pin und Infektzuständen, sowie Pseudarthrosen nach Plattenosteosynthesen vorbehalten.

Die adäquate Montageform des Fixateur externe am Oberarmschaft ist weder ein Provisorium, noch zeigt sie Instabilität. Richtig eingesetzt bieten 2 Klammerfixateure in der Frontalebene, bzw. je ein Klammerfixateur in der Frontal- und einer in der Sagittalebene, für infizierte Frakturen oder Pseudarthrosen ausreichende Stabilität, selbst große Knochendefekte konnten somit überbrückt und ausgeheilt werden.

Dabei gilt die Devise: radikales Débridement, Stabilisation, Spüldrainage bzw. Gentamicin-PMMA-Kugeln oder -Ketten sowie autogene Knochentransplantation. Eine ausgefeilte Technik konnte dabei stets Gefäß- und Nervenläsionen vermeiden.

Einfacher sind Montagen bei frischen und unkomplizierten Frakturen des Oberarmes durch Implantation von 2 Knochenschrauben unterhalb des Tubercu-

---

[1] Fixateur externe, System Miehle. Produzent: MLW Medizinmechanik Suhl DDR, Fröhliche-Mann-Str. 15. Vertrieb: Medicon Tuttlingen BRD. Exporteur: MLW intermed-export-import DDR Berlin, Schicklerstr. 5/7.

Tabelle 3. Indikationen für den Einsatz des Fixateur externe an der oberen Extremität

---

Primäre Indikation

Offene Frakturen 3. Grades
Offene Frakturen nach 8–10 h
Geschlossene Trümmerfrakturen
Schußbrüche
Frakturen und Verbrennungen
Replantationen
Radiusfrakturen Typ Frykman IV–VIII

Sekundäre Indikation

Infizierte Frakturen
Infizierte Pseudarthrosen
Infizierte Ellbogenzertrümmerungen

Relative Indikationen

Geschlossene Frakturen
Hohes Alter
Stoffwechselerkrankungen
Kardiopulmonale Insuffizienz

lum majus und 2 Schrauben proximal der Fossa olecrani. Der Vorteil dieser Behandlung liegt in einer gipsverbandfreien Technik und in einer sofortigen Bewegungsmöglichkeit der Gelenke sowie in einem kurzen Klinikaufenthalt. Die Knochenbruchheilung war bei unserem Krankengut stets über Kallusbildung erfolgt. Eine sog. primäre Knochenbruchheilung haben wir nie beobachtet, sie sollte wahrscheinlich auch nicht angestrebt werden.

Nicht vergessen sollte man die guten Ergebnisse, die bei kindlichen offenen Frakturen mit dem Fixateur erzielt werden können. Gerade hier liegen gegenüber internen Verfahren durch Platten besondere Vorteile in einem wesentlich risikoärmeren Vorgehen, was insbesondere die Gefahr der Läsionen des N. radialis und auch den Blutverlust betrifft.

Ellbogen

Der Schweregrad ausgedehnter Gelenkverletzungen wird wesentlich vom Verletzungsausmaß der Weichteile bestimmt. Der raschen, ungestörten Immobilisation und uneingeschränkten Behandlungsmöglichkeiten wird das Verfahren der temporären externen Transfixation gerecht. Nach chirurgischer Wundherrichtung kann mit oder ohne interne Minimalosteosynthese das Ellbogengelenk durch externe Fixation und eine sog. Dreieckmontage fixiert werden. Dieses Vorgehen ist den konventionellen Verfahren stabiler interner Osteosynthesen besonders dann überlegen, wenn bei schweren Weichteilverletzungen zu viel Osteosynthesematerial eingebracht werden müßte. Interessant ist aber auch der Einsatz des Fixateur externe bei chronischen Infektionen am Ellbogengelenk. Ziel der Behandlung ist die Erhaltung der Gelenkfunktion, während die Infektion durch die Ruhigstellung beherrscht wird.

Diese Methode könnte man als Fibrodeseverfahren bezeichnen. In diesem Falle kommen sog. drehbare Backen in Ellbogengelenknähe zum Einsatz. Nach Abklingen des Infektzustandes dienen diese drehbaren Backen gleichzeitig als Mobilisator des Ellbogengelenks.

Unterarmschaft

Unter Beachtung der komplexen Anatomie des Unterarmes und der biomechanischen Prinzipien erweist sich die Platte als Behandlung der Wahl. Dennoch verbleibt eine Reihe nicht zufriedenstellender Fälle. Dies trifft besonders auf schwere Weichteilschädigungen und eine Vielzahl infizierter Frakturen und Pseudarthrosen zu. Diese Problematik wird dabei aber dadurch erschwert, daß die funktionellen Ansprüche des Vorderarmes eine fast ideale Reposition fordern und die Membrana interossea möglichst unbeschädigt und untangiert sowie in einem gut gespannten Zustand verbleiben muß. Auch autogene Spongiosaplastiken in der Nähe der Membrana interossea können zur Verkalkung der Membran und damit zu Rotationseinbußen führen. Dreh- und Abscherkräfte wirken zudem auf die Kallusbildung sich ungünstiger aus als Achsenabweichungen. Die Ulna eignet sich dabei für externe Fixationsverfahren relativ gut, was auf den vermehrt torsionsbeanspruchten Radius nicht zutrifft. Defekte an der Ulna konnten bis zu 15 cm und am Radius bis zu 3 cm zur Ausheilung gebracht werden. Der Radius selbst ist wiederum infolge seines geringen Durchmessers für dicke Schrauben schlecht geeignet, außerdem muß auf den Verlauf des R. profundus des N. radialis im proximalen Abschnitt geachtet werden, so daß hier für das Plazieren der Schrauben oftmals anatomische Hindernisse bestehen.

Bei Defekten am Radius, die größer als 3 cm sind, sollte deshalb der Fixateur nur temporär zum Einsatz kommen und nach der Infektsanierung die Plattenosteosynthese angeschlossen werden, im Gegensatz zu Knochentumoren im distalen Abschnitt des Radius, wo es uns gelang, Defekte über 15 cm zur Ausheilung zu bringen. Die externe Knochenfixation im diaphysären Bereich des Unterarmes ist somit besonders bei Knochendefekten oft eine problematische, aber auch notwendige Osteosynthese, die viel Feingefühl und Erfahrung vom behandelnden Chirurgen verlangt.

Handgelenknahe Radiusfrakturen

Die handgelenknahe Radiusfraktur ist kein Bagatelltrauma, wie die Vielzahl unbefriedigender Resultate aufzeigt.

So liegen die therapeutischen Probleme besonders in der Desinsertion, der radioulnaren Separation und in Trümmerzonen, d. h. in einfachen oder zweifachen Instabilitäten begründet. Besonders die bei $^2/_3$ aller Radiusfrakturen vorhandenen Bandverletzungen der Elle, die durch gehaltene Aufnahmen exakt zu diagnostizieren sind, neigen zu unliebsamen Redislokationen. Im Fixateur externe steht uns für die Behandlung streng ausgewählter Fälle der Stadien V–VIII nach Frykman ein einfaches Verfahren mit sehr guten funktionellen Resultaten zur Verfügung. Die Anwendung der externen Knochenfixation als Ligamentotaxis führen wir mit 3 mm dicken Knochenschrauben durch, jeweils in der Montageform I oder II. Da die Inzidenz der Dystrophie im vorgerückten Alter nicht höher ist, eignet sich das Verfahren auch für Radiusfrakturen älterer Menschen. Voraussetzungen für den Erfolg sind exakte Technik, Auswahl der geeigneten Fraktur, Bereitschaft des Patienten und eine qualitativ hochwertige Nachbetreuung. In Lokalanästhesie oder Allgemeinanästhesie und unter Röntgenbildverstärkertechnik dauert der Eingriff nur wenige Minuten. Eine zusätzliche Kirschner-Draht-Fixation hat sich uns besonders für die dorsoulnaren Randfragmente bewährt. Die dorsoulnaren Randfragmente sollten unbedingt exakt reponiert werden. Dabei sollte man sich nicht scheuen, auch diese Fragmente freizulegen, zu reponieren und anzuspicken. Dieses Vorgehen hat gleichzeitig den Vorteil, auch das Lig. carpi transversum primär zu spalten. Wir belassen den Fixateur 4 Wochen und legen dann das Handgelenk für 8–10 Tage im Gipsverband ruhig. Sämtliche Patienten zeigten gute bis sehr gute funktionelle Resultate.

Über den Einsatz des Fixateur externe an der oberen Extremität: Indikation, Technik, Behandlungsergebnisse

P. Stanković und H. Burchhardt

Klinik u. Poliklinik f. Allgemeinchirurgie, Universität Göttingen, Robert-Koch-Str. 40, D-3400 Göttingen

Im Vergleich mit der unteren Extremität wird die Indikation für das Anlegen der äußeren Spanner an der oberen Extremität selten gestellt. Dieses ist nicht zuletzt auf die wesentlich häufigere Exposition der unteren Extremität in bezug auf das schwere Trauma zurückzuführen. Dementsprechend haben wir von 243 Verletzten, die mit dem Fixateur externe versorgt wurden, 25 Patienten mit Läsionen im Bereich der oberen Extremität (annähernd 10%) mit Fixateur externe behandelt (Abb. 1).

Übereinstimmend mit den Literaturangaben [2, 3, 6, 7, 10] wurde die *Indikation* für die Anwendung der äußeren Spanner bei folgenden Fällen bestellt:

– Offene Frakturen	8
– Weichteilinfektionen	7
– Knocheninfektionen	3
– Trümmerfrakturen	4
– Arthrodesen	2
– Gelenkinstabilität	1
	25

Die *Lokalisation* gibt die Tabelle wieder. Bei den Angaben über die Verletzungen des Ellenbogengelenkes 3 + 4 bedeutet dieses, daß es sich 3mal um transkondyläre

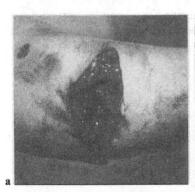
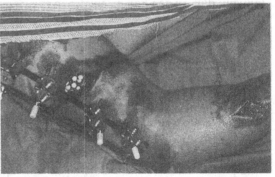

a   b

Abb. 1 a, b. B. K., 57 Jahre. **a** Zweitgradig offene Oberarmfraktur rechts **b** Zustand 3 Wochen nach dem Unfall. Primäre Versorgung durch äußere Spanner, Wundrevision und Anlegen einer PMMA-Kette. Die komplette Unterarmfraktur wurde im Sinne der Plattenosteosynthese stabilisiert. Nach störungsfreiem Verlauf Entfernung des Fixateur externe 12 Wochen später

Th Stuhler (Ed)
Fixateur externe – Fixateur interne
© Springer-Verlag Berlin Heidelberg 1989

Tabelle 1. Lokalisation des Fixateur externe
an der oberen Extremität

Oberarm	1	(4%)
Ellenbogen	7 (3+4)	(28%)
Unterarm	12 (3+9)	(48%)
Mittelhand	1	(4%)
Finger	4	(16%)
	25	(100%)

Brüche und 4mal um zusätzliche Frakturen des Radiusköpfchens bzw. des Ole-
kranons gehandelt hat. Bei den 12 Applikationen des äußeren Spanners im Un-
terarmbereich hat es sich um 3 Fälle der Unterarmschaft- und 9 Fälle mit distalen
intraartikulären Radiusbrüchen gehandelt.

Die technische Durchführung des Eingriffes setzte die Beachtung der anato-
misch-topographischen Charakteristika jeder Region voraus. Hierbei ist in erster
Linie die iatrogene Gefährdung des N. radialis und des N. ulnaris zu nennen. Die
Wahl des Fixateur-externe-Modells bzw. der Stärke der transossär einzuführen-
den Metallelemente wurden in Abhängigkeit von der Lokalisation bestimmt.

Berücksichtigt man den Zeitpunkt der Anwendung des Fixateur externe, wurde der Eingriff primär 8mal, postprimär 5mal, d. h. nach Mißlingen der konservativen Therapie, als sekundärer Eingriff 11mal, d. h. nach Mißerfolg der Primä-
rosteosynthese, und als tertiärer Eingriff nach 2 vorausgegangenen Osteosynthesen 1mal ausgeführt.

Was die angestrebte *Wirkung* des Fixateur externe angeht, hatte der Spanner
23mal die Aufgabe, die Bruchfragmente in der Neutralposition zu fixieren. Die
Kompression der Bruchfragmente war 2mal erforderlich. Eine Distraktion der
Bruchstücke war in keinem der behandelten Fälle nötig.

Die Dauer der Behandlung mit dem Fixateur externe gibt Abb. 2 wieder. Es
fällt auf, daß bei den Fällen, bei denen es sich um eine Knocheninfektion oder Arthrodese gehandelt hat, der äußere Spanner besonders lange belassen werden

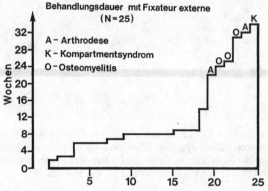

Abb. 2. Dauer der Behandlung mit dem Fixateur externe

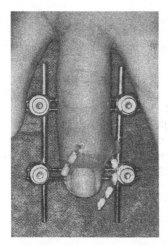

Abb. 3. N. K., 27 Jahre. Panaritium ossale und articulare in der Höhe des Ringfingerendgelenks. Zustand 1 Woche nach Revision. Einlegen einer Miniseptopalkette und Immobilisierung des Mittel- und Endgliedes durch Minispanner. In Anbetracht des ossären Befalls war die zuverlässige Immobilisierung nur durch transossäres Anbringen der Metallelemente zu erreichen (Rahmenspanner)

mußte (Abb. 3). Zur äußeren Fixierung wurden vorzugsweise die AO- und Stuhler-Heise-Systeme benutzt.

Die *Behandlungsergebnisse* mit Zwischenergebnissen gibt die Tabelle 2 wieder. Die Zwischenergebnisse beziehen sich auf die Befunde zum Zeitpunkt der Entfernung des Fixateur externe.

Als typische *Komplikationen* [11] konnten wir nur einmal eine seitliche Dislokation sowie 2 Infektionen der Bohrkanäle feststellen.

Zusammenfassend ist folgendes zu sagen:

1. Im Vergleich zur Anwendung der äußeren Spanner an der unteren Extremität wird der Fixateur externe an der oberen Extremität wesentlich seltener appliziert. In unserem Krankengut entfallen auf diese Lokalisation ca. 10%.

Tabelle 2. Behandlungsergebnisse mit Zwischenergebnissen bei Behandlung mit Fixateur externe

		Saniert	
Knochen	+	13	24
Weichteile	+		
Knochen	+	8	0
Weichteile	−		
Knochen	−	3	0
Weichteile	+		
Knochen	−	1	1
Weichteile	−		
		25	25

2. Unter Berücksichtigung der sehr komplexen Topographie im Armbereich und im Vergleich zur unteren Extremität geringerer Erfahrung in der Durchführung dieser Eingriffe, ist die Gefahr von Nerven- und Gefäßverletzungen größer.

3. Insbesondere wenn es sich um Frakturen im Fingerbereich handelt, fehlt die entsprechende Erfahrung aus dem Bereich der unteren Extremität, da die Zehen sehr selten im Sinne einer externen Fixierung behandelt werden.

4. Für eine dreidimensionale Verspannung bieten sich die Indikationen wesentlich seltener an als bei Verletzungen der unteren Extremität.

5. Beim Einsatz des Fixateurs im Fingerbereich und einer sog. Rahmenmontage, die nicht immer zu vermeiden ist, kommt es zu Funktionsbehinderung der benachbarten Finger.

6. Bei Montagen im Sinne des Monofixateurs sollen die Schanz-Schrauben unter einem Winkel von 45° eingeführt werden, da es sonst zu Läsionen des Streckapparates kommen kann.

Die Sichtung des Krankengutes sowie das Fachschrifttum zeigen, daß der Einsatz des Fixateur externe an der oberen Extremität in besonders ausgesuchten Fällen, d. h. bei strenger Indikationsstellung als die optimale Behandlungsmethode angesehen werden muß.

Entsprechend den Mitteilungen im Fachschrifttum [1, 4, 5, 8, 9] konnte der Fixateur externe in einigen unserer Fälle die optimale Weichteilpflege und sekundäre Durchführung plastisch-rekonstruktiver Eingriffe gewährleisten, bei anderen Verletzten hatte er auch die Aufgabe, die Naht nach Rekonstruktion eines total zerrissenen Gelenkkapsel-Band-Apparates zu schützen. Ferner sah man die Indikation für den Einsatz des Fixateur externe bei einigen Miniosteosynthesen im Bereich der Gelenkflächen.

Literatur

1. Casanova B, Chauvet J, Savornin C, Willems P, Bisseri P (1985) Le mini-fixateur du service de santé des armées. Presentation et premiers résultat. A propos de 18 dossiers. (The mini-factor of the Army health service. Presentation and initial results. Apropos of 18 cases.) Rev Chir Orthop 71 [Suppl 2]:102–104
2. Chamay A, Meythiaz AM, Della Santa D (1983) Le traitement des fractures instables du poignet par fixateur externe de Hoffmann. Etude d'une serié de 40 cas. (Treatment of unstable fractures of the wrist using Hoffmann's external fixator. Study of a series of 40 cases.) Rev Chir Orthop 69/8:637–643
3. Fernandez DL, Jakob RP, Buechler U (1983) External fixation of the wrist. Current indications and technique. Ann Chir Gynaecol 72/6:298–302
4. Heiser TM, Jacob RR (1983) Complicated extremity fractures The relation between external fixation and nonunion. Clin Orthop 178·89–95
5. Jenkin E (1983) Die Behandlung der intraartikulären Metakarpalfrakturen und Phalanxfrakturen mit dem Minifixateur externe. (Treatment of intra-articular metacarpal and phalangeal fractures with an external fixation minidevice.) Handchir Mikrochir Plast Chir 15/3:198–203
6. Jenkins NH, Jones DG, Johnson SR, Mintowt-Czyz WJ (1987) External fixation of Colles' fractures. An anatomical study. J Bone Joint Surg [Br] 69/2:207–211
7. Johnsson U (1983) External fixation for redislocated Colles' fractures. Acta Orthop Scand 54/6:878–883

8. Nakata RY, Chand Y, Matiko JD, Frykman PK, Wood VE (1985) External fixators for wrist fractures: a biomechanical and clinical study. J Hand Surg [Am] 10/6 Pt 1:845–851
9. Patella V, Franchin F, Monetti B, Mori F (1984) Arthrodesis of the wrist with mini-fixators in infantile cerebral palsy. Ital J Orthop Traumatol 10/1:75–79
10. Vaughan PA, Lui SM, Harrington IJ, Maistrelli GL (1985) Treatment of unstable fractures of the distal radius by external fixation. J Bone Joint Surg [Br] 67/3:385–389
11. Weber SC, Szabo RM (1986) Severely comminuted distal radial fracture as an unsolved problem: complication associated with external fixation and pins and plaster techniques. J Hand Surg [Am] 11/2:157–165

Indikationen, praktische Anwendung und Ergebnisse bei der Behandlung von distalen Radiusfrakturen mit Fixateur externe

H.-A. Kulenkampff[1], M. Rustemeier[2] und M. Ganßmann[3]

[1] Orthopäd. Abt. d. Chirurg. Universitätsklinik, D-7800 Freiburg/Brsg.
[2, 3] Chirurg. Klinik, St. Vincentius-Krankenhäuser, D-7500 Karlsruhe

Distale Radiusfrakturen zählen mit 10–25% zu den am häufigsten behandelten Knochenverletzungen [1, 12, 20, 26]. Etwa 1% der Bevölkerung von Großstädten erleidet im Laufe des Lebens einen solchen Bruch [12]. Mehr als ¾ aller Fälle lassen sich mit einer geschlossenen Reposition und Gipsruhigstellung ausreichend behandeln [12, 19, 26]. Die Instabilität von Stück- und Schrägfrakturen kann zusätzliche perkutane Spickungen erforderlich machen, um das Repositionsergebnis zu sichern. [9, 17]. Bei nicht reponierbaren Stückbrüchen mit Gelenkbeteiligung, Flexionsfrakturen (Smith-Brüche) und Begleitverletzungen der Nerven ist eine Plattenosteosynthese indiziert [1, 2, 8, 18, 20, 22]. Auch Abrißfrakturen des Processus styloideus radii lassen sich häufig nur mit Schrauben exakt adaptieren [1, 8]. Die Reposition von Kleintrümmerbrüchen gelingt schon durch einfachen Längszug [5, 14]. Dieser Zustand kann jedoch im Gipsverband schlecht gehalten werden. Schrauben und Spickdrähte lassen sich in den Trümmerzonen meist nur unzureichend fixieren, so daß der kürzlich entwickelte kleine Fixateur externe in solchen Fällen das geeignete Therapieverfahren darstellt, weil hierdurch eine Ruhigstellung in Distraktion bis zur knöchernen Ausheilung der Fraktur möglich ist [8, 11, 14, 17]. Auch bei offenen Brüchen kann der äußere Spanner eingesetzt werden [17]. Auf die klinischen Ergebnisse der Distraktionsbehandlung soll im weiteren näher eingegangen werden.

Material und Methode

In der Zeit zwischen 1985 und 1987 wurden durch die Chirurgische Klinik der St.-Vincentius-Krankenhäuser, Karlsruhe, insgesamt 307 distale Radiusfrakturen behandelt. 263 Patienten ließen sich konservativ therapieren. In 17 Fällen war eine zusätzliche perkutane Kirschner-Draht-Spickung erforderlich. 15 Frakturen mußten operativ reponiert und mit einer Plattenosteosynthese versorgt werden. Bei 12 offenen und geschlossenen Trümmerbrüchen, welche die distale Radiusgelenkfläche mit einbezogen, bestand die Indikation zum Fixateur externe (Abb. 1). In allen Fällen wurde der AO-Fixateur nach Jakob [10, 11] eingesetzt. Das Durchschnittsalter der 12 Patienten betrug 60 ± 10 Jahren. Es handelte sich um 3 Männer und 9 Frauen. Die rechte und linke Seite waren gleich häufig vertreten. 10 Patienten, deren Unfall schon mehr als ¾ Jahr zurücklag, stellten sich zur Nachuntersuchung vor. Hierbei wurden der Röntgenbefund, die Leistungsfähigkeit,

Th Stuhler (Ed)
Fixateur externe – Fixateur interne
© Springer-Verlag Berlin Heidelberg 1989

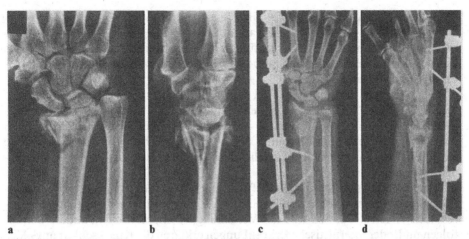

a   b   c   d

Abb. 1. Distale Radiustrümmerfraktur mit Einstauchung der Gelenkfläche Unfallaufnahmen, **(a, b)** und Zustand nach Reposition durch Distraktion mit Fixateur externe **(c, d)**

die Funktion, die Komplikationen und die subjektive Beurteilung des Patienten analysiert.

Ergebnisse

Zur Ausmessung der Winkel und Abstände im Röntgenbild wurden die letzten Kontrollaufnahmen aller 12 behandelten Patienten verwendet. Der Radiusschaft-gelenkwinkel (Normalwert 20–30° [23]) lag 11 mal im Normbereich. Lediglich in einem Fall wurde nach einer bei der ambulanten Behandlung auswärts überse-henen erneuten Dislokation nur ein Gelenkwinkel von 9° und ein Ulnavorschub von 5 mm gefunden. Der Radiusgelenkneigungswinkel im seitlichen Röntgenbild lag bei 2 Patienten zwischen 0 und 5°, während die Übrigen Normalwerte (5–10°) aufwiesen.

Alle Patienten konnten nach dem Unfall wieder ihre gewohnten Tätigkeiten ausüben. Eine deutliche Kraftminderung von 20–30% ließ sich nur zweimal fin-den. In einem Fall traten stärkere Schmerzen beim Arbeiten auf. Eine leichte und nur wenig störende Minderung der Kraft sowie Beschwerden nach großen Bela-stungen wurden dagegen von der Hälfte der Patienten angegeben. Hierdurch kam es im Alltag der meist älteren Damen jedoch nur zu geringen Beeinträchtigungen. Bei allen Patienten war die Beweglichkeit von Finger- und Ellenbogengelenken seitengleich und frei, lediglich ein Patient konnte den Faustschluß nur ausführen. Während die Pronation ($\bar{x} = 76° \pm 17° \hat{=} 92\%$) inkomplett in 2 Fällen den Winkel der Gegenseite nicht ganz erreichte, konnte bei 4 Patienten eine unterschiedlich starke Einschränkung der Supination ($\bar{x} = 74° \pm 14° \hat{=} 88\%$) festgestellt werden. Die verminderte Unterarmdrehung ließ sich einmal auf die Ausbildung eines Brückenkallus, der bei einer langstreckigen Trümmerfraktur entstanden war, zu-rückführen. Die mittlere Beugebeweglichkeit im Handgelenk betrug $53° \pm 10°$ (93%) und war somit besser möglich als die Dorsalextension ($\bar{x} = 42° \pm 16° =$

˜85%). In 3 Fällen zeigte sich eine minimal eingeschränkte Radialabduktion ($\bar{x} =$ 14°$\pm$8° =91%), während die Ulnarabduktion ($\bar{x} =$31°$\pm$4° =98%) lediglich einmal leicht vermindert war. Geringfügige Umfangszunahmen des Handgelenks von 0,5–1,0 cm konnten häufig ausgemessen werden, während eine Muskelatrophie in keinem Fall auftrat.

5 Patienten hatten im Verlauf der Behandlung und später keine Komplikationen. Sekundäre Dislokationen traten 2mal auf. Ein Patient mit posttraumatischem Karpaltunnelsyndrom mußte operiert werden, während bei einem weiteren diese Diagnose jetzt zum Zeitpunkt der Nachuntersuchung gestellt wurde. Eine Frau bekam ½ Jahr nach dem Unfall auf der gleichen Seite ein Supraspinatussyndrom der Schulter.

Unter Berücksichtigung aller Befunde und der subjektiven Einschätzung der Patienten ließen sich schießlich 2 sehr gute, 3 gute und 5 befriedigende Gesamtresultate erzielen. Die Schwere der Verletzung, Komplikationen, andere Unfallfolgen und/oder internistische Erkrankungen erklären die Krankschreibungsdauer von rund 16 Wochen. Eine langfristige krankengymnastische Übungsbehandlung während der Distraktion und nach Abnahme des Fixateurs ($\bar{x} =$6,3 Wochen postoperativ) war zum Erzielen eines guten Endresultates von besonderer Wichtigkeit.

Diskussion

Distale Radiusfrakturen entstehen nahezu immer nach Stürzen auf die dorsal (90%) oder palmar flektierte Hand [1, 21]. Die Art des Bruches wird durch die Winkelstellung des Handgelenks beim Sturz, Treffpunkt und Richtung des Stoßes, die Größe der übertragenen Kraft sowie die individuelle Knochenfestigkeit des Patienten bestimmt [17, 20]. Frauen im Alter zwischen 50 und 80 Jahren sind in nahezu ¾ aller Fälle betroffen [12, 15, 17]. Bei 3,4% der Patienten werden offene Brüche gefunden.

Während Ehalt (1935) 40 verschiedene Frakturtypen beschrieb, gehen die heute gebräuchlichen Nomenklaturen von 3 Gruppen mit je 9 Arten (Fraktureinteilung der AO) bzw. von 4 Gruppen mit insgesamt 8 Einzelformen (Frykman 1967) aus [18]. Die bei der Fixateurbehandlung von uns berücksichtigten geschlossenen Trümmerfrakturen mit Gelenkbeteiligung gehören überwiegend zum Typ VII und VIII nach Frykman bzw. zum Typ C_2 oder C_3 nach der AO-Klassifikation [18]. Die Häufigkeit dieses Verletzungstyps, bezogen auf alle distalen Radiusfrakturen, läßt sich mit ca. 15% angeben [20, 21, 27]. Schwere Trümmerbrüche, wie sie in der vorliegenden Untersuchung behandelt wurden, machen nur 2% aller distalen Radiusfrakturen aus [27]. Meist sind hierbei die einzelnen Fragmente so klein und das Knochengewebe so weich, daß feste Osteosynthesen mit Schrauben und Spickdrähten wegen der schlechten Fixierungsmöglichkeiten undurchführbar werden. Als therapeutische Alternative gab es in einem solchen Fall früher nur noch die Arthrodese [11]. Da sich jedoch die eingesunkenen, meist stark zertrümmerten Gelenkflächen bei Traktion an den Bändern allgemein gut aufrichten [5, 14], läßt sich hier der kleine Fixateur externe zur Sicherung des Repositionsergebnisses durch Dauerzug bis zur knöchernen Heilung einsetzen. Die

Distraktion kann ohne Gefahr für sekundäre Schäden am Handgelenk über 6–10 Wochen erfolgen [7]. Bei fortgesetzten Ligamentotaxis soll die Entstehung eines M. Sudeck begünstigt werden, weshalb einige Autoren empfehlen, nach 3 Wochen die Extensionskraft des Fixateurs zu senken [14].

Nur bei 2 Fällen kam es in unserer Untersuchung zu einer erneuten Dislokation. Einmal konnte die Fehlstellung nachkorrigiert werden. Eine geschlossene, absolut exakte Rekonstruktion der Gelenkflächen kann mit dem Fixateur allerdings nicht erzielt werden, weshalb manche Autoren zusätzlich eine Spongiosaplastik bzw. eine Spickdrahtosteosynthese empfohlen haben [4, 11]. Wir halten jedoch bei der Primärversorgung die Vergrößerung des bereits vorhandenen ausgedehnten Weichteilschadens mit Zunahme der Bandinstabilität und Ernährungsstörungen des Knochens für nicht gerechtfertigt. So konnte in 10 von 12 Fällen auch ohne Freilegung der Fraktur gutes Repositionsergebnis erzielt werden. Trotz endgradiger Bewegungseinschränkungen, einer geringen Kraftminderung und leichter Schmerzen bei großer Belastung gaben 9 von 10 der nachuntersuchten Patienten ihr subjektives Ergebnis als gut an. Das objektive Gesamtresultat lag mit jeweils 5 guten bis sehr guten und 5 befriedigenden Beurteilungen etwas schlechter. Kleine Einschränkungen hatten somit im Leben der meist älteren Patienten keine größeren Nachteile.

Gerade nach distalen Radiusfrakturen sind Komplikationen recht häufig und es handelt sich hierbei keinesfalls um Bagatellverletzungen [3, 4, 6, 15, 20, 25]. Während durch die konservative Behandlung meist unkomplizierter Bruchformen etwa 70% gute bis sehr gute Ergebnisse zu erwarten sind [20, 22, 25], kommen nach offenen Osteosynthesen komplizierter Frakturtypen in über 40% nur befriedigende Resultate zustande [13, 22]. Bei 30–46% aller Patienten ist mit Zwischenfällen zu rechnen, wobei nach schweren Trümmerfrakturen die Zahlen noch höher liegen dürften [4, 15, 20]. Die Komplikationsrate ist abhängig von der Bruchart und wird weniger durch das Therapieverfahren beeinflußt. In der Frühphase muß mit erneuten Dislokationen, Nervenschäden und der Ausbildung eines Kompartmentsyndroms gerechnet werden, während später Gelenkinstabilitäten, Tendovaginitiden, Sehnenrupturen, Nervenkompressionssyndrome (3,3–15%), Heilungen in Fehlstellung und Arthrosen (10–22%) sowie ein M. Sudeck (1,4–10%) vorkommen können [4, 6, 15, 16]. Bei einer unserer Patientinnen bildete sich sogar ein Brückenkallus. Lockerungen der Nägel durch Wundinfekte oder thermische Nekrosen (nach dem Bohren) führen zum Nachlassen der Zugwirkung mit der Gefahr einer neuerlichen Dislokation. Verletzungen vom oberflächlichen Hautast des N. radialis sowie die Ausbildung intraartikulärer Adhäsionen gelten außerdem als fixateurspezifische Gefahren [7, 11, 24]. Nahezu alle Komplikationen lassen sich jedoch durch regelmäßige Kontrollen vermeiden bzw. frühzeitig mit geeigneten Gegenmaßnahmen behandeln [15]. Eine gute Kooperation des Patienten bei der Fixateurpflege, Krankengymnastik und Erkennung von Zwischenfällen ist deshalb neben der möglichst exakten chirurgischen Reposition für ein positives Endergebnis von entscheidender Bedeutung.

Literatur

1. Beck E (1979) Handgelenksnahe Speichenbrüche. Unfallheilkunde 82:7–14
2. Böhler J (1987) Operative Behandlung von Frakturen am distalen Radiusende. In: Buck-Gramcko D (Hrsg) Frakturen am distalen Radiusende. Hippokrates, Stuttgart, S. 35–50
3. Cooney WP (1983) External fixation of distal radial fractures. Clin Orthop 180:44–49
4. Cooney WP, Dobyns JH, Linscheid RL (1980) Complications of colles' fractures. J Bone Joint Surg [Am] 62:613–619
5. D'Anca AF, Sternlieb SB, Byron TW, Feinstein PA (1984) External fixator management of unstable colles' fractures. Orthopedics 7/5:853–859
6. Dobyns JH, Linscheid RL (1986) Complications of treatment of fractures and dislocations of the wrist. In: Epps CH (ed) Complications in orthopaedic surgery Lippincott, Philadelphia, pp 339–417
7. Edwards CC (1986) Complications of external fixation. In: Epps CH (ed) Complications in orthopaedic surgery. Lippincott, Philadelphia, pp 103–125
8. Freeland AE, Jabaley ME, Hughes JL (1986) Stable fixation of the hand and wrist. Springer, New York Berlin Heidelberg London Paris Tokyo, pp 111–121
9. Heim U (1979) Die gelenknahen Speichenbrüche des Erwachsenen. Primäre operative Therapie. Unfallheilkunde 82:15–22
10. Jakob RP (1982) Der kleine Fixateur externe. AO Bulletin, Bern
11. Jakob RP, Fernandez DL (1982) The treatment of wrist fractures with the small AO external fixation device. In: Uhthoff HK (ed) Current concepts of external fixation of fractures. Springer, Berlin Heidelberg New York, pp 307–314
12. Koob E (1975) Der handgelenknahe Speichenbruch im Erwachsenenalter. Orthop 4.14–18
13. Lauber P, Pfeiffer KM (1984) Offene Osteosynthese distaler Radiusfrakturen: Resultate und Langzeitverlauf. Unfallheilkunde 87:185–195
14. Mears DC, Maxwell GP, Vidal J et al. (1983) Clinical techniques in the upper extremity. In: Mears DC (ed) External skeletal fixation. Williams & Wilkins, Baltimore/London, pp 458–520
15. Meine J (1987) Die Früh- und Spätkomplikationen der Radiusfraktur loco classico. Eine Verlaufsstudie aus der Sicht des niedergelassenen Chirurgen. In: Buck-Gramcko D (Hrsg) Frakturen am distalen Radiusende. Hippokrates, Stuttgart, S. 59–68
16. Müller M, Poigenfürst J, Zaunbauer F (1976) Karpaltunnelsyndrom nach Speichenbruch. Unfallheilkunde 79:389–394
17. Pfeiffer KM (1987) Einteilung und therapeutische Indikationen der Frakturen am distalen Unterarm. In: Buck-Gramcko D (Hrsg) Frakturen am distalen Radiusende. Hippokrates, Stuttgart, S. 15–25
18. Pfeiffer KM, Lauber P (1984) Was leistet die stabile Osteosynthese am distalen Radius? Handchirurgie 16:80–82
19. Poigenfürst J (1987) Die konservative Behandlung der Speichenbrüche am distalen Ende. In. Buck-Gramcko D (Hrsg) Frakturen am distalen Radiusende. Hippokrates, Stuttgart, S. 27–34
20. Rehn J (1965) Behandlungsergebnisse typischer Radiusfrakturen. Chirurg 36:206–211
21. Seiler H, Klapp F, Eitel F (1980) Radiusfrakturen loco typico-Ergebnisse und Grenzen der konservativen Behandlung. Hefte Unfallheilkd 148:66–69
22. Seiler H, Omlor G, Betz A (1981) Zur operativen Therapie bei frischen distalen Radiusfrakturen. Unfallheilkunde 84:139–149
23. Scharizer E (1975) Berentungsfragen beim handgelenksnahen Speichenbruch. Orthopäde 4:40–42
24. Schuind F, Donkerwolcke M, Burny F (1984) External fixation of wirst fractures. Orthopedics 7/5:841–844
25. Stockmann U, Birnbaum D, Büssig EW et al. (1976) Die Problematik der distalen Radiusfraktur aus der Sicht des Patienten. Unfallheilkunde 79:71–74
26. Willmen HR, Eggerath A (1983) Die percutane intramedullare Bohrdrahtspickung dislokationsgefährdeter Radiusfrakturen loco typico. Chirurg 54:98–102
27. Zechner W (1987) Der Bruch des distalen Speichenendes – seine Formen und Begleitverletzungen. Eine Computer-Auswertung. In: Buck-Gramcko D (Hrsg) Frakturen am distalen Radiusende. Hippokrates, Stuttgart, S. 51–58

Der Fixateur externe in der Behandlung offener und geschlossener instabiler distaler Radiusmehrfragmentfrakturen mit und ohne Gelenkbeteiligung

H. Bongartz

Unfallchirurg. Klinik, Wilhelm-Breckow-Allee 20, D-5270 Gummersbach

Sicherlich mitbedingt durch die Vielzahl der möglichen Frakturformen ist die Durchführung einer differenzierten Behandlung der Radiusfraktur loco typico doch noch nicht allerorts so eingeführt, wie es wünschenswert wäre. Dies dokumentieren die nicht selten schlechten Ausheilungsergebnisse. Immerhin werden in großen Statistiken nach Beck, Lindström, Schweiberer, Seiler u. a. in ca. $^1/_5$ aller Fälle unbefriedigende Resultate erzielt.

Es bedarf schon einer exakten Frakturanalyse und differenzierten Therapie hinsichtlich der verschiedenen Frakturformen, um gute funktionelle Ergebnisse zu erzielen. Bei den meisten per definitionem instabilen Frakturen, ist der Fixateur externe oft die einzig sinnvolle Therapieform bzw. zumindest aber die vorteilhaftere Alternativmethode, wie vergleichende Untersuchungen in der Vergangenheit gezeigt haben.

Die folgenden therapeutischen Möglichkeiten stehen uns heute insgesamt zur Verfügung: Reposition und Retention durch Gipsruhigstellung, Reposition und Kirschner-Draht-Osteosynthese mit Gipsruhigstellung, volare Abstützplatte, Verschraubung, Fixateur externe – ggf. mit Kirschner-Draht-Osteosynthese und/oder Spongiosaplastik.

An der Klinik für Unfall-, Hand- und Wiederherstellungschirurgie des Kreiskrankenhauses Gummersbach wurden im Zeitraum vom 1.10.1985–30.9.1986 insgesamt 274 Radiusfrakturen loco typico therapiert, wobei es sich ausschließlich um Frakturen bei Erwachsenen handelte (Abb. 1 und 2).

In 43 Fällen kam der Fixateur externe zur Anwendung, wobei hier nicht weiter differenziert wurde, ob mit oder ohne zusätzliche perkutane Kirschner-Draht-Osteosynthese oder Spongiosaplastik. In Anlehnung an Jakob, Bern, sehen wir die Indikation für den Fixateur externe am distalen Radius bei folgenden Verletzungen: instabile, distale, offene und geschlossene Radiusmehrfragmentfrakturen, loco typico mit und ohne Gelenkbeteiligung, sowohl vom Typ Colles als auch mit Einschränkung vom Typ Smith-Goyrand und Reversed Barton, Frakturen mit Substanzdefekt und/oder ausgeprägter Radiusverkürzung, instabile distale Radiusfrakturen in Kombination mit proximalen oder distalen Frakturen (Hand), instabile Luxationsfrakturen des Handgelenks, intraartikuläre Trümmerfrakturen der Basis des 1. Mittelhandknochens, schwere komplexe Verletzungen der Mittelhand. In ca. 90% aller Fälle wurde der Fixateur externe bei Frakturen vom Typ Frykman VI–VIII angewandt, Frakturen also, die bei Typ VII und VIII sowohl das radiokarpale als auch das radioulnare Gelenk betrafen.

Th Stuhler (Ed)
Fixateur externe – Fixateur interne
© Springer-Verlag Berlin Heidelberg 1989

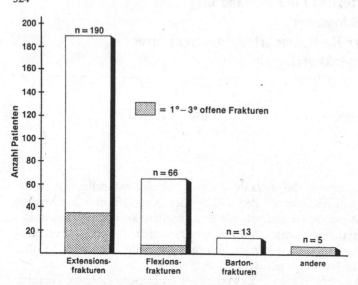

Abb. 1. Formen der Radiusfrakturen

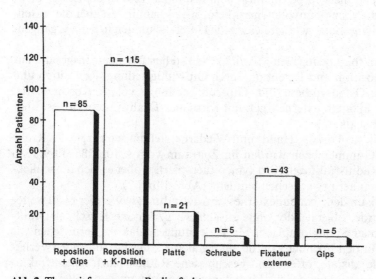

Abb. 2. Therapieformen von Radiusfrakturen

Die radiologischen Kriterien für eine Instabilität sehen wir in Anlehnung an Vaughan, Toronto, bei dorsaler Abkippung von mehr als 20°, Frakturen mit Gelenkbeteiligung, Radiusverkürzungen von mehr als 5 mm sowie verschiedenen dorsalen Stückbrüchen, Kriterien also, welche auch die ulnare Desinsertion und radioulnare Separation dokumentieren.

Sind größere Trümmerzonen vorhanden, erfolgt zunächst Längsdistraktion mit dem Fixateur und anschließend offene Reposition gestauchter Gelenkflächen mit Spongiosaplastik. Eine zusätzliche volare Gipsschiene legen wir nicht an. In der Regel belassen wir den Fixateur für 6 Wochen.

Von den 43 mit Fixateur behandelten Patienten konnten wir 35 nach 12 Monaten nachuntersuchen, das Durchschnittsalter betrug 63 Jahre. 18 Frakturen wurden zusätzlich mit Kirschner-Drähten versorgt, 7 mit Kirschner-Drähten und Spongiosaplastik, in 4 Fällen wurde der Fixateur sekundär angelegt.

Bei der Resultatsfindung haben wir in Anlehnung an Wagner und Jakob uns des Schemas von Castaing, Paris, modifiziert nach Gartland und Werley, Philadelphia, bedient. Subjektive Angaben, Funktion und Röntgenbefund werden hierbei nach einem Punkteschema bewertet. Bei den subjektiven Angaben werden sowohl Schmerzen, Kraftgriffe als auch manuelle Geschicklichkeit berücksichtigt, bei den Funktionsprüfungen die Beweglichkeit nach der Neutral-0-Methode im Handgelenkbereich ermittelt, bei den radiologischen Befunden wird den Achsenkippungen, Ulnavorschub und Arthrosezeichen Beachtung geschenkt.

Wir kamen hierbei zu folgenden Endergebnissen:

Perfekt 0,0%, gut 57,5%, genügend 31%, mäßig 8,8%, schlecht 2,7%.

Im einzelnen waren 31% der Patienten subjektiv völlig beschwerdefrei, 48% verfügten über eine normale Handgelenkfunktion und 44% hatten radiologisch seitengleiche Achsenverhältnisse.

Die von uns gefundenen Resultate sind weitgehend identisch mit den Ergebnissen der Literatur.

Von den in der Literatur beschriebenen Komplikationen sahen wir die folgenden: Sudeck 1. Grades 8%, stärkere Demineralisation 30%, passagere Sensibilitätsstörungen 10%, Arthrosezeichen 25%. Bis auf die Arthrosezeichen waren alle anderen Komplikationen zum Zeitpunkt der Nachuntersuchung nach 12 Monaten nicht mehr existent.

Die in unserem Kollektiv gefundene, relativ niedrige Arthroserate ist wahrscheinlich darauf zurückzuführen, daß die Nachuntersuchung im Vergleich zu anderen Veröffentlichungen bereits jeweils nach 12 Monaten erfolgte.

Zusammenfassung

Wie in den vergangenen Jahren schon von verschiedenen Autoren erwähnt, ist es mit der Distraktionsbehandlung möglich, instabile Radiusfrakturen loco typico in anatomisch achsengerechter Stellung bis zur knöchernen Ausheilung nach primärer Reposition zu fixieren. Die frühzeitige Mobilisation benachbarter Gelenke sowie der vorteilhafte Zugang auch bei ausgedehnten Weichteilverletzungen sind positive Akzente des Behandlungskonzeptes. Elemente der Frakturkrankheit können weitgehend verringert werden. Auch vorgerücktes Alter stellt u. E. kein Abrücken von der Fixateurmethode dar. Eine gewisse Bereitschaft des Patienten zur Kooperation und v. a. regelmäßige Nachbetreuung bestimmen weitgehend den Behandlungserfolg. Entscheidend ist die exakte Frakturanalyse und die damit der entsprechenden Fraktur zukommende differenzierte Behandlungstaktik. Wir meinen, daß im indizierten Fall der Fixateur externe am Handgelenk ein Standardverfahren jeder chirurgischen Abteilung sein sollte und es dazu nicht notwendigerweise eines Spezialistenteams bedarf.

Ein neuer Fixateur externe
zur Behandlung der instabilen Radiusbasisfrakturen

A. K. Martini

Funktionseinheit Handchirurgie, Orthopäd. Universitätsklinik, Schlierbacher Landstr. 200A,
D-6900 Heidelberg

Die Behandlung der Radiusbasisfraktur wurde jahrelang grundsätzlich konservativ durchgeführt. Colles beschrieb im Jahre 1814, daß unabhängig von der Stellung des Bruches, die Resultate immer gut sind. Dies trifft auf die überwiegende Zahl dieser häufigen Bruchform zu. Es ist bekannt, daß die Funktion des Handgelenks und die Beschwerden nicht immer mit dem Röntgenbefund in Einklang zu bringen sind. Nicht selten sehen wir eine schmerzfreie und gute Funktion bei schwerer Deformierung des Handgelenks. Andererseits haben zahlreiche Autoren gezeigt, daß in ca. 20–30% der Fälle unbefriedigende funktionelle Ergebnisse feststellbar sind. Wiederum andere Autoren stellen eine endgültige Invalidität bei 6–11% fest [18, 19, 21]. Diese Tatsache – in Verbindung mit der Entwicklung der operativen Knochenbruchbehandlung – waren Anlaß, nach einem differenzierten Vorgehen zu suchen. Verschiedene Klassifikationen wurden erstellt [10, 11, 16, 17] um die Prognose bzw. die Indikation zur konservativen Behandlung bzw. zur Operation klar zu differenzieren und abzugrenzen.

Wir sind mit Poigenfürst der Meinung, daß bei der Anzeigestellung nicht so sehr der Verlauf des Bruchspaltes entscheidend ist, sondern vielmehr soll die Anzahl der Fragmente und die Tatsache, ob sich die Fraktur geschlossen reponieren läßt und ob eine Retention im Gipsverband möglich ist, beachtet werden. Ein mangelhaftes Repositionsergebnis und eine Dislokationstendenz sind neben offenen Verletzungen bzw. neben dem Vorliegen einer Nerven- oder Sehnenbeteiligung die Hauptindikation zum operativen Vorgehen.

Eine instabile Fraktur läßt sich im Gipsverband nicht halten. Die Instabilität kann entstehen durch:
- ausgedehnte Trümmerzonen bei Stauchungsbruch,
- dislozierte intraartikuläre Fragmente und
- Bandschädigung durch Abriß des Processus styloideus ulnae und/oder radii bzw. durch Sprengung des distalen Radioulnargelenks.

Werden solche Frakturen trotzdem konservativ im Gipsverband ruhiggestellt, ist mit einer sekundären Dislokation in 75% [3] bis 84% [20] der Fälle zu rechnen. Die resultierende Fehlstellung des Handgelenks beeinträchtigt die Funktion und führt zwangsläufig zur Arthrose. Bei einer Nachuntersuchung der in Fehlstellung verheilten Radiusbasisfrakturen stand die schmerzhafte Bewegungseinschränkung der Unterarmdrehung im Vordergrund. Sowohl Beschwerden als auch arthrotische Veränderungen fanden sich vornehmlich im ulnaren Bereich des Handgelenks, d. h. im distalen Radioulnargelenk sowie um den Discus articularis [15].

Th Stuhler (Ed)
Fixateur externe – Fixateur interne
© Springer-Verlag Berlin Heidelberg 1989

Aus diesen Gründen ist bei der Erstbehandlung dieser Frakturen besonders auf die Radiusverkürzung und Sprengung des distalen Radio-ulnar-gelenks mit Pronationsfehlstellung der Radiusbasis als präarthrotische Deformität zu achten. Selbstverständlich können eine Stufenbildung und Defekte der Gelenkfläche die Arthroseentwicklung erheblich beschleunigen.

Bei der Behandlung der instabilen Frakturen erkannte Böhler (1929) bereits die Insuffizienz der Gipsruhigstellung; er empfahl die Extension durch einen Kirschner-Draht, quer in die Mittelhandknochen, der im Gipsverband miteingeschlossen wurde [13]. Die perkutane Spickdrahtosteosynthese [6, 9] sowie die offene Reposition, verbunden mit einer stabilen Osteosynthese [4], haben sich nicht durchgesetzt; sie bleiben bestimmten Frakturformen vorbehalten. Dagegen gewann der Fixateur externe als Methode der Wahl an Popularität. In Anlehnung an Anderson, der bereits 1944 über die Behandlung der instabilen Radiustrümmerfrakturen mit einer Extensions-Distraktions-Methode berichtete, wurden in den letzten Jahren verschiedene Apparate entwickelt und mit Erfolg angewandt [2, 7, 8, 12, 15 a, 22]. Seine steigende Popularität ist damit zu erklären, daß die Reposition oftmals geschlossen gelingt; auch die kleineren Trümmerfragmente werden durch die Ligamentotaxis adaptiert und stabilisiert (Zug am Kapsel-Band-Apparat), ein späteres Abkippen oder Abrutschen der Fragmente ist praktisch ausgeschlossen. Weitere Vorteile bietet das einfache Vorgehen – abgesehen vom Tragekomfort für den Patienten.

Eigenes System

Der Fixateur externe soll unseres Erachtens bestimmte Voraussetzungen erfüllen:

In erster Linie muß er anpassungsfähig sein, so daß die Korrektur unabhängig von der Frakturform und von der Lage der Schrauben möglich ist. Der Fixateur muß sich an das Handgelenk anpassen – und nicht das Handgelenk an den Fixateur.

Das Einbringen der Schrauben darf nur die anatomischen Gegebenheiten berücksichtigen, soll jedoch ohne Schwierigkeiten bei jeder Frakturform durchführbar sein. Kleinere Varianten der Schraubenlage, wie Neigungswinkel oder verschiedene Ebenen, dürfen kein Hindernis bei der Montage des Fixateur externe darstellen.

Der Fixateur soll sekundäre Korrekturen und Stellungsänderungen der Fragmente bzw. des Handgelenks in allen Ebenen ermöglichen, und das ohne Stabilitätsverlust.

Er soll möglichst handlich und leicht sein.

Die Handhabung des Systems wird durch Vereinfachung und Begrenzung der Instrumente und der Einzelteile erleichtert.

Nachdem wir ausreichende negative Erfahrungen mit den bekannten Systemen (Abb. 1) gemacht hatten, war es uns ein Anliegen, ein neues System zu entwickeln, das den genannten Anforderungen gewachsen ist.

In Zusammenarbeit mit Blömer (Aesculap Werk, Tuttlingen) haben wir auf der Basis des Stuhler-Heise-Fixateurs einen speziellen Fixateur für den Unter-

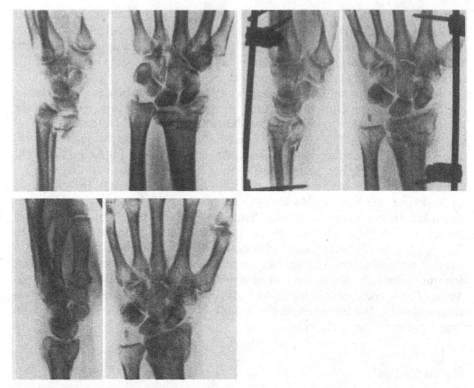

Abb. 1. Radiusbasistrümmerbruch bei 70jährigem Patienten. Durch die Versorgung mit dem starren Fixateur externe ist die Radiuslänge wieder hergestellt, die Pronationsfehlstellung und die radiale Verschiebung jedoch nicht

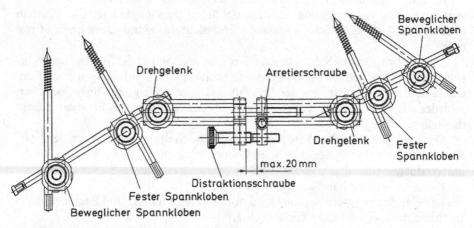

Abb. 2. Technische Zeichnung des eigenen Fixateur externe

arm- und Handgelenkbereich (Abb. 2) entwickelt, der sich zwischenzeitlich bei verschiedenen Indikationen und Situationen bewährt hat.

Technisches Vorgehen

Die Reposition erfolgt in Plexusanästhesie oder Vollnarkose durch Aufhängung nach dem Prinzip von Zug und Gegenzug. Nach Stichinzision werden jeweils 2 selbstschneidende Schanz-Schrauben im Radius proximal der Fraktur und im zweiten Mittelhandknochen basisnah eingebracht. Selbstverständlich ist auf Sehnen- und Nervenäste zu achten; eine Bohrlehre ist hier hilfreich. Die Schrauben können parallel, aber auch in verschiedenen Ebenen und Neigungswinkeln angebracht werden, da die Befestigungsbacken sich in allen Ebenen verstellen lassen. Im Verbindungsstab befinden sich 2 Kugelgelenke; dadurch ist er sehr anpassungsfähig und läßt sich entsprechend der Stellung des Handgelenks und der Schraubenlage verstellen. Nach Montage des Verbindungsstabes an den Schrauben erfolgt die exakte Reposition der Fraktur unter Bildwandlerkontrolle, vor allem die Einrichtung des distalen Radioulnargelenks und die Beseitigung der Pronationsfehlstellung der Radiusbasis. Die Manipulation wird mit Hilfe der angebrachten Schrauben erleichtert. Jetzt kann der Fixateur externe durch Befestigung der Inbusschrauben immobilisiert werden. Eine spätere Extension bzw. Kompression ist durch das Verbindungsstück noch möglich. Das zusätzliche Anbringen von perkutan eingeführten Spickdrähten zur Fixation des Processus styloideus radii oder anderer Fragmente kann erforderlich sein. Die Immobilisationszeit beträgt insgesamt 6–8 Wochen, je nach Alter des Patienten und Zustand der Knochen sowie nach Ausmaß der Trümmerzone. 4 Wochen nach Montage wird die Extension gelockert.

Beispiel: Die 59jährige Patientin sturzte auf die linke Hand und zog sich dabei eine Radiustrümmerfraktur vom Typ Frykmann VIII mit radialer, palmarer Verschiebung der Fragmente, Sprengung des distalen Radioulnargelenks und Abriß des Processus styloideus ulnae zu. Die Erstversorgung erfolgte nach offener Reposition mit palmarer Abstützplatte. Die Fraktur heilte unter

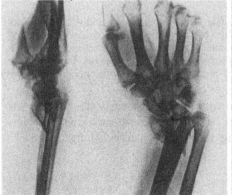 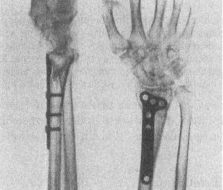

Abb. 3. Das Röntgenbild vom Unfalltag zeigt einen Radiustrummerbruch mit Dislokation. Zustand nach offener Reposition und Versorgung mit einer T-Abstutzplatte

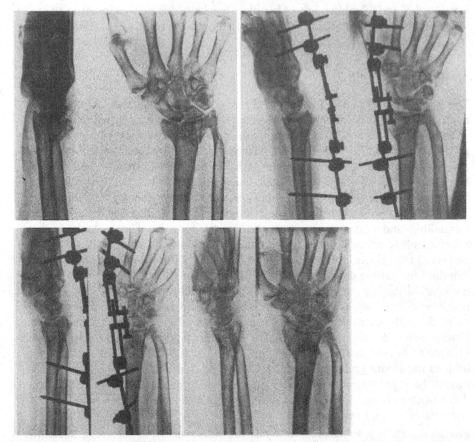

Abb. 4a, b. Gleicher Patient wie ın Abb 3 **a** Erneuter Trummerbruch und Zustand nach ge-schlossener Reposıtıon und Versorgung mıt dem Fıxateur externe **b** Ausheılungsergebnıs 2 Monate nach dem Unfall Achsenstellung und Neıgungswınkel sınd korrekt

leıchter Verkurzung des Radıus, Dıastase des dıstalen Radıoulnargelenks und Abflachung des Neıgungswınkels der radıalen Gelenkflache Mıt der Metallentfernung wurde der Processus sty-loıdeus ulnae entfernt und das dıstale Ellenende aus asthetıschen Grunden verschmalert 1½ Jah-re spater kam es zu eınem erneuten Sturz mıt Zertrummerung der Radıusbasıs Es erfolgte dıe geschlossene Reposıtıon und Versorgung mıt dem Fıxateur externe Dıe fruheren Fehlstellungen konnten dabeı beseıtıgt werden (Abb. 3 und 4)

Seit Einführung des neuen Systems haben wir kaum Schwierigkeiten mit der Ad-aptatıon des distalen Radioulnargelenks, mit der Wıederherstellung des Neı-gungswinkels und v. a. mit der Beseıtıgung der Pronationsfehlstellung.

Literatur

1 Anderson R, O'Neıl G (1944) Commınuted fractures of the dıstal end of the radıus Surg Gynecol Obstet 78 434–440

2 Asche G (1983) Stabilisierung von handgelenksnahen Speichenfrakturen mit dem Modifixateur externe Handchirurgie 15.38–42

3 Biehl G, Harms J, Maus M, Finkbeiner G (1980) Osteosynthesen von fehlverheilten Frakturen und sonstige Folgeschaden am distalen Unterarm mit Autokompressionsplatten Hefte Unfallheilkd 148 724–725

4 Bohler J (1980) Colles' fractures Clin Orthop 147 310

5 Bohler L (1942) Die Technik der Knochenbruchbehandlung im Frieden und im Kriege. 8. Aufl , 1. Bd. Maudrich, Wien, S 585–587

6 Brennwald J, Pfeiffer KM (1980) Radiusfraktur loco classico Ther Umsch 37·743

7 Brunner CF, Weber BG (1981) Besondere Osteosynthesetechniken Springer, Berlin Heidelberg New York, S 192–193

8 Cooney WP, Linscheid RL, Dobyns JH (1971) External pin fixation for unstable colles' fractures J Bone Joint Surg [Am] 61 840–845

9 De Palma AF (1952) Comminuted fractures of the distal end of the radius treated by ulnar pinning. J Bone Joint Surg [Am] 34.651–662

10 Ehalt W (1935) Die Bruchformen am unteren Ende der Speiche und Elle Arch Orthop Unfallchir 35:397–442

11 Frykmann G (1967) Fracture of the distal radius including sequelae-shoulder-hand-finger-syndrom, disturbance in the distal radius ulnar joint and impairment of nerve function A clinical and experimental study Acta Orthop Scand [Suppl] 108 1–153

12 Grana WA, Randel RL (1978) Roger Anderson Device for distal radius fractures Assoc Org Reg Nurs 28 1036

13 Green DP (1975) Pins and plaster treatment of comminuted fractures of the distal end of the radius. J Bone Joint Surg [Am] 57 304–310

14. Jakob RP (1980) Die Distraktion instabiler distaler Radiustrümmerfrakturen mit einem Fixateur externe – ein neuer Behandlungsweg. Z Unfallmed Berufskrankh 73 115–120

15 Martini AK (1986) Die sekundare Arthrose des Handgelenkes bei der in Fehlstellung verheilten und nicht korrigierten distalen Radiusfraktur. Aktuel Traumatol 16:143–148

15a.Nakata RY, Chand Y, Matiko JD, Frykmann GK, Wood VE (1985) External fixation for wrist fractures. a biomechanical and clinical study J Hand Surg [Am] 10·845–851

16. Pfeiffer KM (1987) Einteilung und therapeutische Indikationen der Frakturen am distalen Unterarm. In. Buck-Gramcko D (Hrsg) Frakturen am distalen Radiusende. Hippokrates, Stuttgart, S 15–25

17. Poigenfurst J (1980) Bruche am distalen Unterarmende Einteilung der Bruchformen und Indikation. Hefte Unfallheilkd 148:53–59

18. Rehn J (1965) Behandlungsergebnisse typischer Radiusfrakturen. Chirurg 36.206–211

19 Scharizer E (1975) Berentungsfragen beim handgelenksnahen Speichenbruch. Orthop 4:40–42

20. Verdonk R, Claessens H (1980) Osteosynthese nach Verbrugge bei Smith-Frakturen. Hefte Unfallheilkd 148:96–98

21. Schweiberer L (1973) Frakturen des distalen Radiusendes· Klassifizierung und konservative Behandlung. Langenbecks Arch Chir 334.171–180

22 Weber SC, Szaabo RM (1986) Severely comminuted distal radial fracture as an unsolved problem· complications associated with external fixation and pins and plaster techniques J Hand Surg 11 [A] 157–165

Teil IX

Minifixateur externe

Der Minifixateur externe an der Hand

G. Asche

Arbeitsbereich Handchirurgie, Kreiskrankenhaus, Postfach 380, D-7290 Freudenstadt

Der Fixateur externe wird erst in den letzten Jahren wieder von einigen Chirurgen nicht nur in der Behandlung des Osteomyelitis und der offenen Frakturen angewandt, sondern auch bei geschlossenen Frakturen. Das bisher gängigste Operationsverfahren bei Frakturen an der Hand ist die Stabilisierung mit Kirschner-Drähten oder Drahtnähten bei gleichzeitiger Gipsruhigstellung. Das Einbringen von Schrauben und Platten des Kleinfragmentinstrumentariums ist bei den Weichteilverhältnissen an der Hand, insbesondere an den Fingern, nur in wenigen Fällen möglich.

In der BG-Unfallklinik Frankfurt und jetzt im Kreiskrankenhaus Freudenstadt haben wir den Minifixateur externe seit 1976 in über 200 Fällen zur Anwendung gebracht. Anfangs lag die Indikation vorwiegend bei infizierten Pseudarthrosen. Durch besseres Kennenlernen dieses Osteosyntheseverfahrens wurden die Indikationsbreiten bei uns erweitert.

Der von Jaquet 1975 entwickelte Minifixateur externe ist ein äußerst stabiles und vielseitig anwendbares System. Für eine einfache Montage benötigt man nur wenige Teile. Ein Kugelgriff und ein gleitender Kugelgriff werden auf einen Verbindungsstab gesetzt. Diese Konstruktion in Verbindung mit der Halterung der Knochennägel stellt eine einseitige äußere Rahmenmontage dar. Sie ist in der Regel für die Stabilität der Fingerknochen vollständig ausreichend. Durch den Bewegungsausschlag von 90° im Gelenk des Kugelgriffs und durch die Drehbarkeit der Gelenke sind alle notwendigen Bewegungen des äußeren Rahmens möglich: Beugung, Streckung und Drehung.

Durch die Bewegung des Kugelgriffs auf dem Verbindungsstab werden Distraktion und Kompression ermöglicht. Die Knochennägel können den anatomischen Gegebenheiten entsprechend eingebracht werden. Die enge anatomische Beziehung zwischen Sehnen, Nerven und Gefäßen sowie dem zu stabilisierenden Knochen wird durch die nur 2,0 mm starken Knochennägel nicht beeinträchtigt. Der äußere Rahmen läßt sich in jeder Position den Knochennägeln anpassen, so daß die Frakturreposition auch nach Einbringen der Knochennägel möglich ist. Das System ist in seiner Anwendbarkeit so vielseitig, daß hier keinesfalls alle Möglichkeiten einer Montage aufgezeigt werden können.

Beim Anbringen der Knochennägel muß besonders darauf geachtet werden, daß durch eine kleine Stichinzision zunächst mit einem Kirschner-Draht ein Loch vorgebohrt wird. Dieses Loch ist etwas kleiner als der dann verwendete Knochennagel von 2 mm. Der Knochennagel hat ein selbstschneidendes Gewinde und ver-

Th Stuhler (Ed)
Fixateur externe – Fixateur interne
© Springer-Verlag Berlin Heidelberg 1989

ankert sich fest im Fingerknochen. Zum Einbringen der Knochennägel ist eine
Führungsschablone nicht erforderlich. Auf die eingebrachten Nägel werden nun
die Halterungen und der äußere Rahmen montiert.

Offene Frakturen

Die innere Stabilisierung offener Frakturen birgt immer die Gefahr einer posttraumatischen Osteomyelitis in sich. Ein wesentlicher Faktor für das Auftreten
eines Knocheninfekts ist das im Wundgebiet liegende Metall. Zur richtigen Plazierung dieses Metalls (Platten, Schrauben und Drähte) müssen große Teile der
Fraktur freigelegt werden. Die dadurch entstehenden Durchblutungsstörungen
begünstigen das Auftreten von Infektionen. Verwendet man nur Kirschner-Drähte, resultiert oft eine instabile, infektgefährdete Osteosynthese, die zusätzlich mit
einem Gipsverband ruhiggestellt werden muß. Hierdurch ist dann noch die Pflege
der Wunden erschwert.
     Mit dem Minifixateur externe stabilisierte Frakturen bedürfen keiner zusätz-
lichen Gipsruhigstellung, die Wundverhältnisse sind hier leicht zu kontrollieren.

Geschlossene Frakturen

Das einfache und schnelle Anbringen des Minifixateur externe veranlaßte uns,
dieses System auch bei geschlossenen Frakturen anzuwenden. Insbesondere eig-
nen sich hier Trümmerfrakturen sowie die schwer oder gar nicht zu stabilisierenden gelenknahen Frakturen. Durch Zug an dem das Gelenk umgebenden Bandapparat lassen sich die Fragmente geschlossen reponieren. Eine gelenküberbrük-
kende Stabilisierung wird nur bei den gelenknahen Frakturen durchgeführt. Die
Behandlung erfolgt in den meisten Fällen ambulant. Da im Gegensatz zur konservativen Behandlung ein Verrutschen der Fragmente nicht möglich ist, kann die
Anzahl der röntgenologischen Verlaufskontrollen auf ein Minimum reduziert
werden. Einigen Patienten war es trotz liegender Montage, bei der Kleinheit und
Stabilität des Systems, möglich, wieder frühzeitig die Arbeit aufzunehmen.

Gelenknahe Frakturen

Noch überzeugender erschien uns die Anwendbarkeit des Minifixateurs bei gelenknahen Frakturen. Sie stellten in ihrer Stabilisierungsmöglichkeit ein besonde-
res Problem dar. Man tolerierte wegen dieser Schwierigkeiten oft erhebliche Fehlstellungen oder war gezwungen, eine offene Reposition vorzunehmen. Wer die
Problematik der offenen Reposition und Stabilisierung der gelenknahen Frakturen kennt, weiß von den Schwierigkeiten, die auftreten können.
     Durch die Anwendung des Minifixateur externe sind hier Therapiemöglich-
keiten entstanden, durch die nachgewiesen wurde, daß verbleibende Fehlstellungen nicht mehr toleriert werden müssen.

Pseudarthrosen

Bei der Behandlung von Pseudarthrosen ist nicht nur die Spongiosaplastik erforderlich, sondern auch das Einbringen einer intrafragmentären Kompression. Diese Kompression wird bei der inneren Osteosynthese sehr schnell abgebaut. Grund hierfür ist die Elastizität des Knochens. Mit dem Minifixateur externe läßt sich während der Heilungsphase der interfragmentäre Druck durch Nachregulierung am Minifixateur aufrecht erhalten – eine Möglichkeit, über die kein inneres Stabilisierungsverfahren verfügt.

Wir konnten auf diese Weise zahlreiche Pseudarthrosen an den Fingern in durchschnittlich 8–10 Wochen nach zusätzlicher Spongiosaplastik zur Ausheilung bringen.

Infizierte Pseudarthrosen

Die infizierten Pseudarthrosen waren bisher am Finger kaum ausreichend zu behandeln. Die Amputation des Fingers war oft die notwendige Konsequenz.

Bei der Behandlung der Osteomyelitis ist folgendes zu beachten:

1. Die schnelle Sanierung des Infekts. Dies wird möglich nach einer sorgfältigen Sequestrotomie und durch hochdosierte lokalantibiotische Behandlung mit dem für Infektionen an der Hand entwickelten Gentamicin-PMMA-Miniketten.

2. Die schonende Stabilisierung mit dem Minifixateur externe. Das infektbegünstigende Metall liegt bei dieser Stabilisierung außerhalb der Pseudarthrose. Der äußere Rahmen erlaubt während der Behandlung die Bewegung der benachbarten Gelenke. Der bei einer Gipsruhigstellung meist nachfolgende Gesamtschaden der Hand bleibt auf ein Minimum beschränkt.

Metakarpale Frakturen

Metakarpale Frakturen führen nicht selten zu einer Verkürzung der Mittelhandknochen oder zu einer Ausbildung von Drehfehlern. Die zu Beginn im Gipsverband guten Repositionsergebnisse lassen sich über lange Zeit nicht immer erhalten.

Auch hier ist der Minifixateur ein gutes Hilfsmittel. Die offene Reposition und innere Stabilisierung führen wir nur bei langen Schrägfrakturen durch. Bei der Verwendung des Minifixateur externe haben wir weder Narbenbildungen noch Verklebungen des Streckapparats gesehen. Die Stabilisierung ist besonders geeignet bei Frakturen des I. und V. Mittelhandknochens. Inzwischen haben wir auch sehr gute Behandlungsergebnisse bei geeigneten geschlossen zu reponierenden *Bennett-Frakturen* gesehen.

Zusammenfassung

In Zusammenarbeit mit dem Erasme-Hospital in Brüssel und dem Brugmann-Hospital in Brüssel haben wir die bisher 500 behandelten Minifixateurfälle statistisch ausgewertet.

Die Nagelinfektionsrate lag bei 1%. Die anatomische Wiederherstellung der Finger bei freier Funktion der Gelenke betrug 88%. Bewegungseinschränkungen wurden, auch bei Einbeziehung der schwersten Fingerverletzungen, in nur 12% gesehen.

Der Minifixateur externe sollte aufgrund seiner leichten Handhabung nicht nur in Risikofällen angewendet werden. Die geringen Komplikationen rechtfertigen es, den Minifixateur externe auch bei geschlossenen Frakturen anzubringen. Die äußere Stabilisierung stellt somit eine Bereicherung im therapeutischen Vorgehen des Handchirurgen dar.

Die funktionelle Behandlung der Frakturen des Handskeletts mit dem Minifixateur externe

M. Echterhoff und H. Bülhoff

Chirurg. Abt., St. Barbara-Hospital, D-4390 Gladbeck

In der Behandlung der Frakturen des Handskeletts gilt – noch mehr als bei den unteren Extremitäten – die Zielsetzung, die Funktion der Hand möglichst vollständig wiederherzustellen.

Die komplexe Verstrickung der Bewegungsabläufe der Finger und des Daumens zwingt uns eigentlich zu einer frühfunktionellen Therapie.

Von 1980–1986 haben wir im St. Barbara-Hospital Gladbeck alle Frakturen der Hand, außer der Endgliedfrakturen, mit dem Minifixateur nach Jaquet behandelt (Tabelle 1).

Von 39 Patienten wurden 30 wegen einer Fraktur der Mittelhand, eines Fingergrundgliedes oder -mittelgliedes mit Minifixateur behandelt. Bei den übrigen 9 Patienten wurde zweimal eine primäre Arthrodese durchgeführt, die restlichen 7 Patienten mußten sich einem sekundären Eingriff unterziehen.

An Komplikationen traten auf (Tabelle 2): 3 Weichteilinfekte um den Knochenpin, 1 fraglich verzögerte Knochenbruchheilung, 2 Frakturen, die nachreponiert werden mußten.

Tabelle 1. Frakturen der Hand (außer Endgliedfrakturen), die in der Zeit von 1980–1986 mit dem Minifixateur nach Jaquet behandelt wurden

Diagnose		n	%
Geschlossene Fraktur		17	
Einfach	4		
Trümmer	13		
Offene Fraktur		13	
Einfach	9		
Trümmer	4		
		30	87,1
Aseptische Pseudarthrose		3	7,7
Infizierte Pseudarthrose		1	2,5
Septische Arthritis		2	5,1
Infizierte Osteosynthese*		1	2,5
Primäre Arthrodese		2	5,1
		9	22,9
Gesamt		39	100,0

Th Stuhler (Ed)
Fixateur externe – Fixateur interne
© Springer-Verlag Berlin Heidelberg 1989

Tabelle 2. Komplikationen der behandelten Frakturen aus
Tabelle 1 ($n = 39$)

Minifixateur

	N	%
Pinlockerung	0	0
Pin-Weichteil-Infekt	3	7,7
Pinkanaleffekt (Pintractinfektion)	0	0
Gefäß-Nerven-Läsion	0	0
Verzögerte Bruchheilung	1 (?)	2,5
Pseudarthrose	0	0
Nachreposition	2	5,1
Gesamt	6	15,3
Ohne Komplikationen	33	84,7

Tabelle 3. Greiffunktion der nachuntersuchten Fälle ($n = 30$)

Verletzungsart	Bewertung								
	Sehr gut		Gut		Befriedigend		Schlecht		Gesamt
	n	%	n	%	n	%	n	%	n
Einfache Bruchform, geschlossen	12	100	–	–	–	–	–	–	12
Trümmerfraktur, geschlossen	2	100	–	–	–	–	–	–	2
Einfache Bruchform, offen	2	50	2	50	–	–	–	–	4
Trümmerfraktur, offen	3	42,9	2	28,6	2	28,6	–	–	7
Sonstige	3	60,0	1	20,0	1	20,0	–	–	5
Gesamt	22	73,3	5	16,7	3	10,0	–	–	30

Pinlockerung, Bohrkanalinfekte, Gefäß-Nerven-Läsionen oder Pseudarthrosen wurden dabei nicht beobachtet.

Ohne Komplikation verliefen 33 (84,7%) Behandlungsverläufe. Entgegen der dynamischen Fixateurbehandlung des Unterschenkels wurden die Montagen an den Phalangen nicht dynamisiert.

Die funktionelle Behandlung beginnt am 1. postoperativen Tag. Bei gelenküberschreitender Fixierung werden die benachbarten Gelenke und Finger aktiv bewegt.

Von den 39 Patienten konnten 30 nachuntersucht werden. Hier interessierte uns hauptsächlich die Greiffunktion der betroffenen Hand sowie die Bewegungsausmaße des betroffenen Fingers bzw. Daumens. Die Bewegungsbewertung an Daumen und Langfingern erfolgte nach einem Punkteschema nach Buck-Gramcko et al. [1]: 14–15 Punkte ergaben eine sehr gute Bewegungsbewertung, 11–13 Punkte eine gute, darunterliegende Werte eine befriedigende bzw. schlechte Bewegungsbewertung. Nach den gleichen Kriterien wurde die Greiffunktion auf-

Tabelle 4. Bewegungsausmaß der nachuntersuchten Fälle ($n = 30$)

Verletzungsart	Bewertung								
	Sehr gut		Gut		Befriedigend		Schlecht		Gesamt
	n	%	n	%	n	%	n	%	n
Einfache Bruchform, geschlossen	12	100	–	–	–	–	–	–	12
Trümmerfraktur, geschlossen	1	50	1	50	–	–	–	–	2
Einfache Bruchform, offen	4	100	–	–	–	–	–	–	4
Trümmerfraktur, offen	3	42,9	2	28,6	–	–	2	28,6	7
Sonstige	3	60,0	–	–	–	–	2	40	5
Gesamt	23	76,7	3	10,0	–	–	4	13,3	30

Tabelle 5. Behandlung der Frakturen des Handskeletts

	Vorteile	Nachteile
Konservativ	Geschlossene Methode Infektrisiko gering	Benachbarte Finger ruhiggestellt Schlechte Achsenkontrolle Schlechte Weichteilkontrolle Schwierige Rehabilitation bei Direktquetschtrauma
Operative Osteosynthese	Anatomische Achsen Eventuell frühfunktionell	Infektrisiko Operative Metallentfernung Weichteile bei Direktquetschtrauma Eventuell Ruhigstellung benachbarter Finger Operationszeitaufwand Nur versierter Operateur

geschlüsselt (Tabelle 3). Wie wir Tabelle 4 entnehmen können, resultierten bei mehr als ¾ des Patientengutes eine sehr gute bis gute Beweglichkeit der betroffenen Finger. Bei den insgesamt 4 Patienten mit schlechten Bewegungsmaßen handelt es sich um 2 Patienten, bei denen nach einer offenen Trümmerfraktur primär eine Arthrodese durchgeführt werden mußte, sowie 2 Patienten, bei denen sekundär wegen einer septischen Arthritis ebenfalls eine Arthrodese durchgeführt werden mußte. Die schlechte Greiffunktion besteht bei den Patienten, bei denen eine Arthrodese durchgeführt wurde.

Was wir für die untere Extremität, insbesondere den Unterschenkel, fordern, gilt im besonderen für die Hand:

Im Vordergrund stehen bei einer Verletzung die Weichteile, mit der Frakturheilung kommen wir normalerweise gut zurecht. Fixierende Verbände im Bereich der Hand, wie z. B. nach Iselin u. Iselin [2] oder Mommsen [3], zwingen in den meisten Fällen zu einer Ruhigstellung bzw. Bewegungseinschränkung benachbarter Finger. Da Handverletzungen überwiegend durch ein nicht unerhebliches direktes Trauma entstehen, kommt es primär oder sekundär zu Weichteilschäden,

Tabelle 6. Behandlung der Frakturen des Handskeletts

Minifixateur	
Vorteile	Nachteil
Geschlossene Methode	Pin-Weichteil-Infekt
Infektrisiko gering	
Frühfunktionell	
Benachbarte Finger frei	
Optimale Weichteilkontrolle	
Weichteiltherapie	
Geringer Operationszeitaufwand	
Ambulante Pinentfernung	
Achsenkorrektur möglich	

auch wenn es sich „nur" um ein Ödem handelt. Diese Weichteilschäden können in einem fixierenden Verband gar nicht oder nur ungenügend kontrolliert werden. Der Weichteilschaden kann hierdurch sogar iatrogen verschlimmert werden.

Ein operatives offenes Vorgehen mit Osteosynthese garantiert in der Regel eine anatomische Achsenwiederherstellung. Aber auch hier limitieren Weichteilschäden häufig die operativen Möglichkeiten. Fixierende Verbände sind auch hier nicht immer unumgänglich (Tabelle 5).

Bei der Behandlung der Frakturen des Handskeletts geben wir dem Minifixateur den Vorzug, da es sich um eine geschlossene Frakturbehandlung, außer bei Gelenkfrakturen, handelt, weil das iatrogene Infektionsrisiko sehr gering gehalten werden kann und wir eine optimale Wund- und Weichteilkontrolle haben sowie frühfunktionell behandeln können, sofern keine gelenkübergreifende Fixierung notwendig ist (Tabelle 6). Achsenkorrekturen können jederzeit ohne Aufwand durchgeführt werden, der operative Zeitaufwand ist sehr gering, und die Entfernung der Knochenstifte kann ambulant erfolgen.

Literatur

1. Buck-Gramcko D, Dietrich FE, Gögge S (1976) Bewertungskriterien bei Nachuntersuchungen von Beugesehnenwiederherstellungen. Handchirurgie 8:65–69
2. Iselin M, Iselin F (1967) Traité de chirurgie de la main. Flammarion, Paris
3. Mommsen F (1954) Muskelphysiologie der Fingerstrecker und Verbandbehandlung des Strecksehnenabrisses am Endgelenk. Zentralbl Chir 79:265

Indikationen und Möglichkeiten des Minifixateurs

F. Kleinfeld

Chirurg. Klinik II, Stadtkrankenhaus, Postfach 2545, D-8510 Fürth

Überblick

Seit 1976 gibt es den Minifixateur externe. Er wurde zunächst von Burny eingeführt und bot für eine Vielzahl von Verletzungen eine risikoarme sowie erfolgver-
sprechende Behandlungsmöglichkeit. Der Minifixateur ersetzt aber, worauf
Asche auch schon hingewiesen hat, keineswegs bewährte Osteosyntheseverfahren.

Vielmehr kommt sein voller Wert erst in Kombination von klassischer Anwendung und Minifixateur zum Tragen. Wir behandelten zunächst überwiegend
offene Frakturen und Luxationsfrakturen in Analogie zur Indikationsstellung an
den unteren Extremitäten. Das Spektrum der Anwendungen hat sich in der letzten Zeit erheblich erweitert. Während wir anfangs auch Frakturen in Mittelhand
und Handgelenkbereich mit dem Minifixateur in einigen Fällen versorgten, sind
wir hiervon, nachdem es den Midifixateur gab, abgewichen. Die Stabilität war
nicht ausreichend, ergänzende Gipsverbände waren immer erforderlich.

Indikationen

Aus bislang 52 Anwendungen können die Indikationen dargestellt werden. Offene Frakturen stellen nach wie vor eine gute Indikation zur Anwendung des Minifixateurs dar. Eventuell sind Kombinationen mit üblichen Osteosynthesen,
meist Minimalosteosynthesen, sehr wertvoll. Geschlossene Frakturen, die besonders im Gelenkbereich durch Zug reponierbar sind, stellen ebenfalls eine gute Indikation für die Minifixateur-externe-Behandlung dar.

Als besonders wertvoll hat sie sich uns bei der Behandlung der instabilen Luxationsfraktur an den Fingergelenken erwiesen. Diese Brüche sind erfahrungsge-
mäß leicht zu reponieren, reluxieren jedoch unter dem Sehnenzug rasch sekundär.

In fast allen diesen Fällen konnten wir mit gelenkübergreifenden Montagen,
mitunter in Kombination mit Bohrdrahtosteosynthesen, gute Ergebnisse erzielen.
Diese Frakturen haben mit der Einführung des Minifixateurs bessere Heilungs-
chancen. Knochenbrüche mit erheblichen zusätzlichen Weichteilschäden und Ne-
benverletzungen können vielfach mit dem Minifixateur befriedigend behandelt
werden. Durch die kleinen Halbschrauben kommt es zu kaum ins Gewicht fallen-

Th Stuhler (Ed)
Fixateur externe – Fixateur interne
© Springer-Verlag Berlin Heidelberg 1989

den zusätzlichen Traumatisierungen, die Verletzungswunden können gut beurteilt und behandelt werden. Infizierte Pseudarthrosen, Gelenkinfektionen und Osteomyelitiden sind weitere Indikationen. Wir sahen nur selten solche Fälle, haben aber die wenigen erfolgreich therapieren können.

In vereinzelten Fällen hat sich die temporäre Stabilisierung von Fingern untereinander bei Stiellappenplastiken bewährt. In 2 Fällen haben wir bei pathologischen Fingerfrakturen die Tumoren ausgeräumt, den Knochen wieder aufgebaut und während der Heilungsphase konnten die Kräfte des Fingers ohne Schwierigkeiten mit Hilfe des Minifixateurs bei guter Restmobilität gehalten und neutralisiert werden.

Denkbar wäre auch der Einsatz im Rahmen von Korrekturosteosynthesen, mit denen wir aber keinerlei Erfahrung haben.

Vorteile des Minifixateurs

Bei kooperativen Patienten und bei entsprechender Anleitung sind Gipsverbände praktisch nie nötig, höchstens in den ersten Tagen. Durch ein Minimum an ruhiggestellten Gelenken ist die Frühmobilisierung der Resthand gewährleistet, worauf nach Abnahme des Systems meist relativ rasch eine Wiedererlangung der guten Funktion resultiert. Unfall- und operationsbedingte Wunden sind leicht zu kontrollieren und zu behandeln. Wesentlich ist, daß sekundäre Korrekturen leicht möglich und die Achsenstellung der Phalangen sehr exakt überprüfbar sind.

Offene Osteosynthesen an den Phalangen sind nicht immer einfach zu operieren, und der potentielle Schaden bei insuffizientem Vorgehen ist vielfach irreparabel. Auch aus dieser Sicht erscheint mir der Minifixateur als ein risikoarmes Verfahren, welches auch in der Hand eines handchirurgisch noch weniger Erfahrenen gute Ergebnisse zu bringen vermag.

Nachteile des Minifixateurs

In einigen Fällen sahen wir sekundäre Dislokationen, einmal waren es uneinsichtige Patienten, die die Stabilität des Systems grob überschätzt hatten, zum anderen war es z. B. versehentliches Anstoßen an Möbelkanten. Bei der erstgenannten uneinsichtigen Gruppe waren wir gezwungen, nach neuerlicher Reposition einen ergänzenden Gipsverband anzulegen, was nicht im Sinne des Systems ist, aber unumgänglich war. Bei den anderen Patienten war es nach Reposition und einem vorsichtigen Verhalten von seiten des Patienten unproblematisch, die Behandlung zu Ende zu bringen.

Die Patienten müssen weiterhin sorgfältig angeleitet werden, wie sie mit dem System umzugehen haben, und wie sie es zu pflegen haben. Auch gehört eine engmaschige ärztliche Kontrolle unbedingt zum Behandlungsplan. Bohrlochinfektionen haben wir nur in 2 Fällen gesehen, d. h. viel weniger zahlreich als bei vergleichbaren Fallzahlen an der unteren Extremität.

Bei sekundären Einsteifungen durch entzündliche Verklebungen, besonders am Streckapparat der Finger, gibt es Probleme bei der Nachbehandlung. Durch seitliches Einbringen der Knochennägel kann diese Gefahr jedoch deutlich reduziert werden.

Zusammenfassung

Der Minifixateur externe ist sicherlich kein Allheilmittel für Verletzungen am Handskelett. Wir müssen uns auch davor hüten, neue, vielleicht auf den ersten Blick bestechende Behandlungsverfahren als die einzig richtigen anzusehen. Die Aufgabe des behandelnden Arztes ist es, alle dem Operateur bekannten und von ihm beherrschten Möglichkeiten in sein Therapiekonzept einzubeziehen, um schließlich durch kritisches Abwägen das im individuellen Fall beste Verfahren einzusetzen. Kombinationen verschiedener Verfahren ergänzen sich hierbei vielfach. Wir sollten keine medizinischen Glaubensbekenntnisse dogmatisch vertreten, sondern den uns anvertrauten Patienten eine optimale Therapie zukommen lassen. Der Minifixateur ist sicherlich eine der besten Maßnahmen, auf die wir zurückgreifen können.

Der bewegliche Fixateur externe von Hill Hastings

C. Wulle

Handchirurgie, Kliniken Dr. Erler, Kontumazgarten 4–18, D-8500 Nürnberg

Der Fixateur externe von Hill Hastings stellt eine weitere Indikation zur Anwendung des Fixateur externe dar.

Bisher wurde der Fixateur externe zur Stabilisierung einer Fraktur, Pseudarthrose, einer Osteoarthritis oder zur Verlängerung eines Knochens verwendet.

Bei Anwendung in der Nähe von Gelenken wird aber auch Beweglichkeit verlangt. Gerade am Fingermittelgelenk gilt es, intraartikuläre Trümmerbrüche zu reponieren, zu stabilisieren, andererseits aber die Gelenkbeweglichkeit aufrechtzuerhalten. Dies ist mit dem heutigen Fixateur externe nicht gleichzeitig möglich.

Hill Hastings stellte seine Untersuchungen, klinische Beispiele und Ergebnisse zur Verfügung. Eigene Erfahrungen liegen nicht vor.

Es sollte ein Fixateur externe konstruiert werden, der

1. eine Distraktion zur Fragmentadaptation durch kapsuloligamentären Druck oder Periostzug erlaubt (Abb. 1 a, b),
2. eine Verschiebung in dorsopalmarer Richtung sowie
3. eine sofortige aktive und passive Bewegung ermöglicht (Abb. 1 c).

Durch experimentelle, klinische und röntgenologische Untersuchungen konnte die bekannte Bewegungsachse an einer punktförmigen Stelle im proximalen Bandbereich zwischen den dorsalen und palmaren Fasern des Kollateralligaments lokalisiert werden. Es wurde also ein Fixateur externe mit proximalem Scharnier konstruiert. Er bestand aus dem proximalen axialen Pin durch das Grundgliedköpfchen und 2 distalen am Mittelglied (Abb. 2 a). Im Gerät kann die Distraktion oder Kompression und die radioulnare oder dorsopalmare Verschiebung erfolgen. Die Streckung und Beugung wird um den axialen Pin ausgeführt (Abb. 2 b).

Durch die aktiven und passiven Bewegungen wirken erhebliche Kräfte auf den axialen Pin, so daß hier, wie zu erwarten, Lockerungen auftraten. Es wurde deswegen ein neues Gerät konstruiert und zur Unterstützung des alten Pins im Grundglied 2 zusätzliche Pins (jetzt Schrauben) eingebracht (Abb. 3 a). Durch den äußeren Spanner, der einseitig oder beidseitig montiert werden kann, werden Grund- und Mittelglied gegeneinander fixiert, wobei die Beweglichkeit frei bleibt (Abb. 3 b).

Die Scharnierbewegung läuft um den proximalen Pin, der durch die Lasche seitlich am Grundglied stabilisiert ist.

Th Stuhler (Ed)
Fixateur externe – Fixateur interne
© Springer-Verlag Berlin Heidelberg 1989

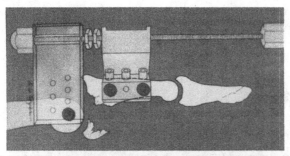

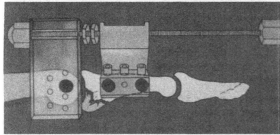

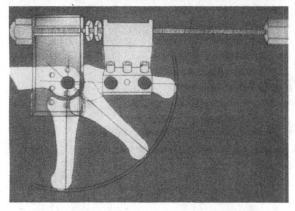

Abb. 1 a–c. Schema des beweglichen Fixateur externe von Hill Hastıngs

Es wurden 5 Patienten mit geschlossener Reposition und Stabilisierung im Fixateur externe behandelt. Bei 3 Patienten war die offene Reposition erforderlich.

Der Fixateur externe kann dabei allerdings gering die interne zusätzliche Fixierung behindern. Durch den Fixateur externe war die postoperative Therapie jedoch möglich unter Verhinderung einer Ulnar- oder Radialabweichung bzw. einer Dorsal- oder Palmarachsknickung oder einer Kompression. Am Ende der Behandlung waren die Patienten schmerzfrei. Es bestand kein Reiben im Gelenk, keine Achsenabweichung bei guter Stabilität und Bewegung. An Komplikationen wurden die Lockerung beschrieben und eine Sekretion an 4 von 18 Pins mit geringer Ganginfektion, die die Entfernung zwischen dem 22. und 28. postoperati-

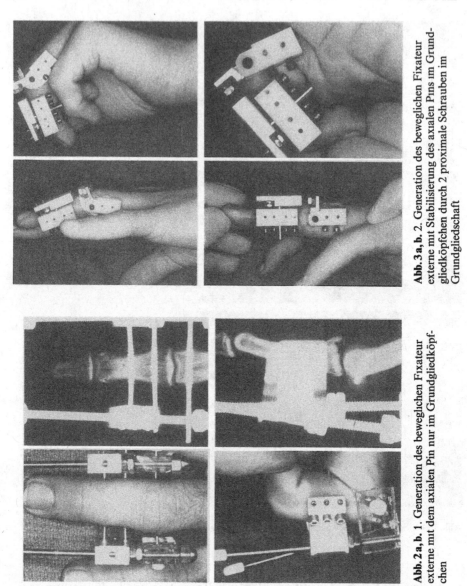

Abb. 3 a, b. 2. Generation des beweglichen Fixateur externe mit Stabilisierung des axialen Pins im Grundgliedköpfchen durch 2 proximale Schrauben im Grundgliedschaft

Abb. 2 a, b. 1. Generation des beweglichen Fixateur externe mit dem axialen Pin nur im Grundgliedköpfchen

ven Tag erforderlich machte. Das funktionelle Ergebnis war dadurch nicht beeinträchtigt.

Die Anwendungsmöglichkeiten seines Modells sieht Hill Hastings bei der
- offenen und geschlossenen intraartikulären Mittelgliedbasisfraktur,
- der Eaton-Plastik (Arthroplastik durch Verschiebung der palmaren Knorpelplatte),
- Osteoarthritis.

Diskussion

Beispiel Fuß

W. Schilling[1]*:* Der Minifixateur nach Jacquet zeichnet sich durch hohe Eigenstabilität und leichte Handhabung aus. Bei Osteotomien auch kleiner Knochen ist er verwendbar und erlaubt, auf eine Gipsfixierung zu verzichten. Er kam bei 2 Kindern mit einem kongenitalen Hallux varus zur Anwendung.

Beide Mädchen hatten einen Hallux varus mit einem kurzen runden Metatarsale I, entsprechend dem Typ II nach Mestern.

Das eine Mädchen war 2,6 Jahre alt, als es zu uns kam. Die Bilder zeigen ein verplumptes Metatarsale I und eine Varusstellung der Großzehe, links ausgeprägter als rechts (Abb. 1 a, b).

Bei der Operation wurde die Kapsel des Großzehengrundgelenks medial eröffnet, das Metatarsale I subperiostal dargestellt. Dann wurden proximal und distal je 2 Schraubendrähte unter Schonung der Wachstumsfugen zunächst parallel eingebracht und das Metatarsale schräg osteotomiert. Nach medialem Öffnen von 30° und Verlängerung von 10 mm wurde ein Beckenkammspan eingesetzt. Das postoperative Röntgenbild zeigte eine korrekte Ausrichtung der Großzehe (Abb. 1 c). Auch 6 Monate und 1,8 Jahre nach Entfernen des Fixateurs stand die Großzehe ausgerichtet. Die Relation der Länge des Metatarsale I zu den übrigen Metatarsalia zeigte die angestrebte bogenförmige Linienführung der Grundgelenke (Abb. 1 d, e). Vier Jahre nach der Operation fand sich eine griechische Fußform mit leichter Valgusstellung der Großzehe im Grundgelenk (Abb. 1 f).

Auf der linken Seite sollte in gleicher Weise vorgegangen werden. Es kam jedoch zu einer Störung des Wachstumsknorpels. Die relative Länge des Metatarsale I blieb gegenüber der rechten Seite zurück. Im Alter von 6 Jahren lag die Großzehenspitze in Höhe des proximalen Interphalangealgelenks der 2. Zehe. Durch eine erneute Verlängerung mit dem Minifixateur und das Dazwischensetzen eines 13 mm langen Beckenkammspans konnte die Großzehenspitze bis zum distalen Interphalangealgelenk der 2. Zehe verlängert werden. Das Köpfchen des Metatarsale zeigte jedoch intraoperativ erhebliche Knorpeldestruktionen. Als das Kind ein Jahr später erneut vorgestellt wurde, fand sich eine im Grundgelenk überstreckte Valgusstellung der Großzehe mit Funktionseinschränkung, insbesondere der Plantarflexion (Abb. 1 f). Es wurde versucht, durch Schienenbehandlung und Krankengymnastik die Funktion zu verbessern.

---

[1] Orthopäd. Universitätsklinik, Albert-Schweitzer-Str. 33, D–4400 Münster.

Th Stuhler (Ed)
Fixateur externe – Fixateur interne
© Springer-Verlag Berlin Heidelberg 1989

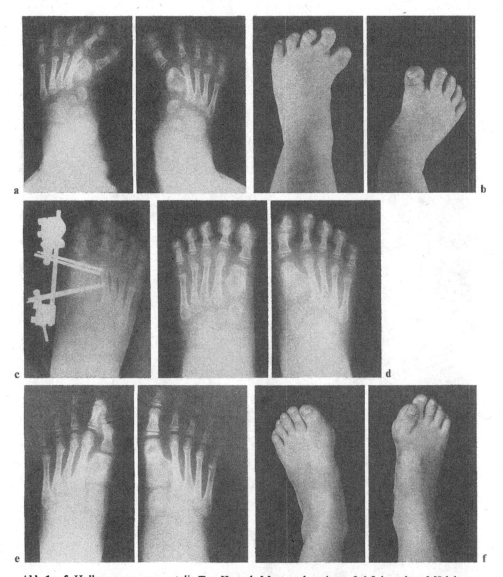

Abb. 1 a–f. Hallus varus congenitalis Typ II nach Mestern bei einem 2,6 Jahre alten Mädchen. **a,b** Röntgenbild und Aufnahme beider Füße präoperativ. **c** Postoperatives Röntgenbild nach Metatarsale-I-Osteotomie mit Jaquet-Fixateur. **d,e** Röntgenbild im Stehen, 6 Monate und 1,8 Jahre nach Korrekturosteotomie des Metatarsale I. **f** 4 Jahre nach Korrektur und 1 Jahr nach Reoperation links

Bei dem zweiten Kind war eine überzählige Zehe (Abb. 2a) im Alter von 6 Wochen reseziert worden. Bei der Vorstellung in der hiesigen Klinik im Alter von 1,2 Jahren (Abb. 2b, c) war die Adduktionsfehlstellung der linken Großzehe und der weite Raum zwischen der 1. und 2. Zehe unübersehbar. Im Alter von 1,5 Jahren führten wir eine Schrägosteotomie des Metatarsale I durch und setzten einen

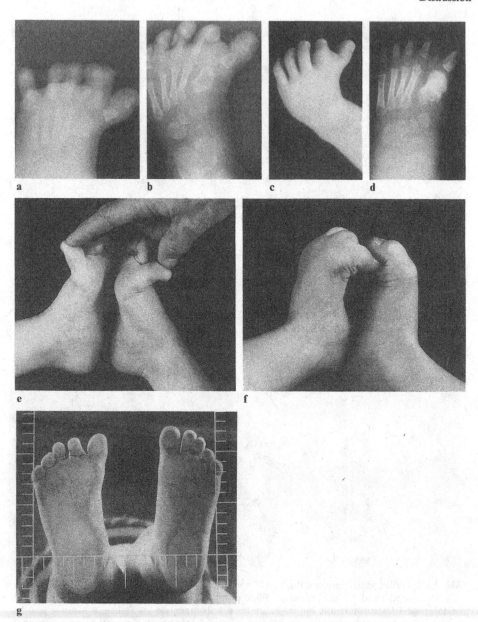

Abb. 2 a–g. Hallux varus congenitus links, Typ II nach Mestern. **a** Im Alter von 6 Wochen; **b, c** im Alter von 1,2 Jahren; **d** im Alter von 1,6 Jahren, unmittelbar nach Entfernen des Mınıfixateurs nach Jaquet und 4 Wochen nach Korrekturosteotomie, **e–g** 2 Jahre nach Korrekturosteotomie endgradige Einschränkung der Dorsalextension und leıche Adduktion der lınken Großzehe

30°-Keil aus dem Beckenkamm dazwischen. Die Stabilisierung erfolgte durch den Minifixateur, der 4 Wochen belassen wurde (Abb. 2 d). Trotz Verlängerung des M. adductor hallucis bestand 2 Jahre später noch eine Adduktionsstellung des Vorfußes (Abb. 2 e–g). Funktionell war das Ergebnis zufriedenstellend, trotz endgradiger Einschränkung der Dorsalflexion im Großzehengrundgelenk.

Der Minifixateur nach Jacquet wurde bei 2 Kleinkindern mit kongenitalem Hallux varus angewendet. Intraoperativ erlauben die Schraubdrähte eine sichere Korrektur. Die Eigenstabilität des Gerätes macht einen Gips entbehrlich. Behandlungsergebnisse bis 5 Jahre nach der Operation wurden demonstriert.

Beispiele Hand

Lanz[2]*:* Erweiterte Indikationen: Der Fixateur externe eignet sich hervorragend zur Knochenstabilisierung, könnte m. E. aber auch häufig zur Weichteilstabilisierung verwendet werden. Hier eine Amputationsverletzung des Unterarmes. Die Knochenstabilisierung erfolgt mit Platten, was in diesem Fall relativ einfach ist, weil man den Knochen mit der oszillierenden Säge kürzen kann und einen wirklich günstigen Zugang zu den Knochen hat. Für die Zeit der Sehnenheilung ist es aber wichtig, das Handgelenk ruhigzustellen, damit man nicht von außen mit einem Gipsverband oder einer anderen Schiene stabilisieren muß und daß man einen ordentlichen Zugang zu den Wunden hat. Hier hilft ein handgelenküberspannender Fixateur ausgezeichnet.

Im folgenden ein Fall, der von Büchle in Bern operiert wurde und einige Prinzipien vorzüglich demonstriert. Es handelt sich um eine Basisfraktur der Mittelphalanx mit Impression und Subluxation. Hier war es bisher sehr schwierig, eine vernünftige Reposititon und Prävention zu halten. Mit der äußeren Stabilisierung mit einem Mini-Fixateur externe gelingt die Fixation nach einer Reposition und nach einer Spongiosaplastik sehr gut.

Über den Wert der Spongiosaplastik ist schon gesprochen worden. Ich möchte nochmals betonen, daß nicht nur bei Radiusfrakturen, wo durch die Kompression eine echte Knochenlücke auftritt, sondern auch an solchen Fingermeißelfrakturen ein echter Defekt nach der Reposition entsteht.

Das Prinzip der Operation ist hier dargestellt: Eine Impressionsfraktur der Gelenkfläche der Mittelphalanx; es wird ein Kortikalisfenster gehoben, von innen wird praktisch die Gelenkfläche wieder ausgeschlagen (wie ein eingedellter Kotflügel am Auto), dann wird eine Spongiosaplastik durchgeführt und der Deckel wieder daraufgeschraubt und das Ganze wird mit einem Fixateur externe überspannt.

Zu sehen ist die eröffnete Fraktur, das eingestauchte Fragment, das hier über den Kortikalisdeckel gehoben wird, das Ausbeulen der Gelenkfläche, die Spongiosaplastik und schließlich die Fixation des Kortikalisfragmentes mit einer Schraube. Das Ganze wird mit dem Fixateur externe überspannt; damit lassen sich äußerst schwierige Gelenkfrakturen doch einigermaßen günstig wieder in Ordnung bringen, wenngleich auch Büchle meint, daß er den dynamischen Fixateur von Hastings sehr gerne dazu gehabt hätte.

---

[2] Handchirurg. Abt., Chirurg Universitätsklinik Würzburg, Josef-Schneider-Str. 2, D–8700 Würzburg.

Eine weitere Indikation in der Handchirurgie ist die Verlängerung von Daumen oder von Fingern. Es handelt sich um ein 6jähriges Mädchen, das in den Fleischwolf gelangt hat. Vorläufiges Ergebnis: Man sieht, daß praktisch nur noch das Metacarpale I vom Daumen steht, es wird verlängert, insgesamt konnten 2 ½ cm dadurch gewonnen werden. Man kann bei Kindern warten, bis sich diese Lücke spontan mit Knochen überbrückt hat. Man kann aber den Heilungsverlauf auch dadurch beschleunigen, daß man ein Metacarpale, das 2. Metacarpale verwendet, um es in die Lücke einzupassen. Bei gleicher Gelegenheit kann man eine Z-Plastik zur Vertiefung der ersten Zwischenfingerfalte durchführen und hat dann einen doch deutlich verlängerten Daumenstrahl.

Dabei müssen allerdings die dynamischen Kräfte der Hand miteinbezogen werden.

Ein anderer Fall, bei dem ebenfalls eine Daumenverlängerung nach dieser Methode vorgenommen wurde. Man sieht, daß hier die Sesambeine des Grundgelenkes noch stehen. Hier inserieren nämlich noch die Tenarmuskeln, insbesondere der M. adductor policis.

Es wird langsam gedehnt und 3 cm Länge gewonnen, aber durch den Zug des M. adduktor policis ist eine Adduktion des proximalen und des distalen Fragmentes entstanden. Ich glaube daher, daß man in solchen Fällen eine dreidimensionale Montage doch vorziehen sollte, wobei das Metacarpale I gegen das Metacarpale II abgespreizt wird.

Schließlich noch eine dritte Indikation: Der Fixateur externe an den Fingern als temporäre Stabilisierung bei Defektfrakturen. Man sieht die Hand eines Patienten mit einer Kreissägenverletzung, Amputation des Daumens nach Replantationsversuch. Am Zeigefinger wurde primär nur eine Ausrichtung der Achse, hier eine Defektfraktur, mit diesem Finger durchgeführt.

Wir haben primär an dem Zeigefinger nichts mehr gemacht, denn nachdem der Daumen verloren war, eignet sich dieser doch stark lädierte Zeigefinger ausgezeichnet als Daumenersatz. Hier wird die Pollizisation durchgeführt, die Interossii-Muskulatur wird inseriert. Ergebnis: knöcherner Zustand und der funktionelle Endzustand.

Stankovič[3]*:* Der 1. Patient hatte eine harmlose offene Verletzung. Er stellte sich infolge einer Infektion – Panaritium ossale – bei uns vor. Ein Fixateur wurde im Sinne eines Rahmenspanners angebracht, da sowohl eine seitliche als auch schräge Anbringung aufgrund des morschen Knochens nicht möglich waren.

Der Patient lehnte eine Weiterbehandlung ab; er war mit dem Behandlungsergebnis zufrieden. Das weitere Behandlungskonzept sah eine Osteoplastik vor, die später durch eine Arthrodese ergänzt werden sollte.

Beim 2. Patienten handelt es sich um eine offene Verletzung, Trümmerfraktur mit Gelenkbeteiligung, die außerhalb zunächst im Sinne einer Weichteilversorgung behandelt wurde. Wir legten einen Fixateur unter einem Winkel von 45° an. Damit konnte die ursprüngliche Länge wiedererreicht werden, jedoch ist die Basis nicht ausreichend adaptiert. Aus diesem Grund wurde sie nachträglich durch 3

---

[3] Klinik u. Poliklinik f. Allgemeinchirurgie, Universität Göttingen, Robert-Koch-Str. 40, D–3400 Göttingen.

Kirschner-Drähte wiederhergestellt. Wenn möglich, sollte kein Rahmenfixateur eingesetzt werden, da er die benachbarten Finger in ihrer Funktion stört. Hat der Knochen noch genügend Substanz, kann eine Schanz-Schraube schräg in einem Winkel von 45° angebracht werden. Wird sie jedoch von oben montiert, leidet dadurch der Streckapparat.

Der 3. Patient weist eine Teilamputation des Zeigefingers und eine Defektfraktur im Bereich des Köpfchens des Mittelfingergrundgliedes auf. Eine beginnende Infektion erforderte das Einlegen einer Septopal-Kette. Danach erfolgte das schräge Anbringen des Fixateurs. So konnte die Verletzung zur Ausheilung gebracht werden (auch der Knochen ist ausgeheilt). Im Gegensatz zum Patienten waren wir mit dem Ergebnis nicht vollständig zufrieden und wollten noch besser stabilisieren. Der Patient lehnte jedoch eine weitere Behandlung ab.

Sachverzeichnis

Printed in the United States
by Baker & Taylor Publisher Services